"十四五"职业教育国家规划教材

（第二版）

生理学

SHENGLIXUE

主　编　韩玉霞　谢义群

副主编　张　进　杨艳梅　吴　俊　邱文静　王　辉

编　者　（按姓氏笔画排序）

王　辉（上海思博职业技术学院）

李　琳（邢台医学高等专科学校）

杨艳梅（沧州医学高等专科学校）

吴　俊（宣城职业技术学院）

邱文静（鄂州职业大学）

宋　彬（南阳医学高等专科学校）

张文霞（滨州职业学院）

张　进（滨州职业学院）

范亚敏（邢台医学高等专科学校）

曹新红（滨州职业学院）

韩玉霞（滨州职业学院）

舒　丹（武汉大学医学职业技术学院）

谢义群（鄂州职业大学）

大连理工大学出版社

图书在版编目(CIP)数据

生理学 / 韩玉霞,谢义群主编. --2版.— 大连 ：
大连理工大学出版社,2022.1(2024.11重印)
ISBN 978-7-5685-3704-9

Ⅰ.①生… Ⅱ.①韩… ②谢… Ⅲ.①人体生理学－
高等职业教育－教材 Ⅳ.①R33

中国版本图书馆 CIP 数据核字(2022)第 021826 号

大连理工大学出版社出版
地址:大连市软件园路 80 号   邮政编码:116023
营销中心:0411-84707410 84708842   邮购及零售:0411-84706041
E-mail:dutp@dutp.cn   URL:https://www.dutp.cn
大连市东晟印刷有限公司印刷   大连理工大学出版社发行

幅面尺寸:185mm×260mm   印张:19   字数:462 千字
2018 年 2 月第 1 版   2022 年 1 月第 2 版
2024 年 11 月第 7 次印刷

责任编辑:刘俊如 欧阳碧蕾   责任校对:程砚芳
封面设计:张 莹

ISBN 978-7-5685-3704-9   定 价:59.80 元

本书如有印装质量问题,请与我社营销中心联系更换。

新世纪高等职业教育护理类课程规划教材编写委员会

李红伟　　　泰山护理职业学院

李建华　　　南阳医学高等专科学校

余尚昆　　　长沙卫生职业学院

佘金文　　　长沙卫生职业学院

沈小平[美]　上海思博职业技术学院

张玉侠　　　复旦大学附属儿科医院

张雅丽　　　上海中医药大学附属曙光医院

陈淑英　　　上海思博职业技术学院

易传安　　　怀化医学高等专科学校

周文海　　　武汉科技大学城市学院

郑艾娟　　　永州职业技术学院

施　雁　　　同济大学附属第十人民医院

徐元屏　　　湖北中医药高等专科学校

徐建鸣　　　复旦大学附属中山医院

唐晓凤　　　泰山护理职业学院

凌　峰　　　永州职业技术学院

黄　群　　　中国福利会国际和平妇幼保健院

康爱英　　　南阳医学高等专科学校

彭月娥　　　长沙卫生职业学院

彭慧丹　　　湖北中医药高等专科学校

董小文　　　长沙卫生职业学院

韩玉霞　　　滨州职业学院

程　云　　　复旦大学附属华东医院

简亚平　　　永州职业技术学院

谢义群　　　鄂州职业大学

序

本人在医学教育领域学习、工作了四十余年，其中在白求恩医科大学十二年，在上海交通大学附属第六人民医院三年，在美国俄亥俄州立大学医学院十五年，回国创办上海思博职业技术学院卫生技术与护理学院已十年有余。从国内的北方到南方，从东方的中国到西方的美国，多年来在医学院校的学习、工作经历使我深深感到，相关医学类如护理专业的教材编写工作是如此重要，而真正适合国内医学护理高职高专院校学生的教材却并不多见，教学效果亦不尽如人意。因此，组织编写一套实用性、应用性较强的高等职业教育创新系列教材的想法逐渐浮出台面，并开始尝试付诸行动。当本人主编的《多元文化与护理》和《护理信息学》两本书作为高等职业教育创新教材先后由人民卫生出版社正式出版发行后，我又欣然接受大连理工大学出版社的邀请，担任新世纪高等职业教育护理类课程规划教材的编委会主任暨总主编工作。

为适应我国高等职业教育护理专业的改革与发展、护理专业教学模式和课程体系改革的需要，依据以"人"为中心的护理理念，以知识、能力、素质综合发展和高等技术应用型护理人才的培养目标为导向，以高等职业教育护理职业技能的培养为根本，我们组织来自全国各地护理院校的资深教师及临床第一线的护理专家们编写了这套高职高专护理类课程规划教材。本教材的编写满足了学科需要、教学需要和社会需要，以求体现高等职业教育的特色。根据护理专业各学科本身的知识构架，本教材有利于学生对学科有系统的认识，并形成学科的思维和学习方法；有利于教师教，有利于学生学，符合学科规定和学生的认知特点；能够保证社会对学生技能和知识的要求，学生通过学习本教材应具有基础知识适度、技术应用能力强、知识面宽、素质较高等优点。

本系列教材的编写得到了上海思博职业技术学院和全国各地兄弟院校广大教师以及各教学实习医院有关专家、学者的大力支持和帮助,特别是大连理工大学出版社的鼓励和帮助,在此一并表示衷心的感谢! 鉴于本人教学经验水平有限,本系列教材一定存在许多不足之处,恳请读者批评指正。

沈小平

2013 年 8 月 于上海

前　言

《生理学》(第二版)是"十四五"职业教育国家规划教材、"十三五"职业教育国家规划教材,也是新世纪高等职业教育教材编审委员会组编的护理类课程规划教材之一。

《生理学》自 2018 年出版以来,在我国高等职业学校护理专业和助产专业教学中被广泛使用,教材编写质量得到广大读者的肯定和好评。

本教材全面贯彻落实党的二十大精神,根据《国家职业教育改革实施方案》《高等学校课程思政建设指导纲要》《职业教育提质培优行动计划(2020—2023 年)》等文件精神,适应新形势下社会对护理专业和助产专业人才的需求,依据教育部《护理专业教学计划和教学大纲》,组织全国多所院校教师对《生理学》进行了修订。本次修订传承了上一版教材的总体思路,突出专业与行业接轨,以任务为引导,强调职业道德、人文素养和专业素质的培养,为推进健康中国建设、提高人民健康水平奠定基础。

本次修订在结构、内容和形式上都做了相应调整和修改,主要突出以下特色:

一是依据高等职业学校专业教学标准,紧扣高等职业学校护理专业和助产专业人才培养目标,以工作任务为引领,以工作过程为导向,以培养学生职业能力为主线设置教学内容,调动学生的积极性,拓宽学生解决问题的思路,提高学生解决问题的能力,全面提升学生的医学素养。

二是按人的整体机能编写教材,按照"生命整体"的理念,进行内容整合,使宏观的整体机能和微观的功能分析相结合,体现生理功能和物质代谢的紧密联系,减少内容的交叉与重复,突出知识的实用性,同时注意新知识、新观念的引入。

三是坚持"落实职业教育改革要求,突出课程思政核心地位"的原则,结合高职学生学习特点,以思政案例和思政微课堂等形式,将课程思政内容融入教材,进行爱国主义教育,提升自主科技创新自信心等相关思政主题教育,意旨于培养学生健康向上的心态和良好的职业素养,在思考和辨析中促使学生形成正确的价值观、人生观,润物无声、潜移默化地滋养学生心灵。

四是融通教改项目、整合优质资源,专业、课程、教材紧密联系。本教材修订之时,也是国家职业教育专业教学资源库建设项目及国家精品资源共享课项目深入开展之际,而且本教材的主编和部分编写人员都是这两项工作的参与者,教材修订内容结合近年来高职院校教学内容和课程体系改革的成果,具有鲜明的时代特色和职教特色。

五是遵循教材编写的"三基"(基本理论、基本知识、基本技能)、"五性"(思想性、科学性、先进性、启发性和适用性)原则,对接职业标准和护理岗位需求。

本教材是由来自全国8所高职高专院校教学一线的优秀教师共同努力、通力合作的结果。在编写本教材的过程中,编者参考、引用和改编了国内外出版物中的相关资料以及网络资源,在此表示深深的谢意!相关著作权人看到本教材后,请与出版社联系,出版社将按照相关法律的规定支付稿酬。

由于编者水平有限,书中难免有不妥和遗漏之处,敬请同行专家和使用本教材的师生给予批评指正,以便我们今后进行修订,使之不断提高和完善。

编　者

所有意见和建议请发往:dutpgz@163.com
欢迎访问职教数字化服务平台:https://www.dutp.cn/sve/
联系电话:0411-84706671　84707492

目 录

第一章　绪　论 ... 1
　　第一节　生理学发展简史 /1
　　第二节　生理学的三个学习水平 /2
　　第三节　人体生命活动的基本功能 /3
　　第四节　人体内环境及其稳态 /5
　　第五节　人体功能调节及其控制系统 /7

第二章　细胞的基本功能 ... 12
　　第一节　细胞膜的基本结构和物质转运功能 /12
　　第二节　细胞膜的信号转导功能 /16
　　第三节　细胞的生物电现象 /18
　　第四节　肌细胞的收缩功能 /23

第三章　血　液 ... 33
　　第一节　血液的组成和理化特性 /33
　　第二节　血　浆 /34
　　第三节　血细胞 /37
　　第四节　血液凝固与纤维蛋白溶解 /42
　　第五节　血量、血型与输血 /46

第四章　血液循环 ... 52
　　第一节　心脏的泵血功能 /52
　　第二节　心肌的生物电现象 /59
　　第三节　血管功能 /68
　　第四节　心血管活动的调节 /78

第五章　呼　吸 ... 88
　　第一节　肺通气 /88
　　第二节　气体交换 /95
　　第三节　气体在血液中的运输 /99
　　第四节　呼吸运动的调节 /103

第六章　消化和吸收 ... 111
　　第一节　概　述 /111
　　第二节　口腔内消化 /115

第三节　胃内消化 /117
第四节　小肠内消化 /121
第五节　大肠的功能 /125
第六节　吸　收 /127

第七章　能量代谢和体温 ... **134**
第一节　能量代谢 /134
第二节　体　温 /138

第八章　肾的排泄 ... **146**
第一节　肾脏的结构概述 /146
第二节　尿的生成过程 /148
第三节　尿生成的影响因素 /155
第四节　尿液的浓缩和稀释 /159
第五节　尿液及其排放 /160

第九章　感觉器官的功能 ... **166**
第一节　概　述 /166
第二节　视觉器官 /167
第三节　位听觉器官 /174
第四节　嗅觉和味觉器官 /180

第十章　神经系统的功能 ... **184**
第一节　神经系统的构成与一般功能 /184
第二节　神经系统的感觉功能 /193
第三节　神经系统对躯体运动的调节 /198
第四节　神经系统对内脏活动的调节 /204
第五节　脑电活动与脑的高级功能 /207

第十一章　内分泌 ... **214**
第一节　激素概述 /214
第二节　下丘脑与垂体 /218
第三节　甲状腺和甲状旁腺 /221
第四节　肾上腺 /226
第五节　胰　岛 /229

第十二章　生　殖 ... **236**
第一节　男性生殖 /236
第二节　女性生殖 /238
第三节　妊娠与分娩 /243

第十三章　人体重要阶段的生理特征 ... 248

　　第一节　小儿生理 /248

　　第二节　青春期生理 /251

　　第三节　更年期生理 /253

　　第四节　老年期生理 /255

实训指导 ... 259

　　实训一　　　蛙坐骨神经-腓肠肌标本制备 /259

　　实训二　　　反射弧的分析 /261

　　实训三　　　肌肉的收缩形式与刺激频率的关系 /262

　　实训四　　　出血时间、凝血时间的测定 /264

　　实训五　　　血液凝固和影响血液凝固的因素 /264

　　实训六　　　ABO 血型系统的鉴定 /266

　　实训七　　　正常人体心音听诊 /267

　　实训八　　　人体心电图描记 /268

　　实训九　　　人体动脉血压测量 /269

　　实训十　　　蛙心搏动观察及心搏起源分析 /270

　　实训十一　　期前收缩和代偿间歇 /271

　　实训十二　　哺乳动物动脉血压的调节 /273

　　实验十三　　人体肺通气功能的测定 /274

　　实验十四　　呼吸运动的调节 /275

　　实验十五　　胃肠运动的观察 /277

　　实训十六　　人体体温测量 /278

　　实训十七　　影响尿生成的因素 /279

　　实训十八　　视调节反射和瞳孔对光反射 /280

　　实验十九　　视力测定 /281

　　实训二十　　色盲检查 /282

　　实训二十一　声音的传导途径 /283

　　实训二十二　人体腱反射的检查 /284

　　实验二十三　破坏动物一侧迷路的效应 /285

　　实验二十四　毁损小鼠一侧小脑的观察 /286

　　实验二十五　去大脑僵直 /287

　　实验二十六　兔大脑皮层运动区功能定位 /288

　　实验二十七　胰岛素引起低血糖的观察 /289

参考文献 ... 291

第一章

绪论

[学习目标]

1. 掌握内环境、内环境稳态、反馈、负反馈、正反馈、前馈等概念以及人体生命的基本功能。

2. 熟悉人体与环境最基本的联系、人体功能调节的方式、人体功能调节的控制系统及其意义。

3. 了解生理学的发展简史、生理学学习的三个水平。

4. 学习科学家们坚持不懈的执着勇气,培养社会责任感。

生理学(physiology)是生物科学的一个分支,是研究生物体生命活动及其规律的一门科学。根据具体研究对象的不同,生理学可分为植物生理学、动物生理学以及人体生理学(human physiology)。通常所说的生理学即人体生理学的简称,它是研究人体及其各个组成部分正常功能活动规律的一门学科。

人体由多种不同的系统、器官、组织和细胞组成,它们都能遵循一定的规律行使新陈代谢、兴奋性、生殖等基本功能以及其他高级功能,同时也会受人体内外环境的影响而发生一定的功能状态的改变。为维持人体生命和各系统功能活动的正常进行,人体及其各部分在长期的生物进化过程中逐步形成并完善了具有适应环境变化的调节能力。此外,人体内各系统和器官在神经和内分泌系统的调节下还能相互协调,相互配合,相互制约,以维持统一的整体活动。

第一节 生理学发展简史

生理学真正成为一门学科始于17世纪以实验为特征的近代人体生理学。1628年,英国医生威廉·哈维(William Harvey,1578—1657)发表了有关血液循环的名著《心与血的运动》一书,在人类历史上第一次以实验的方法证实了人和高级动物的血液是从左心室射出,通过体循环的动脉血管流向全身组织,然后汇集于静脉血管回到右心房,再经过肺循环进入左心房。因此,心脏被认为是血液循环的中心。

此后,许多科学家在生理学研究方面做出了杰出的贡献,1661年意大利解剖学家马尔比基(Marcello Malpighi,1628—1694)将伽利略发明的望远镜改制成显微镜,并用它发现了毛细血管,确立了循环生理的基本规律。18世纪,意大利生理学家伽伐尼(Luigi Galvani,1737—1798)在做实验时,发现蛙腿肌肉收缩可由电流刺激所致,这一发现一方面促使意大利物理学家伏打(Alessandro Volta,1745—1827)发明了电池,另一方面形成了生物电学这一新的生理研究领域的开始。19世纪,法国生理学家克劳德·伯尔纳(Claude Bernard,1813—1878)通过广泛的实验研究,并提出的内环境概念已成为人体生理学中的一个指导性理论。1847 年,德国生理学家路德维希(Carl Friedrich Wilhelm Ludwig,1816—1895)发明了记纹器(Kymograph),这是生物科学史上具有划时代意义的重大事件,对生命科学的发展起到了十分重要的推动作用。与路德维希同时代的德国生理学家海登海因(Rudolf Peter Heidenhain,1834—1897)除了对肾脏泌尿生理提出不同的设想外,还首次运用慢性的小胃制备法来研究胃液分泌的过程,他设计制备的小胃被称为海登海因小胃(Heidenhain pouch),这一小胃制备法后来经俄国著名生理学家巴甫洛夫(Ivan Petrovich Pavlov,1849—1936)改进为巴甫洛夫小胃(Pavlov pouch),对消化生理做出了不朽的贡献。1906 年,英国著名生理学家谢灵顿(Charles Scott Sherrington,1857—1952)出版了他的经典著作《神经系统的整合作用》,对脊髓反射的规律进行了长期而精细的研究,为神经系统的人体生理学奠定了基础。与此同时,俄国生理学家巴甫洛夫从消化液分泌过程的研究转到以唾液分泌为客观指标对大脑皮质的生理活动规律进行了详尽的研究,提出著名的条件反射概念和高级神经活动学说。美国生理学家坎农(Walter Bradford Cannon,1871—1945)于 1929 年提出了著名的稳态概念,进一步发展了伯尔纳的内环境恒定的理论。坎农的稳态概念在 20 世纪 40 年代和控制论的结合,使人们认识到人体各个部分从细胞到器官系统的活动,都依靠自身调节过程的作用而保持相对稳定状态,这些调节过程都具有负反馈作用。

中国人体生理学的研究自 20 世纪 20 年代才开始快速发展。20 世纪 20 年代,蔡翘(1897—1990)发现了视觉与眼球运动功能的中枢部位——顶盖前核(后称蔡氏区),还编著了中国第一本大学生理学教科书,在神经解剖、神经传导生理、糖代谢和血液生理等领域也有许多重大发现,并为中国的航天、航空、航海生理科学研究奠定了基础。1926 年在生理学家林可胜(1897—1969)的倡导下,于 1926 年成立了中国生理学会,翌年创刊《中国生理学杂志》,中华人民共和国成立后改称为《生理学报》。此外,张锡钧(1899—1988)在神经化学递质——乙酰胆碱——的研究中取得一系列的创新性成果,受到了国内外生理学界的高度评价。

第二节　　生理学的三个学习水平

构成人的身体的最基本的单位是细胞(cell)。人体内细胞总数约百万亿个,许多不同的细胞构成器官(organ),行使某种生理功能的不同器官互相联系,构成一个器官系统(organ system)。整个身体就是由各个器官系统互相联系、互相作用而构成的一个复杂的整体。因此,生理学的学习可以在细胞和分子水平上进行,也可以在器官和系统水平甚至整体水平上进行。只有把这些不同水平的知识综合起来,才能对人体的生理功能有全面、完整的认识。

一、细胞和分子水平的学习

人体的功能主要是由构成身体器官的各个细胞的特性决定的。因此,学习人体的功能,就要从细胞的水平上进行。而细胞的生理特性又由构成细胞的各个成分,特别是细胞中各种生物大分子的物理和化学特性决定的,对于任何一种细胞在完整人体中所表现的生理功能的分析,还必须考虑到这些细胞在人体内所处的环境条件以及各种环境条件可能发生的变化。各种细胞的生理特性又取决于它们所表达的各种基因,而在不同的环境条件下,基因的表达又可以发生改变,因此生理学的学习必须要深入到分子水平。

二、器官和系统水平的学习

人体内大量的细胞构成数量有限的器官和系统,它们的生理活动直接表现为人的生命活动。要学习人体内的生命活动,就需要从器官和系统的水平上对它们的生理活动、功能形成的内在机制及其影响因素等进行学习。

三、整体水平的学习

人体内各个器官、系统之间会发生广泛的、密切的相互联系和相互影响,各个器官和系统的功能互相协调,从而使人体能够成为一个完整的整体,并在不断变化着的环境中维持正常的生命活动。从整体水平上的学习,就是要以完整的人体作为学习对象,观察和分析在各种环境条件和生理情况下不同的器官、系统之间的互相联系和互相协调关系,以及完整的人体对环境变化发生各种反应的规律,整体水平上的学习比细胞分子水平和器官系统水平上的学习更加复杂。

上述三个水平的研究,它们之间不是孤立的,而是互相联系、互相补充的。因此学习生理学时,要用发展的、联系的、对立统一的观点来认识生命活动规律。

第三节 人体生命活动的基本功能

生命的基本功能可以表现在新陈代谢、兴奋性和生殖三个方面。任何一个物体,只要具备以上三个生命功能中的任意一个,就可以称之为生命。人体生命活动也可同时具备上述三个基本功能。

一、新陈代谢

人体与外界环境之间的物质和能量交换以及在人体内物质和能量的转化过程叫作新陈代谢(metabolism)。新陈代谢是人体内全部有序化学变化的总称,它包括物质代谢和能量代谢两个方面,即人体通过新陈代谢从外界摄取营养,一部分转化成为人体的组成成分,另一部分转化成为能量,供给人体生命活动的需要。

物质代谢是指人体与外界环境之间物质的交换和在人体内物质的转化过程,可分为从外界摄取营养物质并转变为人体自身物质(同化作用)以及人体自身的部分物质被氧化分解并向体外排出代谢产物(异化作用)。

能量代谢是指人体与外界环境之间能量的交换和在人体内能量的转化过程,可分为储存能量(同化作用)和释放能量(异化作用)。能量可以以多种形式存在,只有一部分能量形式可以被人体利用,而且能够被人体利用的能量通常依附于营养物质。

人体表现出的生长、发育、运动、分泌、生殖等生命活动都是建立在新陈代谢的基础之上。新陈代谢受年龄、体表面积、性别、运动等因素影响,是生命的最本质特征。

二、兴奋性

(一)兴奋性的概念

当人体受到一些外加的刺激因素(如机械的、化学的、生物的或社会心理等)作用时,可以应答性出现一些反应或功能改变,这些活组织或细胞能对特定刺激发生相应反应的能力或特性,称为兴奋性(excitability)。

在刺激的作用下,人体发生内部和外部功能活动的改变称为反应(reaction)。几乎所有活组织或细胞都具有一定程度的对刺激发生反应的能力,只是反应的灵敏度和反应的表现形式有所不同。在人体各种组织细胞中,神经细胞和肌细胞以及某些腺体细胞一般可表现出较高的兴奋性,也就是说它们只需接受较小程度的刺激,就能表现出一定形式的反应,因此通常将这些相对较容易产生兴奋的细胞或组织称为可兴奋细胞或可兴奋组织。组织或细胞对刺激发生反应有两种不同的形式:一种为由相对静止变为活动状态,或活动状态的加强,称为兴奋(excitation)。另一种是由活动变为相对静止状态,或活动状态的减弱,称为抑制(inhibition)。不同组织或细胞受到适宜的刺激而发生反应时,外部可见的反应形式有可能不同,如肌细胞可表现为机械收缩,腺体细胞可表现为分泌活动等。人和高等动物的细胞和组织都具有兴奋性,但在离体情况下要继续保持它们的兴奋性,就需要提供严格的环境条件。

(二)刺激引起兴奋的条件和阈刺激

刺激泛指细胞所处环境因素的任何改变,即各种能量形式的理化因素的改变。

刺激要引起组织细胞发生兴奋,必须在以下三个参数达到某一临界值:刺激的强度、刺激的持续时间以及刺激强度对于时间的变化率。不仅如此,这三个参数对于引起某一组织和细胞的兴奋并不是一个固定值,它们存在着相互影响的关系。

为了了解刺激的各参数之间的相互影响关系,可以先将其中某一个参数固定于某一数值,然后观察其余两个参数的相互影响。在神经组织和肌组织进行的实验表明,在强度-时间变化率保持不变的情况下,在一定的范围内,引起组织兴奋所需的最小刺激强度,与这一刺激所持续的时间呈反变的关系。这说明,当刺激的强度较大时,它只需持续较短的时间就足以引起组织的兴奋,而当刺激的强度较弱时,这个刺激就必须持续较长的时间才能引起组织的兴奋。但这个关系只是当所用强度或时间在一定限度范围内改变时如此,如果将所用的刺激强度减小到某一数值时,则这个刺激不论持续多么长,也不会引起组织兴奋;与此相对应,如果刺激持续时间逐渐缩短时,最后也会达到一个临界值(即时值),即当刺激持续时间小于这个值的情况下,无论使用多么大的强度,也不能引起组织的兴奋。

当所用刺激的持续时间和强度-时间变化率固定为某一(应是中等程度的)数值时,能引起组织兴奋(即产生动作电位)所需的最小刺激强度称为阈强度,简称阈值(threshold),它是衡量组织兴奋性高低的指标。刺激强度等于阈值的刺激称为阈刺激(threshold stimulus)。刺激强度小于阈值的刺激,称为阈下刺激。强度超过阈值的刺激,则称为阈上刺激。阈下刺激不能引起组织细胞的兴奋或动作电位,但并非对组织细胞不产生任何影响。

（三）组织兴奋性及其恢复过程中兴奋性的变化

组织受到刺激后，其兴奋性会发生变化，其变化规律可分为四个时期（图1-1）：

绝对不应期（absolute refractory period）。第一次刺激后立即检查神经的兴奋性，在很短的一段时间内，可发现即使明显增大检验电刺激的强度，也难以引起第二次兴奋，即神经的兴奋性趋于零，因此将此期称为绝对不应期。

相对不应期（relative refractory period）。在第一次电刺激后经过绝对不应期之后，如果使用强度比正常的阈强度大的检验电刺激，可以引起神经的第二次兴奋，即此时神经兴奋性相对较低，因此将此时期称为相对不应期。

超常期（super normal period）。经过绝对不应期、相对不应期之后，使用低于正常阈强度的检验电刺激，刺激神经就可引起第二次兴奋，即神经的兴奋性恢复并继续上升超过正常水平，此时称为超常期。

低常期（subnormal period）。继超常期之后，又需要使用强度较大的检验电刺激才可引进兴奋，即神经的兴奋性又下降到低于正常水平，称为低常期。这一时期持续时间较长，之后组织兴奋性才会恢复至正常水平。

神经在受刺激后，兴奋性呈波动状的变化，全过程历时不到1秒。其他可兴奋的组织在受到一次阈上刺激后，兴奋性也有类似的变化，只是时间长短不同。所以，这种组织兴奋性在受到刺激后呈波动状的变化是带有普遍性的。

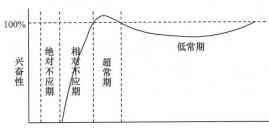

图1-1　组织兴奋性及其恢复过程中兴奋性的变化

三、生殖

生殖（reproduction）是指人体生长、发育成熟后，能够在死亡之前，产生与自己相似的新个体子代，以延续种系的生命活动过程。生殖是生物体区别于非生物体的基本特征之一。人类已经分化为雄性与雌性两种个体，并各自发育生成雄性生殖细胞和雌性生殖细胞，并由这两种生殖细胞结合以后才能产生子代个体。

第四节　人体内环境及其稳态

人体在地球上生活，是整个自然环境的一部分，同时大量的细胞在人体内生活，形成一个与外界自然环境相对分隔的小环境。在人体内，所有的细胞在完成其基本功能的同时，也可以互相影响、互相配合，通过人体的调节控制功能，来完成一些更高级更复杂的功能，从而使人体形成一个有机统一、互相协调的整体。

人体的绝大多数细胞并不直接与外界环境接触,而是浸浴在细胞外液之中,因此细胞外液是体细胞直接生活的环境,即内环境(internal environment)。内环境的概念由法国生理学家克劳德·伯尔纳首先提出,以区别于整个人体所处的外界自然环境。

内环境的各种成分及其物理、化学性质是保持相对稳定的,称为内环境的稳态(homeostasis)。所谓保持相对稳定或稳态,是指在正常生理情况下内环境的各种理化性质只在很小的范围内发生变动。例如:血浆 pH 维持在 7.35～7.45,等等。临床上给病人做各种实验室检查,也就是检测有关的生理指标是否在正常变动范围之内,或者偏离正常范围有多远。内环境的稳态是细胞维持正常生理功能的必要条件,也是人体维持正常生命活动的必要条件。

内环境的稳态,并不是说内环境的理化性质是静止不变的。相反,细胞不断进行代谢活动,就需要不断地与细胞外液发生物质交换,因此也就会不断地扰乱或破坏内环境的稳态。另外,外界环境因素的改变也可影响内环境的稳态。人体内各个器官、组织的功能往往都是从某个方面参与维持内环境的稳态的。例如,肺的呼吸活动可从外界环境摄取细胞代谢所需的 O_2,排出代谢产生的 CO_2,维持细胞外液中 O_2 和 CO_2 分压的稳态;胃肠道的消化、吸收可补充细胞代谢所消耗的各种营养物质;肾脏的排泄功能可将多种代谢产物排出体外;血液循环则能保证人体内各种营养物质和代谢产物的运输。正是人体各个器官系统正常功能活动的综合,才使内环境的各种理化性质维持相对稳定。

总之,内环境稳态的维持是人体各细胞、器官的正常生理活动的结果,反过来,内环境的稳态又是人体内细胞、器官维持正常生理活动和功能的必要条件。细胞外液的各种成分在正常生理状态下都保持在一定的水平,其变动范围很小。内环境的各种理化性质的变动如果超出一定的范围,就可能引起疾病;反过来,在疾病情况下,细胞、器官的活动发生异常,内环境的稳态就会受到破坏,细胞外液的某些成分就会发生变化,超出正常的变动范围。现在,关于稳态的概念已经被用于泛指人体内各个水平上的生理活动在神经、体液等因素调节下保持相对稳定和相互协调的状况。

在各种病理情况下,内环境的理化性质偏离正常,而人体一些细胞和器官的活动可

思政微课堂:
绿水青山就是
金山银山:
机体与环境

生代偿性的改变,使改变了的内环境理化性质重新恢复正常。如果器官、细胞的活动改变不能使内环境的理化性质恢复正常,甚至更加偏离正常水平,则细胞和整个人体的功能就会发生严重障碍,甚至死亡。

思政案例

绿水青山就是金山银山

2013 年 9 月 7 日,习近平在哈萨克斯坦纳扎尔巴耶夫大学发表演讲并回答学生们提出的问题,在谈到环境保护问题时他指出:"我们既要绿水青山,也要金山银山。宁要绿水青山,不要金山银山,而且绿水青山就是金山银山。"这生动形象表达了我们党和政府大力推进生态文明建设的鲜明态度和坚定决心。要按照尊重自然、顺应自然、保护自然的理念,贯彻节约资源和保护环境的基本国策,把生态文明建设融入经济建设、政治建设、文化建设、社会建设各方面和全过程,建设美丽中国,努力走向社会主义生态文明新时代。

第五节 人体功能调节及其控制系统

一、人体功能调节

在人体的内、外环境发生变化时,人体各种功能活动能发生相应的变化来维持内环境的相对稳定,这个过程被称为人体生理功能的调节(regulation)。人体对各种功能活动进行调节的方式主要有神经调节、体液调节和自身调节三种。

(一)神经调节

通过神经系统的活动对人体功能进行的调节称为神经调节(nervous regulation),它是人体的主要调节方式,其反应迅速、准确、作用局限而短暂,是人体内起主导作用的调节方式。神经调节的基本方式是反射(reflex)。反射是指在中枢神经系统的参与下,机体对内、外环境的变化所做出的规律性反应。反射发生的结构基础是反射弧(reflex arc),它由感受器、传入神经、神经中枢、传出神经和效应器五个部分组成。人体有各种各样的感受器,它们能够感受人体内或外界环境的某些特定的变化,并将这种变化转变成特定的神经信号,并通过传入神经传至相应的神经中枢,由神经中枢对传入信号进行分析,并做出反应,然后再通过传出神经改变所支配的相应效应器的活动,这个过程就是反射。

(二)体液调节

人体内的一些细胞能生成并分泌某些特殊的化学物质,后者经由体液运输,到达全身的组织细胞或某些特殊的组织细胞,并通过作用于细胞上相应的受体(receptor),来对这些细胞或组织的活动进行调节,这种调节方式称为体液调节(humoral regulation)。体液调节的反应速度较慢,作用广泛而持久,对调节机体新陈代谢等生理过程有重要意义。

人体内有多种内分泌腺细胞,能分泌一些能在细胞(或组织)与细胞(或组织)之间传递信息的化学物质,称为激素(hormone)。激素由血液或组织液携带,可作用于具有相应受体的细胞或组织,并调节这些细胞或组织的活动。能接受某种激素调节的细胞或组织,称为该种激素的靶细胞(target cell)或靶组织(target tissue)。除激素外,人体内有些物质,包括某些代谢产物(例如 CO_2),对部分细胞组织及器官的功能也可起调节作用。

体液调节与神经调节是密切联系、相辅相成的,一般来讲,神经调节处于主导地位。另外,人体内有不少内分泌腺或内分泌细胞还直接或间接地受神经系统的调节,体液调节有时是反射传出通路的延伸,形成神经调节传出环节的一个组成部分,这种调节称为神经-体液调节(图1-2)。

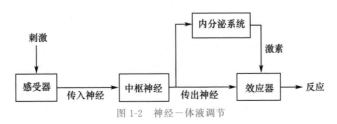

图 1-2 神经—体液调节

（三）自身调节

人体许多组织细胞自身能对周围环境变化发生适应性的反应,这种反应是组织细胞本身的生理特性,并不依赖于外来的神经或体液因素的作用,所以称为自身调节(autoregulation)。自身调节的调节范围局限、调节幅度小、灵敏度低,但对于生理功能的调节仍有一定的意义。例如,当小动脉的灌注压力升高时,对血管壁的牵张刺激增强,小动脉的血管平滑肌就发生收缩,使小动脉的口径缩小,因此当小动脉的灌注压力升高时,其血流量可不致增大,这种自身调节对于维持局部组织血流量的稳定起一定的作用。人体内肾脏的小动脉有明显的自身调节能力,因此当肾脏的动脉血压在一定范围内变动时,肾血流量都能保持相对稳定。

二、人体功能调节的控制系统

人体内存在数以千计的各种控制系统(control system),甚至在一个细胞内也可存在许多极其精细复杂的控制系统,对细胞的各种功能进行调节,任何控制系统都由控制部分和受控部分组成。控制系统可分为非自动控制系统、反馈控制系统和前馈控制系统三大类(图 1-3)。

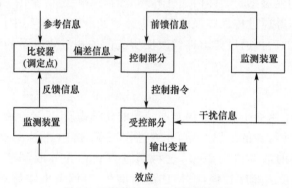

图 1-3　反馈控制系统和前馈控制系统

（一）非自动控制系统

非自动控制系统是一种"开环"系统。即系统内受控制部分的活动不会反过来影响控制部分的活动,控制方式是单向的,仅由控制部分对受控部分发出活动指令,在人体功能的调节中非常少见。

（二）反馈控制系统

反馈控制系统(feedback control system)是一种"闭环"系统,即控制部分发出信号,指示受控部分活动,而受控部分的活动可被一定的感受装置感受,感受装置再将受控部分的活动情况作为反馈信号送回到控制部分,控制部分可以根据反馈信号来改变自己的活动,调整对受控部分的指令,因而能对受控部分的活动进行调节。可见,在这样的控制系统中,控制部分和受控部分之间形成一个闭环联系。

在反馈控制系统中,反馈信号对控制部分的活动可产生不同的影响,从而实现对受控部分活动的调节。如果经过反馈调节,反馈信号能减弱受控活动,这种调节方式称为负反馈(negative feedback)调节;相反,如果反馈信号能加强受控部分的活动,则称为正反馈(positive feedback)调节。在正常人体内,绝大多数控制系统都是负反馈控制系统,只有少数是正反馈控制系统。

1. 负反馈控制系统

在系统的活动存在负反馈控制作用的情况下,如果受控部分的活动增强,可通过相应的感受装置将这个信息反馈给控制部分,控制部分经分析后,发出指令使受控部分的活动减弱,向原先的平衡状态的方向转变,甚至完全恢复到原先的平衡状态。反之,如果受控部分的活动过弱,则可以通过负反馈控制使其活动增强,结果也是向原先平衡状态的方向恢复。所以,负反馈控制系统的作用是使系统的活动保持稳定。人体的内环境和各种生理活动之所以能够维持稳态,就是因为在人体内有许多负反馈控制系统存在和发挥作用。

人体内许多负反馈调节作用中都设置了一个"调定点"(set point),负反馈作用对受控部分活动的调节就以这个调定点为参照水平,即规定受控部分的活动只能在靠近调定点的一个狭小范围内变动。假如正常情况下动脉血压的调定点设置在 100 mmHg,如果有各种原因使血压偏离这个水平时,上述负反馈控制就会使血压重新回到接近 100 mmHg 的水平。在不同的情况下,调定点可以发生变动,在原发性高血压病人体内,血压的调定点设置较高,因此其动脉血压就高于正常水平。

2. 正反馈控制系统

在正反馈的情况下,受控部分的活动如果增强,通过感受装置将此信息反馈至控制部分,控制部分再发出指令,使受控部分的活动进一步加强,如此循环往复,使整个系统处于活动加强状态。可见,正反馈控制的特性不是维持系统的稳态或平衡,而是破坏原先的平衡状态。在正常生理情况下,人体内的正反馈控制系统仅有很少几个,例如在正常分娩过程中,子宫收缩导致胎儿头部下降并牵张子宫颈,子宫颈部受牵张时可进一步加强子宫收缩,再使胎儿头部进一步牵张子宫颈,子宫颈牵张再加强子宫收缩,如此反复,直至整个胎儿娩出。

(三)前馈控制系统

前馈控制系统(feed-forward control system)是控制部分发出指令,使受控部分进行某一活动,同时又通过另一快捷途径向受控部分发出前馈信号,受控部分在接受控制部分的指令进行活动时,又及时地受到前馈信号的调控,因此活动可以更加准确。例如,要求将手伸至某一目标物时,脑发出神经冲动,指令一定的肌群收缩,同时又通过前馈作用,使这些肌肉的收缩活动能适时地受到一定的制约,因而手不会达不到目标物,也不致伸得过远,能完成得很准确。

在这种前馈调控过程中,前馈控制和反馈控制又是常常互相配合的。例如,脑可以对肌肉实际活动的情况与原先设计的动作要求之间的偏差进行分析,再对前馈信号进行调整,在以后再指令做同样的动作时,发出的前馈信号就更加准确,使完成的动作能更接近设计的要求。条件反射也是一种前馈调节,例如,食物的信号(如食物的外观、气味等)在食物进入口腔之前就可以引起唾液、胃液分泌等消化活动。

前馈控制对受控部分活动的调控比较快,控制部分可以在受控部分活动偏离正常范围之前就发出前馈信号,及时地对受控部分的活动进行控制,因此受控部分活动的波动幅度比较小。与前馈控制相比,反馈控制则需要较长的时间,因为控制部分要在接到受控部分活动的反馈信号后,才能发出纠正受控部分活动的指令,因此受控部分的活动可能会发生较大的波动。

本章重难点小结

一、本章提要

通过本节学习,同学们了解生理学的基本内容、人体三大基本特征以及人体的整体活动与环境之间的联系。具体包括以下内容:

1. 掌握新陈代谢、兴奋性、生殖、内环境、内环境稳态、调节等基本概念。
2. 具有人体功能活动及其调节、与环境的联系等整体观念。
3. 了解生理学发展简史以及学习生理学的基本方法。

二、本章重难点

1. 重点:生理学学习的三个水平、人体生命活动的三大特征、内环境及其稳态。
2. 难点:内环境及其稳态、人体功能调节控制系统。

课后习题

一、名词解释

1. 内环境　　2. 内环境稳态　　3. 调节　　　4. 反馈　　5. 负反馈

二、填空题

1. 构成人体的最基本的单位是_____。

2. 生理学学习的三个水平分别是_____、_____和_____。

3. 人体的生命活动三大基本特征分别是_____、_____和_____。

4. 细胞外液是体细胞直接生活的环境,即_____。

5. 人体对各种功能活动进行调节的方式主要有_____、_____和_____。

6. 反射活动的结构基础是_____。

7. 如果经过反馈调节,受控部分的活动向和它原先活动相反的方向发生改变,这种方式调节称为_____。

8. 在正常人体内,相对较少数的控制系统是通过_____的方式来完成的。

三、选择题

1. 以下不属于人体基本生理功能的是(　　)。
A. 新陈代谢　　　B. 兴奋性　　　　C. 生殖　　　　D. 学习

2. 生理学学习的三个水平中不包含(　　)。
A. 细胞和分子　　B. 器官和系统　　C. 横截面和水平面　D. 整体

3. 人体会大量摄取食物,这个生理功能属于(　　)。
A. 新陈代谢　　　B. 兴奋性　　　　C. 生殖　　　　D. 反应

4. (　　)是体细胞直接生活的环境,即内环境。
A. 自然环境　　　B. 细胞内液　　　C. 细胞外液　　　D. 血液

5. 在可兴奋性细胞接受刺激之后最先出现的是(　　)。
A. 低常期　　　　B. 超常期　　　　C. 相对不应期　　D. 绝对不应期

6.以下不属于人体对各种功能活动进行调节方式的是(　　　)。

A.神经调节　　　　B.细胞调节　　　　C.体液调节　　　　D.自身调节

7.反射活动的结构基础是(　　　)。

A.细胞　　　　B.感受器　　　　C.反射弧　　　　D.效应器

8.负反馈是指受控部分的活动向和它原先活动(　　　)的调节方式。

A.相反　　　　B.相同　　　　C.增强　　　　D.减弱

四、问答题

1.人体的基本特征有哪些?分别有什么意义?

2.比较人体功能调节的三种方式。

五、案例分析

当人体处于寒冷的环境中时,人体内会产生什么样的调节活动?

课后习题参考答案

(谢义群)

第二章
细胞的基本功能

[学习目标]

1.掌握细胞膜的物质转运方式、静息电位与动作电位的概念、受体的概念。

2.熟悉静息电位与动作电位的产生原理、受体的功能、兴奋-收缩耦联的概念、神经-肌接头的兴奋传递过程。

3.了解细胞的信号转导功能、骨骼肌的收缩机制及形式。

4.理解爱国主义的内涵,培养学生的爱国情操。

细胞是构成人体的最基本的结构和功能单位。细胞活动是人体生命活动的基础,因此了解细胞的基本功能,有助于深刻认识和理解人体各系统、器官生命活动的规律,对于人体各系统生理功能的学习有着重要意义。构成人体细胞的数量极多,其形态、结构和功能差异甚大,但在细胞和分子水平实现的基本生命过程及其原理,却具有高度的一致性。本章重点介绍细胞膜的物质转运功能和信号传递功能、细胞的生物电现象与肌细胞的收缩功能等。

第一节 细胞膜的基本结构和物质转运功能

细胞膜是一种具有特殊结构和功能的生物膜,可将细胞内外成分分隔开来,使细胞成为相对独立的功能单位。

一、细胞膜的基本结构

细胞膜主要由脂质、蛋白质和糖类等物质组成,以蛋白质和脂质为主,糖类只占少量。这几种物质分子在细胞膜中以怎样的形式排列和存在,是决定其基本生物学特性的重要因素。膜以液态的脂质双分子层为基架,其中镶嵌着具有不同生理功能的蛋白质(图 2-1)。细胞膜的脂质以双层形式整齐地排列的磷脂为主。每个磷脂分子的一端由磷酸和碱基构成亲水性极性基团,因为膜的两侧均为水溶液,亲水基团与水相吸引,它朝向膜的外表面和内表面。磷脂另一端由两条较长的脂肪酸烃链构成疏水性非极性基团,它们在膜的内部两两相对排列,这样的结构最稳定。另外,脂质的熔点较低,膜中的脂质在一般体温条件下是液态,从而使膜具有一定程度的流动性,因而使细胞可以承受较大的压力不致破裂,即使细胞膜发生一些较小的断裂,也易于自动融合和修复。由于细胞膜是以脂质双分子为基架,水溶性物质和离子一般不能自由通过。

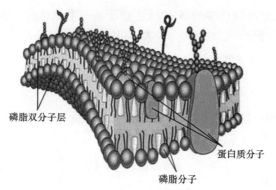

磷脂双分子层

蛋白质分子

磷脂分子

图 2-1　细胞膜的液态镶嵌模型

二、细胞膜的物质转运功能

细胞的新陈代谢需要多种营养物质,同时也会产生许多代谢产物。细胞外营养物质的进入以及细胞内代谢产物的排出,都要经过细胞膜的物质转运才能实现。细胞膜的特殊结构决定了它对物质的通过有严格的选择性,以保持细胞正常代谢所需的理化环境的相对稳定。由于细胞膜的基架是脂质双分子层,脂溶性的物质可以相对比较容易通过细胞膜,而水溶性物质则不能直接通过细胞膜,它们必须借助细胞膜上某些物质的帮助才能通过,其中细胞膜结构中具有特殊功能的蛋白质起着关键性的作用。

现将几种常见的跨膜物质转运形式分述如下:

(一)单纯扩散

单纯扩散(simple diffusion)是指小分子脂溶性物质通过细胞膜由高浓度一侧向低浓度一侧扩散的过程。人体体液中的脂溶性物质(如氧气、二氧化碳、一氧化氮等)可以单纯依靠浓度差进行跨细胞膜转运。跨膜转运物质的多少以扩散量表示,其大小取决于两方面的因素:①细胞膜两侧该物质的浓度差,这是物质扩散的动力,浓度差愈大,扩散量也愈大;②该物质通过细胞膜的难易程度,即通透性的大小,细胞膜对该物质的通透性减小时,扩散量也减少。

(二)易化扩散

体内不溶于脂质或脂溶性低的物质和带电离子,可借助于细胞膜上的某些蛋白质的帮助,由膜的高浓度一侧向低浓度一侧扩散的过程,称为易化扩散(facilitated diffusion)。根据借助膜蛋白质的不同,可将易化扩散分为载体转运和通道转运两种类型。

1. 载体转运(carrier transport)

载体是一些贯穿脂质双层的整合蛋白,它与物质的结合位点随构象的改变而交替暴露于膜的两侧。当它在溶质浓度高的一侧与物质结合后,即引起膜蛋白质的构象变化,再把物质转运到浓度低的另一侧,然后与物质分离。在转运中载体蛋白质并不消耗,可以反复使用。经载体易化扩散具有以下特性:①结构特异性。即某种载体只选择性地与某种物质分子做特异性结合。以葡萄糖为例,右旋葡萄糖的跨膜通量超过左旋葡萄糖,木糖不能被运载。②饱和现象。即被转运物质在细胞膜两侧的浓度差超过一定限度时,扩散量保持恒定。其原因是由于载体蛋白质分子的数目或与物质结合的位点的数目固定,出现饱和。③竞争性抑制。如果一个载体可以同时运载 A 和 B 两种物质,而且物质通过细胞膜的总量又是一定的,那么当 A 物质扩散量增多时,B 物质的扩散量必然会减少,这是因为量多的 A 物质占据了更多的载体的缘故。

许多重要的营养物质(如葡萄糖、氨基酸、核苷酸等)都是经载体易化扩散方式进行转运的(图 2-2)。

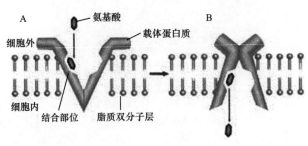

图 2-2 载体转运

2. 通道转运(channel transport)

通道转运是在镶嵌于膜上的通道蛋白质的帮助下完成的。通道蛋白贯穿细胞膜,各种离子如 K^+,Na^+,Ca^{2+},Cl^- 等,主要就是通过这种方式进出细胞的。当通道蛋白受到某种刺激而发生构型改变时,分子内部便形成允许某种离子通过的孔道,即通道开放,相应的离子可以通过通道由膜的高浓度一侧转移到低浓度一侧(图 2-3)。细胞膜上有 20~40 种离子通道。

根据通道开放所需要的不同条件,可将通道分为化学依从性通道(化学门控通道,chemical-gated ion channel)和电压依从性通道(电压门控通道,voltage-gated ion channel)等。化学依从性通道的开闭取决于某种化学物质的存在,例如 N_2 型乙酰胆碱通道;电压依从性通道的开闭取决于膜两侧的电位差,例如钠通道、钙通道。(详见本章第二节)

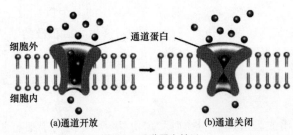

图 2-3 通道蛋白转运

在单纯扩散和易化扩散中,物质分子或离子移动的动力是膜两侧的浓度差或电位差所含的势能,扩散的过程不需要细胞另外提供能量。因此,这两种转运方式也被称为被动转运。

(三)主动转运

与被动转运完全不同,主动转运(active transport)是通过细胞自身的耗能过程,将物质分子(或离子)由细胞膜的低浓度一侧向高浓度一侧或从低电位一侧向高电位一侧转运的过程。它是通过生物泵的活动来完成的。

生物泵是一种镶嵌在细胞膜中的特殊蛋白质。生物泵活动时,细胞要为生物泵的运转提供能量,而能量来源于细胞的代谢过程,所以它与细胞代谢紧密相关。如果细胞有代谢障碍,生物泵的功能就会受到影响。生物泵转运物质分子(或离子)是逆浓度差或电位差进行的,即把物质分子(或离子)从低浓度一侧"泵"到高浓度的另一侧,从低电位一侧"泵"到高电位一侧,就像水泵把水从低处泵到高处一样,必须另外提供能量来推动才能实现物质转运。生物泵有多种,常以其所转运的物质来命名。例如转运 Na^+ 和 K^+ 的钠-钾泵,转运 Ca^{2+} 的钙泵等。在各种生物泵中,以钠-钾泵的作用最为重要,存在最广泛,对它的研究也最充分。

钠-钾泵也可简称为钠泵,是镶嵌在细胞膜中对 Na^+ 和 K^+ 进行跨膜转运的特殊蛋白质。它具有 ATP 酶的活性,可以分解 ATP 使之释放能量,并利用此能量进行 Na^+ 和 K^+ 逆浓度差的转运。因此,钠泵就是一种被称为 Na^+-K^+ 依赖式 ATP 酶的蛋白质。近年来的研究发现,钠泵是由 α 和 β 亚单位组成的二聚体蛋白质,转运 Na^+、K^+ 和促使 ATP 分解的功能主要由 α 亚单位完成。钠泵的活性可被细胞内 Na^+ 的增加和细胞外 K^+ 的增加激活。钠泵活动时,它泵出 Na^+ 和泵入 K^+ 这两个过程是同时进行的。在一般生理情况下,每分解一个 ATP 分子可以使 3 个 Na^+ 移出膜外,同时有 2 个 K^+ 移入膜内(图 2-4)。

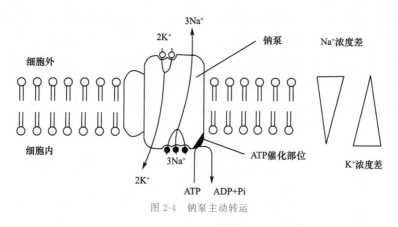

图 2-4　钠泵主动转运

钠泵活动的意义主要是保持 K^+、Na^+ 在细胞内外的浓度差。以神经细胞为例,正常状态下,细胞内 K^+ 浓度约为细胞外 28 倍,细胞外 Na^+ 浓度约为细胞内 13 倍。这种 K^+、Na^+ 在细胞内外分布不均匀的现象是依靠钠泵的作用来保持的,而 K^+、Na^+ 在细胞内外的浓度差形成的势能贮备(细胞内 K^+ 有顺浓度差向细胞外扩散的趋势,细胞外 Na^+ 有顺浓度差向细胞内扩散的趋势),是一些重要生理功能如生物电产生的物质基础。

（四）入胞和出胞

1.入胞

细胞外的大分子物质或物质团块进入细胞内的过程称为入胞(endocytosis)。液体物质进入细胞称为吞饮,固体物质进入细胞称为吞噬。如白细胞吞噬细菌就属于入胞作用。入胞时,首先是被吞噬的物质与细胞膜接触,引起该处的细胞膜发生内陷或伸出伪足,然后包裹被吞噬的物质,再出现膜结构的断离,被吞噬的物质连同包裹在外面的细胞膜一同进入细胞质形成吞噬小泡。吞噬小泡与细胞质中的溶酶体融合后,吞入的物质可被溶酶体中的蛋白水解酶消化分解(图 2-5)。

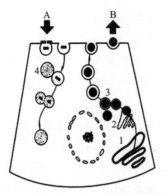

A：入胞　B：出胞

1. 粗面内质网
2. 高尔基复合体
3. 分泌颗粒
4. 溶酶体

图 2-5　入胞与出胞

2. 出胞

细胞内的大分子物质或物质团块被排出细胞的过程称为出胞（exocytosis）。出胞主要见于腺细胞的分泌以及神经末梢递质的释放等。这类物质在细胞内形成后，被一层膜性结构包裹形成囊泡，囊泡向细胞膜移动，然后与细胞膜融合，融合部位破裂，囊泡内物质一次性全部排出细胞外（图 2-5）。

综上所述，物质跨细胞膜的转运是人体内普遍存在的重要功能。单纯扩散和易化扩散是顺浓度差进行的被动转运，其扩散的动力来源于物质的浓度差或电位差形成的势能，并不需要细胞提供能。主动转运则是逆浓度差或电位差进行的，必须由细胞提供能量。出胞和入胞主要依靠细胞本身的活动来完成，也需要细胞代谢提供能量。

第二节　　细胞膜的信号转导功能

机体各器官、各组织和细胞的活动，通过神经和体液联系构成一个有机的整体，它们既相对独立又密切联系，相互配合，相互协调，以适应内外环境的变化。但无论是神经调节还是体液调节，都要求细胞间有完善的信息联系。在细胞间传递信息的物质有数百种之多，如神经递质、激素等。由这些信号引发细胞分子活性的依次变化，以改变细胞功能的过程称为信号转导（signal transduction）。主要的信号转导方式有两种：①由通道蛋白质完成的信号转导；②由受体完成的信号转导。

一、由通道蛋白质完成的跨膜信号传递

前文已述，通道蛋白质对离子的转运是一种跨膜物质转运，其实这种物质转运的过程也正是一种跨膜信号传递的过程。由通道蛋白质介导的跨膜信号传递有多种类型，根据控制通道开放与否的因素分类，主要有化学门控通道、电压门控通道和机械门控通道等。

（一）化学门控通道

化学门控通道是指由某种特定的化学物质决定其开放的通道。这类通道蛋白裸露于膜外，存在着能与某种特定化学物质发生特异性结合的位点。一旦某种特定化学物质与之相结合，即能引起通道蛋白分子发生构型改变，导致通道开放而允许某些离子进

出。离子带有一定的电荷,因此,能引起跨膜电位的改变,并引发细胞功能状态的改变。例如:神经兴奋引起肌肉收缩,就是由神经末梢释放的乙酰胆碱(acetylcholine,ACh),ACh与终板膜上的通道蛋白结合,引起终板膜化学门控 Na^+ 通道开放,最终导致骨骼肌细胞的兴奋和收缩。

除终板膜外,中枢神经系统内的一些氨基酸类递质,如谷氨酸、门冬氨酸、γ-氨基丁酸和甘氨酸等,也是通过类似的化学门控通道进行跨膜信号转导的。

(二)电压门控通道

电压门控通道是由所在膜两侧跨膜电位改变决定其开放的通道。此类通道蛋白的分子结构中,有一些对细胞膜两侧的跨膜电位改变敏感的基团或亚单位,由于自身的带电性质,在跨膜电位改变时,产生蛋白分子的改变,由此而诱发通道蛋白的开放,导致细胞膜两侧相应离子的流动,然后引起细胞功能的改变。神经元细胞膜上存在的某些 Na^+ 通道和 K^+ 通道就属于这一类通道。

(三)机械门控通道

有的细胞存在一种能感受机械性刺激并引起细胞功能改变的通道样结构,这类通道称为机械门控通道。例如,内耳毛细胞顶部膜中的听毛受到外力的作用而弯曲,进而引起听毛根部膜的变形,从而激活了膜中的机械门控通道,出现离子跨膜流动,产生感受器电位,实现了由机械刺激完成的跨膜信号传递,这是听觉产生的重要前提。此外,肌梭的牵张感受器也有机械门控通道。

二、由受体完成的跨膜信号传递

受体(receptor)是细胞的某一特殊部分,它能与某种化学分子特异性结合,引发细胞特定的生理效应。神经递质、激素、药物一般是通过与受体结合才发挥作用的。受体主要存在于细胞膜表面,称膜受体。一般说的受体就是指膜受体而言。但细胞胞浆和细胞核内也有受体,分别称为胞浆受体和核受体。受体的化学本质是大分子复合蛋白质或酶系,亦是细胞膜中的一种镶嵌蛋白质。

由受体完成的跨膜信号传递中,研究比较多的是由G-蛋白耦联受体完成的跨膜信号传递。它的作用过程是:当某些化学物质(如神经递质、激素)与细胞膜表面受体蛋白结合后,通过受体变构激活了膜中的另一种蛋白质即G-蛋白,后者的激活又导致膜结构中靠近膜内侧面的第三类蛋白质,即膜的效应器酶[如腺苷酸环化酶(adenylyl cyclase,AC)]的激活(或被抑制),由此而引起胞浆中一些相应化学物质(如环-磷酸腺苷,即cAMP)的生成量改变(增加或减少),进而使蛋白激酶的活性改变,以调节细胞的各种生物效应。

在这一跨膜信号传递系统中,把作用于细胞膜的化学信号(如激素)看作第一信使,由它引起细胞内有关酶系和功能改变而产生的物质(如 cAMP)称为第二信使(second messenger)。可作为第二信使的物质还有环-磷酸鸟苷(cGMP)、三磷酸肌醇(IP3)、二酰甘油(DG)和 Ca^{2+} 等。第二信使的产生至少与膜中三类特殊蛋白质有关,即受体、G-蛋白和效应器酶。

受体具有以下三个特征:

①特异性：一种受体只能与它对应的特定物质结合，产生特定的生理效应。也就是说，受体具有识别功能。细胞外液中存在多种化学物质，但是对某种受体来说，只有与之对应的特定化学物质才能与它结合，这就为细胞反应的特定性和准确性奠定了物质基础。

②饱和性：细胞膜某种受体的数量和结合能力是有限的，因此它结合某种化学分子的数量也有一定的限度。

③可逆性：化学分子与受体既可以结合，又可以分离。

能与受体结合的化学物质依据所引起的不同效应分为两类：一类在与受体结合后引发特定的生理效应，称为该受体的激动剂；另一类虽然能与受体结合，但不能引发特定的生理效应或使这种效应减弱，称为该受体的阻断剂。

第三节　细胞的生物电现象

┃ 知识链接 ┃

生物电控制假手的奥秘

1958年，在法国召开的国际自动控制会议上，一个没有手的15岁男孩，神态自若地走上讲台，利用他自身产生的生物电控制假手，在图板上写下了"向会议的参加者致敬"一排大字，与会者无不为之惊愕和赞叹。原来，当我们想做某一个动作时，大脑发出的指令可以引起相应的神经和肌肉相继产生生物电流，如果将断肢肌肉产生的生物电流引导出来，再通过仪器把电流放大，就可以控制假手的活动，这就是对生物电的利用。

细胞在生命过程中始终伴有电现象，称为生物电现象。例如，心电图、脑电图、肌电图，分别是心肌、大脑皮质、肌肉活动时所记录出的生物电变化。生物电现象是一种非常普遍的生理现象，也是生理学重要的基础理论。它主要包括静息电位和动作电位两部分，现以单个神经细胞为例加以叙述。

一、静息电位

（一）静息电位的概念

静息电位（resting potential，RP）是指细胞安静时存在于细胞膜两侧的电位差（图2-6）。由于这一电位差存在于安静细胞膜的两侧，又称跨膜静息电位，简称膜电位。大多数细胞的静息电位都表现为膜内电位低于膜外。生理学上把膜外电位规定为零，膜内电位即为负值，静息电位常用膜内电位表示。大多数细胞的静息电位都在$-50 \sim -100$ mV。例如，哺乳动物骨骼肌细胞的静息电位为-90 mV，神经细胞的静息电位为-70 mV，红细胞的静息电位为-10 mV，心室肌细胞的静息电位为-90 mV。

人们通常把静息电位存在时细胞膜内外两侧所保持的外正内负状态，称为膜的极化（polarization）。静息电位增大的过程或状态称为超极化（hyperpolarization）；静息电位减小的过程或状态称为去极化（depolarization）；细胞膜去极化后再向静息电位方向的恢复过程，称为复极化（repolarization）。静息电位与极化是一个现象的两种表达方式，它们都是细胞处于静息状态的标志。极化状态表达的是膜两侧电荷分布的情况，静息电位表达的是膜两侧的电位差。测定静息电位存在的实验如图2-6所示。

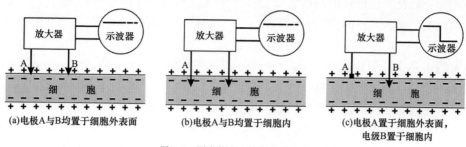

图 2-6　测定静息电位存在的实验

(二)静息电位的产生机制

1. 产生条件

静息电位的产生有两个前提条件：①细胞内外某些离子的浓度和分布不均衡，细胞内的正电荷主要是 K^+，其浓度约为细胞外的 28 倍(表 2-1)；细胞内的负电荷主要是蛋白质的有机负离子 A^-。②细胞膜在安静状态下对 K^+ 的通透性较大(K^+ 通道开放)，对其他离子的通透性很小甚至几乎没有通透性，这为安静时 K^+ 向细胞外扩散提供了有利条件。

表 2-1　哺乳动物静息状态下神经细胞膜内外的主要离子分布及膜对离子的通透性

主要离子	细胞内/(mmol/L)	细胞外/(mmol/L)	膜对离子的通透性
K^+	140	5	大
Na^+	10	130	很小
Cl^-	4	120	很小
有机负离子	多	少	无

2. 形成过程

由于安静状态下细胞膜主要对 K^+ 有通透性，并且细胞内的 K^+ 浓度远远高于细胞膜外，K^+ 在浓度差的驱动下从细胞内向细胞外扩散(K^+ 外流)。此时，细胞内的 A^- 在 K^+ 的吸引下也有外流的趋势，但因细胞膜对其几乎没有通透性而被阻隔在膜的内表面，并牵制细胞外的 K^+ 不能远离细胞膜。K^+ 和 A^- 隔膜相对，钾离子带正电，使膜外电位升高；蛋白质带负电，使膜内电位下降，由此产生膜两侧电位差，该电位差对 K^+ 的继续外流构成阻力(膜内负电场吸引 K^+，膜外正电场排斥 K^+)。随着 K^+ 的外流，膜两侧 K^+ 浓度差(动力)逐渐减小，电位差(阻力)逐渐增大。当促使 K^+ 外流的浓度差与阻止 K^+ 外流电位差这两种相互拮抗的力量达到平衡时，K^+ 净外流停止，膜两侧电位差不再继续增大，而是稳定在一定数值，这一稳定的电位差称为 K^+ 平衡电位即静息电位。简言之，静息电位主要是 K^+ 外流形成的电-化学平衡电位，是一个相对稳定的外正内负的非零电位。

二、动作电位

(一)动作电位的概念

细胞接受有效刺激时，在静息电位基础上产生的快速、可扩布的一过性电位变化称为动作电位(action potential，AP)。本节以神经细胞为例，讨论动作电位的一些基本问题。

在神经轴突上记录到的动作电位波形由锋电位和后电位两部分组成(图 2-7)。当神经细胞受到刺激兴奋时,膜内电位由 -70 mV 迅速升高到 0 mV(去极化),进而由 0 mV 升高到 +30 mV(反极化),膜的带电状态由"外正内负"变为"外负内正",构成动作电位的上升支。膜内电位升高到 +30 mV 以后立即快速下降,由 +30 mV 回到 -70 mV(复极化),膜的带电状态由"外负内正"又变为"外正内负",构成动作电位的下降支。神经细胞动作电位快速的去极化和复极化表现为短促而尖锐的脉冲变化,称之为锋电位(spike potential)。锋电位之后膜电位还要经历微小而缓慢的波动,称为后电位(after potential)。包括到达静息电位水平以前的负后电位,也叫去极化后电位,和到达静息电位后膜电位继续下降和再回升到静息水平的正后电位,也叫超极化后电位。只有在后电位结束之后,细胞内电位才完全恢复到静息电位的水平。

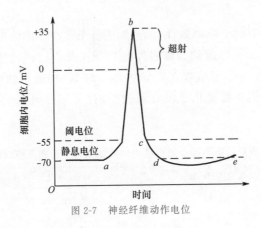

图 2-7 神经纤维动作电位

细胞的动作电位过程与它的兴奋性变化之间,从时间上看,有一定的对应关系。锋电位相当于细胞兴奋性变化的绝对不应期,负后电位前段相当于相对不应期,负后电位的后段相当于超常期,正后电位相当于低常期(图 2-8)。

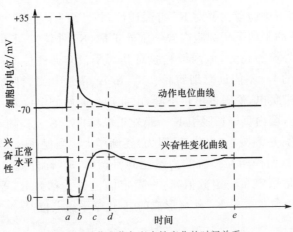

图 2-8 动作电位与兴奋性变化的时间关系

动作电位的特点:①"全或无"(all-or-none)现象:动作电位一旦产生就达到最大值,其变化幅度不会因刺激的加强而增大,也就是说,动作电位要么不产生(无),一旦产生就达到最大(全);②不衰减性传导:动作电位一旦在细胞膜的某一部位产生,它就会立即向整个细胞膜传布,而且它的幅度不会因为传布距离的增加而减小;③脉冲式:由于不应期的存在,动作电位不可能重合,动作电位之间总有一定的时间间隔。

（二）动作电位产生的机制

动作电位产生的机制也是用离子流学说来解释。如前所述,细胞外 Na^+ 的浓度约是细胞内的 13 倍(表 2-1),故它有从细胞外向细胞内扩散的趋势。同时,促进 Na^+ 内流的因素还包括静息电位时细胞膜外正内负的电位差。而 Na^+ 能否向细胞内扩散和扩散量的多少还决定于细胞膜对 Na^+ 的通透性的大小。细胞在安静时,细胞膜上的 Na^+ 通道多数处于关闭状态(备用状态),膜对 Na^+ 相对不通透,当细胞膜受到刺激时,钠通道的构型发生改变,细胞膜对 Na^+ 的通透性开始增大,有少量 Na^+ 内流,使膜电位减小,当膜电位减小到一定水平(阈电位)时,膜上的 Na^+ 通道突然大量开放(激活),膜外的 Na^+ 借其浓度差以及膜内负电位的引力作用而迅速内流。Na^+ 的内流使膜内的负电位迅速消失,继而膜内电位升高,出现正电位,形成锋电位陡峭的上升支,是为去极化时相。当大量内流的 Na^+ 形成的电场力足以阻止 Na^+ 继续内流时,Na^+ 内流的净通量为零,即达到了 Na^+ 的平衡电位,也就达到了动作电位上升支的顶点,去极化结束。在这个过程中,大量钠通道又迅速失活而关闭,而钾通道对 K^+ 的通透性增大,导致 Na^+ 内流停止并产生 K^+ 的快速外流,细胞内电位迅速下降,又恢复到负电位状态,成为锋电位的下降支,是为复极化时相。这时细胞膜电位基本恢复,但离子分布状态并未恢复,因为去极化进入细胞的 Na^+ 和复极化流出细胞的 K^+ 并未各回原位。这时,通过钠泵的活动,可将流入细胞的 Na^+ 泵出,将流出的 K^+ 泵入,继续维持兴奋前细胞膜两侧 Na^+、K^+ 不均衡分布,钠通道也进入备用状态,为下一次兴奋做准备。

概言之,锋电位的上升支主要是 Na^+ 大量、快速内流,形成 Na^+ 平衡电位的结果;下降支主要是 K^+ 快速外流的结果,后电位则主要是钠泵活动结果并导致动作电位最终会恢复到静息电位。

（三）动作电位的产生条件

1. 阈电位

当静息状态的细胞膜电位上升到某一临界值时,引起细胞膜上大量钠通道的开放,触发动作电位的产生。这种能触发动作电位的临界膜电位的数值称为阈电位(threshold potential,TP)。从静息电位去极化达到阈电位是产生动作电位的必要条件。阈电位的数值约比静息电位的绝对值小 10～20 mV。

刺激能使膜电位上升到阈电位水平,就能触发动作电位。静息电位去极化达到阈电位是产生动作电位(即兴奋)的必要条件。所谓阈强度或阈值,就是使细胞膜的静息电位去极化到阈电位的刺激强度。刺激引起膜去极化,只是使膜电位从静息电位达到阈电位水平,而动作电位的爆发则是膜电位达到阈电位后其本身进一步去极化的结果,与施加的刺激的强度无关。

2. 局部反应

刺激强度低于阈强度的阈下刺激虽不能触发动作电位,但它也会引起少量的 Na^+ 内流,从而产生较小的去极化,只不过这种去极化的幅度不足以使膜电位达到阈电位的水平,而且只限受刺激的局部。这种产生于膜的局部、低于阈电位值的去极化反应称为局部反应。局部反应的特点是:①电位幅度小且呈衰减性传导,传播到很小距离即消失(即呈电紧张扩布)。②非"全或无"式。局部反应可随阈下刺激强度的增强而增大。③总和效应。一次阈下刺激引起的一个局部反应固然不能引发动作电位,但局部反应没有不应期,如果多个阈下刺激引起的多个局部反应在时间上(多个刺激在同一部位连续给予)或空间上(多个刺激同时在相邻的部位给予)叠加起来,就可能使膜的去极化达到阈电位,从而引发动作电位(图 2-9)。

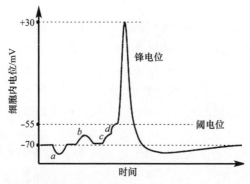

a—刺激引起膜超极化,与阈电位的距离加大
b—阈下刺激引起的局部反应,达不到阈电位,不产生动作电位
c、d—均为阈下刺激,但 d 在 c 引起的局部反应的基础上给予,产生总和效应,达到阈电位,引发动作电位

图 2-9　刺激引起膜超极化、局部反应及其在时间上的总和效应

综上所述,阈刺激或阈上刺激,能使静息电位去极化达到阈电位,从而爆发动作电位,即发生兴奋。而单个阈下刺激虽不能引发动作电位,但却能使受刺激部位的细胞膜轻度去极化,几个阈下刺激引起的局部兴奋总和起来,也可使膜的静息电位去极化达到阈电位水平而产生兴奋。

(四)动作电位的传导

动作电位在同一细胞上的扩布称为传导(conduction)。神经纤维根据有无髓鞘可分为有髓纤维和无髓纤维两类。无髓纤维某一处受刺激兴奋时,兴奋部位的反极化状态与邻近未兴奋部位的极化状态之间就会产生电位差。由于膜两侧的溶液均为导电溶液,因此在兴奋部位和未兴奋部位之间将产生电荷移动,形成局部电流(图 2-10,A,B)。在细胞膜内,局部电流由兴奋部位流向未兴奋部位;在细胞膜外,局部电流由未兴奋部位流向兴奋部位。这种局部电流形成对未兴奋部位的有效刺激,使未兴奋部位去极化,当去极化达到阈电位水平时,触发新的动作电位的产生,使它转变为新的兴奋部位。局部电流由近及远依次向周围扩布,就会使动作电位从受刺激的局部迅速地沿着整个细胞膜扩布,直到整个细胞膜都产生动作电位。动作电位在其他可兴奋细胞膜上的传导机制与无髓纤维兴奋传导基本相同。

有髓纤维兴奋的传导比较特殊,因为有髓纤维的轴突外包有一层不导电的髓鞘,在髓鞘间断的郎飞结处,轴突膜与细胞外液直接接触,此外轴突膜上有密集的 Na^+、K^+ 通道,因而有兴奋能力。所以,有髓纤维受到刺激时,动作电位只能在郎飞结处产生。兴奋传导时的局部电流也只能发生在相邻的郎飞结之间,局部电流对相邻的郎飞结起着刺激作用,使之兴奋。然后又以相同的方式使下一个郎飞结兴奋,使之继续传导下去。这样的传导方式称为跳跃式传导(图 2-10,C,D)。由于每一个郎飞结之间距离较大,故其传导速度远大于无髓纤维。在神经纤维上传导的动作电位称为神经冲动(nerve impulse)。

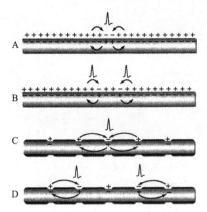

A,B—动作电位在无髓神经纤维上的传导

C,D—动作电位在有髓神经纤维的跳跃传导

图 2-10 动作电位在神经纤维上的传导

▌知识链接▐

生物电的临床应用

生物电是一切活细胞普遍存在又十分重要的生命现象。人体许多生理活动都与生物电变化有密切关系,器官结构和功能的改变也可通过其生物电反映出来。临床上的心电图、脑电图、胃电图、肌电图等检查,就是借助于不同的仪器记录的器官电变化波形。它们对相关疾病的诊断、进程观察与治疗效果的评估有着重要的意义。

另外,通过对生物电的干预还能起到一定的治疗作用,如电击除颤对心脏骤停的抢救、残疾肢体特定部位埋藏电子芯片对促进患者的功能康复等,都已经获得了成功。甚至人的思维活动也会通过脑神经细胞的电活动表现出来,这对于探索人的心理变化有着重要的实用价值。

第四节┃ 肌细胞的收缩功能

人体各种形式的运动,主要是通过肌肉组织的活动来实现的。如,躯体运动和呼吸运动由骨骼肌来完成;心脏的射血活动由心肌来完成;一些中空器官如胃肠道、膀胱、子宫和血管等的各种活动则由平滑肌来完成。不同肌肉组织在功能上各有特点,但收缩的基本形式和原理是相似的。因为骨骼肌是人体最多的组织,对它的研究也比较充分,因此,本节将以骨骼肌细胞为代表,说明肌细胞的收缩功能。

一、神经-肌接头处的兴奋传递

运动神经末梢和骨骼肌细胞膜相接触的部位称为神经-骨骼肌接头。

（一）神经-肌接头的结构

神经-肌接头由接头前膜、接头后膜和接头间隙三部分构成(图 2-11)。

1. 接头前膜

贴近肌细胞膜的运动神经末梢的膜称为接头前膜。在神经末梢中含有大量的囊泡,称为接头小泡,每个囊泡内约含有 10 000 个乙酰胆碱（ACh）分子。乙酰胆碱是传递信息的化学物质。

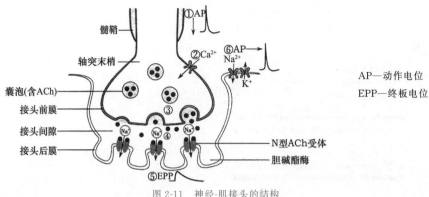

图 2-11 神经-肌接头的结构

右侧标注：
AP—动作电位
EPP—终板电位

图中标注：髓鞘、轴突末梢、囊泡(含ACh)、接头前膜、接头间隙、接头后膜、N型ACh受体、胆碱酯酶、①AP、②Ca^{2+}、③、④、⑤EPP、⑥AP Na^{2+} K$^+$

2. 接头后膜

与接头前膜相对应的肌细胞膜为接头后膜，又称终板膜，由肌细胞膜增厚并向细胞内凹陷形成。在接头后膜上存在乙酰胆碱受体以及分解乙酰胆碱的胆碱酯酶。

3. 接头间隙

接头前膜与接头后膜之间的窄小空隙称为接头间隙，与细胞外液相通。

(二)神经-肌接头处兴奋的传递过程

思政微课堂：甜蜜的记忆：脊髓灰质炎糖丸·神经-骨骼肌接头处兴奋传递

当神经冲动沿神经纤维传到末梢时，轴突末梢产生动作电位，在去极化的影响下，该处膜上的电压门控式 Ca^{2+} 通道开放，细胞外液中的 Ca^{2+} 进入轴突末梢内，触发囊泡向前膜内侧面移动，并与前膜融合，进而破裂。囊泡内的乙酰胆碱分子"倾囊"式释放入接头间隙。据估算，一次动作电位大约能使 200 个至 300 个囊泡内乙酰胆碱全部释放，约有 10^7 个乙酰胆碱分子进入接头间隙。乙酰胆碱分子通过接头间隙到达接头后膜(终板膜)时，立即与终板膜上的乙酰胆碱受体蛋白结合，使通道开放，引起 Na$^+$ 内流，也有少量 K$^+$ 外流，其总的结果使终板膜的静息电位减小，出现终板膜的局部去极化，这一局部去极化的电位变化称为终板电位。终板电位不是动作电位，属于局部反应，它的大小与接头前膜释放的乙酰胆碱的量成正相关，可以总和；并以电紧张形式向周围细胞膜扩布，使邻近的肌细胞膜发生局部去极化，当总和的结果使周围肌细胞膜电位达到阈电位水平时，就会产生动作电位，向整个肌细胞膜进行传导，并引起收缩，从而完成神经-肌接头处的兴奋传递。其实，在正常生理状态下，接头前膜每次释放的递质乙酰胆碱量都足以引起终板膜电位达到阈电位的 3～4 倍而引起周围细胞膜兴奋，保证每次传来的神经冲动的有效性。与终板膜上的受体蛋白结合发挥作用后的乙酰胆碱，以及接头间隙中大量多余的乙酰胆碱分子，都会迅速地被接头间隙中或终板膜上的胆碱酯酶分解而破坏，避免骨骼肌细胞持续地兴奋和收缩而痉挛，保证一次神经冲动仅引起一次细胞兴奋和收缩，表现为兴奋与效应呈一对一的关系。同时，接头处又做好了下一次兴奋传递的准备。

(三)神经-肌接头处兴奋传递的特点

1. 化学传递

神经-肌接头处的兴奋传递是两种细胞间信息传递的典型例子，它是通过神经末梢释放乙酰胆碱这种化学物质来进行的，所以是一种化学传递。整个化学传递的过程可概括为电—化学—电的传递,即神经轴突末梢的动作电位引发化学物质乙酰胆碱的释放,进而触发骨骼肌细胞产生动作电位。

2. 单向传递

兴奋只能由运动神经末梢传向肌肉,而不能反传,这是因为乙酰胆碱是存在于神经轴突囊泡中。

3. 时间延搁

兴奋通过神经-肌接头至少需要 $0.5\sim1.0$ ms,比兴奋在同一细胞上传导同样距离的时间要长得多,因为接头处兴奋传递过程包括乙酰胆碱的释放、扩散以及与后膜上通道蛋白分子的结合等,均需花费时间。据测定,终板电位的出现约比神经冲动抵达接头前膜处晚 $0.5\sim1.0$ ms。

4. 易受内环境因素变化的影响

如细胞外液的 pH、温度、药物和细菌毒素等都可影响传递过程,这一特点具有重要的临床意义。人们可以通过调控这一过程的任一环节来治疗骨骼肌的疾病或研究它的功能。例如,使用 Ca^{2+} 能促使乙酰胆碱的释放而加强传递过程;筒箭毒碱能与乙酰胆碱争夺终板膜的通道蛋白,使之不能引发终板电位,起到抑制肌细胞兴奋使肌肉松弛的作用;有机磷酯类能与胆碱酯酶结合而使其失效,从而使得乙酰胆碱在运动终板膜处堆积,导致骨骼肌持续兴奋和收缩,故有机磷酯类农药中毒时出现肌肉震颤;而药物解磷定能复活胆碱酯酶,因而能治疗有机磷酯类中毒。

二、骨骼肌的结构特征

骨骼肌是体内最多的组织,约占体重的 40%。它由大量的肌纤维(肌细胞)组成。每根肌纤维由肌膜包裹,肌浆中含有大量的肌原纤维和丰富的肌管系统。这些结构排列规则有序,具有功能上的意义。

(一)肌管系统

肌管系统是指包绕在肌原纤维周围的膜性囊管状结构,由横管和纵管两个独立的系统组成(图 2-12)。

1. 横管系统

横管与肌原纤维垂直,是肌细胞膜在 Z 线部位向内凹陷而成。当动作电位沿肌细胞膜扩布时,可沿着横管将动作电位传导到肌细胞的内部。

2. 纵管系统

纵管与肌原纤维平行,也称肌浆网。在靠近横管处管腔膨大称为终池,内有大量的 Ca^{2+},又称钙池。横管膜的动作电位可使钙池释放 Ca^{2+};而终池膜上大量的钙泵,则能将肌浆中的 Ca^{2+} 泵入终池。

横管与两侧的终池共同构成的结构叫作三联管。三联管是把肌细胞膜的电位变化和细胞内的收缩过程耦联起来的关键部位。

(二)肌丝的分子结构

1. 粗肌丝

粗肌丝由肌球蛋白(或肌凝蛋白,myosin)组成,一条粗肌丝含有 $200\sim300$ 个肌球蛋白分子。肌球蛋白呈豆芽状,分为两个豆瓣状的头部和一个长的杆部。许多肌球蛋白杆部朝向 M 线聚合成束,形成粗肌丝的主干,头部有规律地裸露于主干表面形成横桥(cross-bridge,图 2-12),头和杆的连接处类似关节,可以活动。当肌肉安静时,横桥与主干垂直。横桥有两个特性:①在一定条件下可以和细肌丝上的肌动蛋白分子呈可逆性结合;②具有 ATP 酶作用,可分解 ATP 提供能量,引起横桥向 M 线方向扭动,牵引细肌丝向 M 线方向滑行。

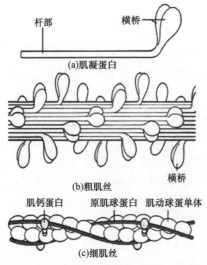

图 2-12 肌丝的分子结构

2. 细肌丝

细肌丝由三种蛋白质分子组成:

①肌动蛋白(或肌纤蛋白,actin):占 60%,其单体呈球形,许多肌动蛋白分子聚合成两条链形成双螺旋状,构成细肌丝的主干,直接参与肌丝滑行,在肌动蛋白分子上有与横桥结合的位点,故常把肌球蛋白和肌动蛋白称为收缩蛋白。

②原肌球蛋白(或原肌凝蛋白,tropomyosin):呈长杆状,分子首尾相接,也聚合成双螺旋结构,与肌动蛋白的双螺旋并行。当肌肉舒张时,原肌球蛋白的位置正好介于肌动蛋白和横桥之间,遮盖肌动蛋白上与横桥结合的位点,阻碍横桥与肌动蛋白结合。

③肌钙蛋白(troponin):呈球形,以一定间隔分布在原肌球蛋白的双螺旋结构上。对原肌球蛋白起固定作用,从而阻止肌动蛋白与横桥的结合(图 2-12)。肌钙蛋白与 Ca^{2+} 有很强的亲和力,当肌钙蛋白与 Ca^{2+} 结合后,其构型发生改变,原肌球蛋白位移,暴露出肌动蛋白分子上与横桥结合的位点,使横桥与肌动蛋白上的位点结合。因为原肌球蛋白、肌钙蛋白不直接参与肌丝间的相互作用,但可以影响和控制收缩蛋白之间的相互作用,故称为调节蛋白。

(三)肌原纤维和肌小节

在光学显微镜下观察,肌原纤维上呈现规则的明暗相间的节段,分别称为明带和暗带。暗带的中央有一条横线称为 M 线。明带的中央也有一条横线称为 Z 线。两条相邻 Z 线之间的节段称为肌节(图 2-13)。每一个肌节由两侧的各 1/2 明带和中间的暗带组成。肌节是肌肉进行收缩和舒张的最基本的功能单位。

电子显微镜下进一步观察表明,肌节的明带和暗带由粗细不同的肌丝构成。暗带中主要含有粗肌丝,其长度与暗带相同,粗肌丝的中央固定于 M 线,两端游离伸向

Z线。明带中的肌丝较细,称为细肌丝,细肌丝一端固定于Z线,游离端部分伸入到暗带中间与粗肌丝重叠,因此暗带中央仅有粗肌丝,透光度相对较好,称为H带(图2-13)。

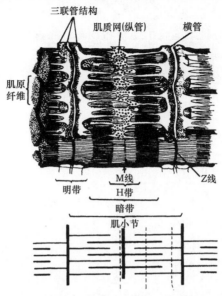

图 2-13 骨骼肌细胞肌原纤维和肌管系统

三、肌丝滑行的基本过程

当肌细胞膜上的动作电位引起肌浆中 Ca^{2+} 浓度升高时($\geqslant 10^{-5}$ mol/L),Ca^{2+} 与肌钙蛋白相结合,使肌钙蛋白分子构型改变,这种改变又传递给原肌球蛋白,使原肌球蛋白的构型也发生改变,从而暴露出肌动蛋白上的横桥结合点,横桥与肌动蛋白的结合又产生两种作用:①激活横桥 ATP 酶,分解 ATP 释放出能量,用于细肌丝的滑行;②激发横桥做同方向连续的摆动,拉动细肌丝向 M 线方向滑行,结果是肌小节缩短,肌细胞收缩[图 2-14(b)]。当肌浆中 Ca^{2+} 浓度因肌浆网对 Ca^{2+} 的回收作用而降低时($< 10^{-5}$ mol/L),横桥与肌动蛋白分离,摆动停止,横桥复位,细肌丝恢复到收缩前的位置,结果是肌小节变长,肌细胞舒张[图 2-14(a)]。在一定肌节长度内,细肌丝滑动距离越大,肌张力也越大;活动的横桥数目愈多,肌张力和缩短的程度愈大,收缩力愈强。因此,活化横桥数和肌凝蛋白的 ATP 酶活性是控制收缩力的主要因素。而一定浓度的 Ca^{2+} 的存在在细肌丝滑行中起着重要的触发作用。

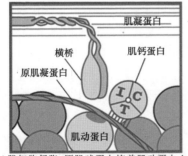
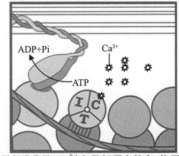

(a)肌细胞舒张:原肌球蛋白掩盖肌动蛋白上的结合位点,产生位阻效应,横桥不能与之结合

(b)肌细胞收缩:Ca^{2+} 与肌钙蛋白结合,使原肌球蛋白发生构象改变,解除位阻效应,横桥与位点结合,拉动细肌丝滑行

图 2-14 肌丝滑行原理

四、骨骼肌的兴奋-收缩耦联

肌细胞兴奋时,首先在肌细胞膜上产生动作电位,然后才出现肌细胞的收缩反应。将肌细胞兴奋的电变化与肌细胞收缩的机械变化联系起来的中间过程称为兴奋-收缩耦联(excitation contraction coupling)。

兴奋-收缩耦联过程有三个主要步骤:①动作电位经横管传导到肌细胞内部;②三联管的信息传递,纵管终池膜上的 Ca^{2+} 通道开放;③终池释放 Ca^{2+} 启动肌丝滑行,触发肌肉收缩。

由上可知,兴奋-收缩耦联的结构基础是三联管,起关键作用的物质是 Ca^{2+}。

五、骨骼肌的收缩形式

肌肉的收缩可表现为肌肉的长度或张力的变化,这两种收缩形式的产生,取决于外加刺激的条件和收缩时所遇到的负荷的大小,以及肌肉本身的功能状态。

(一)等张收缩和等长收缩

当肌肉接受刺激发生收缩时,可发生长度和张力的变化,其具体表现取决于肌肉是否能自由地缩短。等张收缩(isotonic contraction)是指肌肉收缩时,表现为肌肉的长度缩短,而肌肉的张力不变。等长收缩(isometric contraction)表现为肌肉的长度保持不变而其张力发生变化。在人体内,既有等张收缩,又有等长收缩,而且经常是两种收缩形式不同程度的复合。例如,肢体的自由运动和屈曲主要为等张收缩,而在臂力测验时的肌肉活动则主要是等长收缩。

(二)单收缩和强直收缩

整块骨骼肌或单个肌细胞受到一次短促的刺激,发生一次机械收缩,称为单收缩。单收缩的过程可以分为收缩期和舒张期,收缩期持续时间较舒张期短。整个单收缩的时间因不同肌肉有显著差异,如人的眼外肌,一个单收缩不超过 10 ms,而腓肠肌可达 100 ms 以上。

如果给肌肉连续刺激,肌肉收缩的情况随刺激的频率不同,出现不同的收缩形式(图 2-15)。当刺激频率较低时,每一个刺激都落在前一次单收缩过程(包括收缩期和舒张期)之后,于是每一次刺激都引起一次独立的单收缩。如果刺激频率增加,每一个新刺激都落在前一次收缩的舒张期,每次新的收缩都发生在前次收缩的舒张期之中,这时,肌肉还未完全舒张,肌肉尚处于一定程度的缩短或张力基础上进行新的收缩,发生了收缩的复合,肌肉表现为不完全强直收缩,在描记曲线上形成锯齿形。如果刺激频率继续增加,那么,肌肉就有可能在前一次收缩的收缩期结束以前开始新的收缩,于是各次收缩的张力变化或长度缩短可以完全融合而叠加起来,使描记曲线上的锯齿形消失,这就是完全强直收缩。不完全强直收缩和完全强直收缩均为强直收缩。骨骼肌每次受刺激兴奋时,其绝对不应期甚短,0.5~2.0 ms,故能接受较高频率的刺激而连续兴奋,这是强直收缩产生的基础。

在正常人体内,由于运动神经传至骨骼肌的兴奋都是连续的,体内骨骼肌的收缩几乎属于完全强直收缩,只不过强直收缩的持续时间可长可短。此外,强直收缩较单收缩能产生更大程度的张力和缩短,完全强直收缩所产生的最大张力可达单收缩的 3~4 倍。

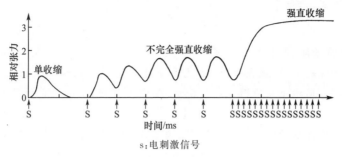

s：电刺激信号

图 2-15　单收缩和强直收缩

六、影响肌肉收缩的因素

（一）前负荷

肌肉收缩之前（舒张时）所承受的负荷称为前负荷（preload）。肌肉收缩之前的长度称为初长度。前负荷使肌肉在收缩前就处于被拉长状态而使肌肉的初长度增加。在一定范围内初长度增加，可使肌肉收缩力量增强；但超过一定范围，肌肉收缩力量反而减弱。使肌肉产生最大张力的前负荷称为最适前负荷，此时的初长度称为最适初长度。这是因为肌肉初长度适当增加，横桥与细肌丝结合数目增多，肌肉收缩力量增强；但初长度过长时，细肌丝从粗肌丝之间滑出，横桥与细肌丝的结合数目反而减少，导致肌肉收缩力量减弱。初长度为最适初长度时，粗肌丝的横桥与细肌丝结合位点的结合数量最多，所以做功效率最高，收缩时产生的肌张力可达到最大值。一般认为，骨骼肌在体内的自然长度就是它的最适初长度。

（二）后负荷

肌肉收缩过程中所承受的负荷称为后负荷（afterload），是肌肉收缩时遇到的阻力。由于后负荷阻碍肌肉缩短，所以肌肉收缩首先表现为增加张力以克服负荷，即首先进行等长收缩；当肌张力超过后负荷时，肌肉便开始缩短，而肌张力不再增加。因此，肌肉在有后负荷的条件下收缩时，总是张力变化在前，长度缩短在后。增大后负荷，肌肉开始缩短的时间推迟，缩短的速度减慢，肌肉缩短长度也减小。如后负荷过大，超过最大肌张力，则肌肉只能进行等长收缩。

（三）肌肉收缩能力

肌肉收缩能力（contractility）是指与前后负荷无关的，肌肉内在的收缩特性。在其他条件不变的情况下，肌肉收缩能力增强，可使肌肉收缩产生的张力增加，收缩速度加快，做功效率增加。肌肉收缩能力受神经体液因素、化学物质及机体代谢状况影响。如缺氧、酸中毒、低钙、能量供应不足、机械损伤等可使肌收缩能力下降；而咖啡因、Ca^{2+}、肾上腺素等可使肌肉收缩能力增强。此外，体育锻炼能够增强肌肉收缩能力。

肌肉收缩能力主要取决于兴奋收缩-耦联中胞浆内 Ca^{2+} 水平和横桥 ATP 酶的活性。许多神经递质、体液因子、病理因素和某些药物等都可以通过这两条途径影响肌肉收缩能力。

思政案例

"糖丸爷爷"——顾方舟

一粒小小的糖丸,承载的是很多人童年里的甜蜜记忆。但很多人不知道的是,这粒糖丸里包裹着的,是一位"糖丸爷爷"为抗击脊髓灰质炎而无私奉献的艰辛故事。

脊髓灰质炎,又称小儿麻痹症,1955年,在中国集中爆发。"脊灰"患者多是7岁以下儿童,感染病毒后,会肢体残疾、瘫痪甚至死亡。1957年,中国医学科学院病毒研究所31岁的顾方舟临危受命,带领同事们全身心地投入脊髓灰质炎的研究工作中。经过不懈的努力,1959年底,第一批减毒活疫苗诞生,经过动物试验和人体试验,疫苗成功了。而不敢想象的是,这些疫苗一期人体试验,竟然是在顾方舟和同事们以及他们自己的孩子身上进行的。1960年12月,首批500万人份疫苗生产成功,在北京、上海等11个城市推广,投放活疫苗的城市,疫情流行高峰迅速减弱。1962年,顾方舟从滚元宵中获得灵感,研发出方便全国推广的口服脊髓灰质炎减毒活疫苗,也就是糖丸。我国自1965年起,开始在全国范围内接种口服脊髓灰质炎减毒活疫苗。

本章重难点小结

一、本章提要

通过本节学习,使同学们了解细胞膜的物质转运、细胞膜的信号转导、细胞的生物电和肌细胞的收缩功能等细胞的基本功能。具体包括以下内容:

1. 掌握细胞膜的单纯扩散、易化扩散和主动转运等物质转运功能及特点;静息电位、动作电位、极化、超极化、去极化、锋电位、阈电位、阈下刺激与局部反应的概念;局部反应的特点。熟悉细胞膜的跨膜信号传递方式;动作电位的特点、静息电位和动作电位产生机制;兴奋在同一细胞上的传导机制及传导特点;神经-肌接头处兴奋传递的过程及特点;骨骼肌兴奋-收缩耦联的概念等。

2. 具有分析细胞膜物质转运的方式及其意义的能力,能运用生物电的知识解释生命活动的基本现象以及能运用理论知识在老师的指导下设计两栖类动物实验,完成不同强度和频率刺激对肌肉收缩的影响等。

3. 了解入胞和出胞作用;肌丝滑行的基本过程,骨骼肌的收缩形式及影响因素,平滑肌细胞的结构和功能特点。

二、本章重难点

1. 重点:细胞膜的物质转运功能及特点,动作电位的特点、静息电位和动作电位产生机制;兴奋在同一细胞上的传导机制及传导特点。

2. 难点:静息电位和动作电位产生机制,神经-肌接头处兴奋传递的过程及骨骼肌兴奋-收缩耦联。

课后习题

一、名词解释

1. 单纯扩散　　　2. 易化扩散　　　3. 主动转运　　　4. 静息电位

5. 极化状态　　　6. 动作电位　　　7. 阈电位　　　　8. 兴奋-收缩耦联

二、填空题

1. 人体内氧气和二氧化碳是通过_____进出细胞的。

2. 骨骼肌兴奋-收缩耦联的结构基础是_____,关键物质是_____。

3. 动作电位的传导方式是_____。

4. 在神经纤维上传导的动作电位称为_____。

5. 主动转运是通过_____的活动完成的。

三、选择题

1. 细胞膜在静息情况时,对(　　)离子通透性最大。

A. K^+ 　　B. Na^+ 　　C. Ca^{2+} 　　D. Cl^- 　　E. Mg^{2+}

2. 细胞内外正常的 Na^+ 和 K^+ 浓度差的形成和维持是由于(　　)。

A. 膜在安静时对 K^+ 通透性大 　　　　B. 膜在兴奋时 Na^+ 的通透性增大

C. 膜上 ATP 的作用 　　　　　　　　D. 膜上钠泵的作用

E. 膜上钙泵的作用

3. 细胞受刺激而兴奋时,膜内电位负值减少称为(　　)。

A. 极化 　　B. 去极化 　　C. 复极化 　　D. 超射 　　E. 超极化

4. 安静时膜电位处于内负外正的状态,称为(　　)。

A. 极化 　　B. 去极化 　　C. 复极化 　　D. 超极化 　　E. 反极化

5. 刺激引起兴奋的基本条件是使跨膜电位达到(　　)。

A. 局部电位 　B. 阈电位 　　C. 锋电位 　　D. 后电位 　　E. 动作电位

6. 大多数可兴奋细胞接受刺激发生反应的共有表现是产生(　　)。

A. 神经冲动 　B. 收缩 　　C. 分泌 　　D. 动作电位 　E. 阈电位

7. 肌细胞中的三联管结构指的是(　　)。

A. 每个横管及其两侧的肌小节 　　　　B. 每个纵管及其两侧的横管

C. 每个横管及其两侧的终末池 　　　　D. 横管、纵管和肌浆网

E. 每个横管及其两侧的纵管

8. 在一般生理情况下,钠泵每活动一个周期可使(　　)。

A. 2个 Na^+ 移出膜外,同时 3个 K^+ 移入膜内 　　B. 2个 K^+ 移入膜内

C. 3个 Na^+ 移出膜外,同时 2个 K^+ 移入膜内 　　D. 2个 Na^+ 移出膜外

E. 2个 Na^+ 移出膜外,同时 2个 K^+ 移入膜内

9. 关于易化扩散的叙述,错误的是(　　)。

A. 以载体为中介的易化扩散,如葡萄糖通过细胞膜进入细胞内的过程

B. 以通道为中介的易化扩散,如 K^+、Na^+ 由膜的高浓度一侧向低浓度一侧的扩散

C. 作为载体的膜蛋白质与被转运物质之间有高度的结构特异性

D. 通道蛋白质对被转运的物质没有特异性

E. 包括通道转运和载体转运

10. 神经-肌肉接头处的化学递质是(　　)。

A. 乙酰胆碱 　　　　　　B. 胆碱酯酶 　　　　　　C. 肾上腺素

D. 去甲肾上腺素 　　　E. 多巴胺

四、问答题

1. 细胞膜转运物质的常见形式有几种?各有什么特点?

2. 神经-肌肉接头兴奋传递的特征有哪些?

五、案例分析

某患者男性,40岁,数小时前因使用有机磷农药出现呕吐、腹痛、腹泻、流涎、多汗、视物模糊、瞳孔缩小及肌束颤动、肌痉挛等表现。实验室检查发现,双下肢肌肉震颤,四肢肌张力增高;血胆碱酯酶活性下降,诊断为急性有机磷农药中毒。

思考问题:

结合神经骨骼肌接头的兴奋传递的有关知识分析本案例患者出现肢体抽搐、肌肉震颤和四肢肌张力增高的原因。

课后习题参考答案

（韩玉霞）

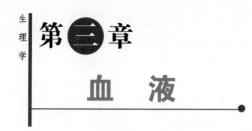

[学习目标]

1.掌握血液的组成,血浆渗透压的组成及意义,血细胞的正常数量,红细胞的特性、生成及破坏,血液凝固的概念、过程及影响因素,ABO血型的鉴定方法与输血的原则。

2.熟悉白细胞、血小板的特性与功能,血型的划分原则及意义,纤维蛋白溶解的过程。

3.了解血液的理化特性、血浆的成分及作用。

4.弘扬守望相助、扶危济困的中华民族传统美德,培养学生社会主义核心价值观。

血液(blood)是人体重要的组成部分,它在心血管系统内循环流动,是联系机体内环境的重要媒介。其功能主要有:①运输功能,可以运输 O_2 和 CO_2、激素、营养物质和代谢产物等,以维持机体的正常代谢;②调节功能,血液可调节并缓冲机体的酸碱平衡,参与体温调节,维持机体内环境稳态;③免疫功能,血液中的白细胞及血清中产生的抗体等能抵抗病原微生物的入侵,具有免疫防御作用;④生理性止血,血小板及凝血因子可参与生理性止血并维持血管内皮完整性。

第一节 血液的组成和理化特性

一、血液的组成

血液由血浆(plasma)和血细胞(blood cells)两部分组成。具体如图3-1所示。

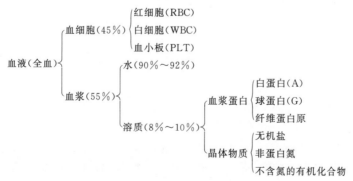

图 3-1 血液的组成

将适量血液置于滴加抗凝剂的分离管中,经离心后将分为 3 层:上层淡黄色的液体为血浆,占血液体积的 50%～60%;下层红色不透明的部分为红细胞,占血液总体积的

40%～50%；中间灰白色的薄层为白细胞和血小板，仅占血液总体积的0.15%～1%。血细胞占全血容积的百分比称为血细胞比容（hematocrit）。白细胞和血小板比容很小，通常将红细胞比容称为血细胞比容。正常成年男性为40%～50%，成年女性为38%～48%，新生儿约为55%。红细胞比容随机体状态的变化而发生相应的变化，比如贫血患者及轻度失血患者的红细胞数量减少，血细胞比容将减小；大面积烧伤、严重呕吐腹泻等大量失水患者的血浆容量减少，血细胞比容将增大。

二、血液的理化特性

（一）颜色

血液的颜色主要由红细胞内血红蛋白的颜色决定。动脉血的血红蛋白氧含量高，故呈鲜红色；静脉血的血红蛋白氧含量低，故呈暗红色；血浆中因含有微量的胆色素，故呈淡黄色。进餐后血浆中因悬浮较多脂蛋白微粒而浑浊，故临床进行血液生化检验需要空腹采血。

（二）密度

全血的密度为1.050～1.060。经测定，红细胞密度为1.090～1.092，血浆中由于溶解了血浆蛋白等溶质，其密度为1.025～1.030，故全血的比重主要取决于红细胞的数量，血浆的比重主要取决于血浆蛋白的含量。

（三）黏滞性

血液的黏滞性来自血液内部分子之间的摩擦力，主要取决于红细胞的数量和血浆蛋白的含量。若以水的黏滞性为1，则血液的黏滞性为4～5；血浆的黏滞性为1.6～2.4。当血流速度减慢时，红细胞易发生聚集甚至叠连，血液的黏滞性将会增大；呕吐、大面积烧伤等大量失水时血液的黏滞性也会增大。

（四）酸碱度

血浆正常pH为7.35～7.45。pH<7.35即酸中毒，pH>7.45则为碱中毒。血浆酸碱度能维持稳定，血浆和红细胞中的缓冲对起到了主要的作用。血浆和红细胞中的缓冲对有$NaHCO_3/H_2CO_3$、Na_2HPO_4/NaH_2PO_4、蛋白质钠盐/蛋白质、血红蛋白钾盐/血红蛋白、$KHCO_3/H_2CO_3$、K_2HPO_4/KH_2PO_4等，其中最重要的是$NaHCO_3/H_2CO_3$。另外，肺的呼吸和肾脏的排泄也起到了重要的调节作用。

第二节　血　浆

一、血浆的成分及作用

（一）水

血浆中90%～92%的成分是水。水是良好的溶剂，各种溶质溶于其中才能被运输至全身各器官，进行营养及调节等作用。

（二）血浆蛋白

血浆蛋白（plasma protein）是血浆中各种蛋白质的总称，占血浆总量的6%～8%，正常成人血浆蛋白含量为 65～85 g/L。其中，白蛋白（A）为 40～50 g/L，球蛋白（G）为 20～30 g/L，纤维蛋白原为 2～4 g/L。正常情况下，A/G 比值为 1.5～2.5。由于白蛋白和大多数球蛋白在肝脏合成，所以肝功能障碍时，A/G 比值易发生改变。

（三）电解质离子

血浆中的电解质离子占血浆总量的 0.9%，主要包括 Na^+、K^+、Cl^-、HCO_3^-、Ca^{2+}、Mg^{2+}、HPO_3^{2-} 等，其中阳离子主要是 Na^+，阴离子主要是 Cl^-、HCO_3^-。电解质的主要作用是维持正常的血浆晶体渗透压和酸碱平衡及神经、肌肉的正常兴奋性。

（四）非蛋白含氮化合物

血浆中除蛋白质以外的含氮化合物总称为非蛋白含氮化合物（non-protein nitrogen，NPN），其中包括氨基酸、肌酸、肌酐、尿素、尿酸等。正常成人血液中，NPN 含量为 14～25 mmol/L，是蛋白质和核酸的代谢产物，主要由肾脏排出。临床上可以通过检测血液中 NPN 的浓度来判断肾小球的滤过功能和蛋白质代谢是否正常。

二、血浆渗透压

（一）渗透压的概念

渗透压（osmotic pressure）是一切溶液所具有的特性。当半透膜两侧溶液浓度不同时，水分子将从浓度小的一侧向浓度大的一侧移动，此现象称为渗透。在渗透现象中，溶质颗粒吸引水分子的力量称为渗透压。渗透压的大小与溶液中所含溶质颗粒的数量成正相关，而与溶质颗粒的种类及大小无关。膜两侧的渗透压差决定了水分子透过半透膜的方向和数量。

（二）血浆渗透压的组成及正常值

血浆渗透压由血浆晶体渗透压（crystal osmotic pressure）和血浆胶体渗透压（colloid osmotic pressure）组成。血浆晶体渗透压由电解质、葡萄糖等小分子晶体物质形成，其中主要为 Na^+、Cl^- 等；血浆胶体渗透压由大分子的血浆蛋白等胶体物质形成，主要成分是白蛋白。

溶液的渗透压以溶质颗粒的浓度 mol/L 作为单位，称为渗透单位（mOsm）。血浆总渗透压为 313 mOsm，相当于 7 个大气压，其中晶体渗透压约为 300 mOsm，胶体渗透压约为 1.5 mOsm。

（三）血浆渗透压的生理作用

1. 血浆晶体渗透压的作用

血浆晶体渗透压占血浆渗透压的 99% 以上，当血细胞内外渗透压差发生变化时，胶体渗透压可以忽略不计，主要因素是血浆晶体渗透压。正常状态下，细胞内外的渗透压基本相等，且血浆的晶体渗透压保持相对稳定。当某种原因使血浆晶体渗透压升高时，可以吸引红细胞内的水分透过细胞膜进入血浆，引起红细胞脱水皱缩；当血浆晶体渗透压下降时，可使进入红细胞的水分增加，红细胞膨胀，甚至破裂，血红蛋白逸出，引起溶血。因此，血浆晶体渗透压对调节细胞内外水的平衡、维持红细胞的正常形态和功能具有重要的意义。（图 3-2）

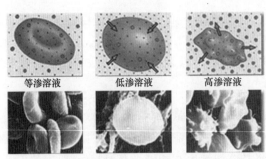

| 等渗溶液 | 低渗溶液 | 高渗溶液 |

图 3-2　红细胞在不同渗透压环境中的形态变化

2.血浆胶体渗透压的作用

　　毛细血管壁允许除蛋白分子以外的水分子、各种离子以及其他小分子物质自由通过,故毛细血管内外的晶体渗透压基本相等。因此,毛细血管内外的渗透压差主要由血浆胶体渗透压与组织液胶体渗透压的差值决定。正常情况下,血浆蛋白浓度远高于组织液,即血浆胶体渗透压明显高于组织液胶体渗透压,使组织间隙的水分透过毛细血管壁进入血液,维持正常的血容量。各种原因引起血浆蛋白浓度下降时,血浆胶体渗透压则降低,进入毛细血管的水分减少,组织间水分增多,引起组织水肿。因此,相对稳定的血浆胶体渗透压维持了水在血液与组织液之间的平衡,维持了正常的血容量。(图 3-3)

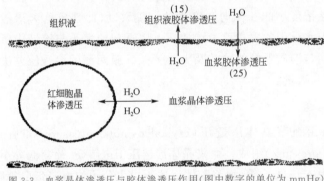

图 3-3　血浆晶体渗透压与胶体渗透压作用(图中数字的单位为 mmHg)

等渗、低渗和高渗溶液

　　正常情况下,人体血液的渗透浓度为 $280\sim320$ mmol/L,故临床上将渗透浓度为 $280\sim320$ mmol/L 的溶液称为等渗溶液,如 0.9%NaCl 溶液(即 9 g/L,浓度也可表示为 0.154 mol/L)渗透压为 308 mOsm/(kg·H_2O),5%的葡萄糖溶液(50 g/L, 0.278 mol/L)其渗透压为 278 mOsm/(kg·H_2O),1.25%的 $NaHCO_3$ 溶液(12.5 g/L, 0.149 mol/L)其渗透压为 298 mOsm/(kg·H_2O)。将渗透压低于 280 mOsm/(kg·H_2O)的溶液称为低渗溶液,高于 320 mOsm/(kg·H_2O)的溶液称为高渗溶液。

　　临床输液一般输注等渗溶液,但特殊情况下,也可以选择使用一些高渗溶液。比如抢救严重烧伤病人时,因需要大量补充溶液,若再按照等渗溶液输注则需要较长的时间,不利于对病人的抢救。临床上常使用的高渗溶液有 2.78 mol/L 的葡萄糖溶液, 0.513 mol/L 的 NaCl 溶液,50 g/L 的葡萄糖氯化钠溶液(生理盐水中含有 50 g/L 的葡萄糖)。临床使用高渗溶液必须注意:一、用量不能太大;二、速度不能太快。否则,机体红细胞的失水皱缩而引起血栓。

第三节 血细胞

一、红细胞

(一)红细胞的数量、形态与功能

1.红细胞的数量

红细胞(erythrocyte or red blood cell,RBC)数量超过血细胞总量99%,是数量最多的血细胞。正常成人红细胞数量男性为$(4.0\sim5.5)\times10^{12}/L$,女性为$(3.8\sim5.0)\times10^{12}/L$,平均为$4.5\times10^{12}/L$,新生儿数量较多,可超过$6.0\times10^{12}/L$。红细胞内的主要成分是血红蛋白(hemoglobin,Hb),正常成人血红蛋白含量男性为120~160 g/L,女性为110~150 g/L。新生儿为200 g/L,出生6个月后降至最低,之后逐渐升高,直至青春期后接近成人水平。红细胞的数量或血红蛋白的含量明显低于正常值时称为贫血。

2.红细胞的形态

红细胞在发育的不同时期有不同的形态和结构,正常成熟的红细胞呈双面凹的圆盘状,直径为7~8 μm,周边较厚处为2.5 μm,中央最薄处为1 μm。无细胞核,无细胞器,胞质内充满大量的血红蛋白。

3.红细胞的功能

红细胞的主要功能是运输O_2和CO_2,主要由血红蛋白完成。血红蛋白只有在红细胞形态完整时才能发挥作用,一旦破裂逸出将失去其功能。另外,红细胞对血液pH有一定的缓冲作用。

(二)红细胞的生理特性

1.选择通透性

红细胞膜允许水分子以及O_2、CO_2等脂溶性小分子物质自由通过,不允许蛋白质、Na^+、Ca^{2+}等非脂溶性物质自由通过。若将红细胞置于高渗溶液或低渗溶液中,则其形态会因水的跨膜移动而发生相应的变化。

2.可塑性变形

红细胞呈双面凹的圆盘形,使红细胞的表面积与容积之比大大增大,具可塑性变形的能力。当红细胞通过小于自身直径的毛细血管或血窦孔隙时,将发生变形并在通过后恢复原状,这种变形称为可塑性变形。新生的红细胞变形能力较强,衰老或受损的红细胞变形能力较弱,如镰刀型贫血、血中红细胞过多症等患者的红细胞。

3.悬浮稳定性

红细胞悬浮于血浆稳定而不易下沉的特性称悬浮稳定性(suspension stability)。通常用红细胞沉降率(erythrocyte sedimentation rate,ESR)即血沉表示,即将抗凝全血置于血沉管中垂直静置,红细胞因密度大于血浆而发生自然下沉,于1小时末观察红细胞下沉的距离。魏氏法测定的正常值,男性为 0～15 mm/h,女性为 0～20 mm/h。

另外,某些正常生理情况如妊娠,某些疾病如活动性肺结核、风湿热、恶性肿瘤等,红细胞将彼此较快地以凹面相贴发生叠连,使红细胞表面积与容积之比减小,血沉增快,红细胞悬浮稳定性减弱。红细胞叠连的发生不在于红细胞本身,而主要取决于血浆的成分。血浆中纤维蛋白原、球蛋白、胆固醇浓度增高则加速红细胞叠连,沉降率加快;血浆中白蛋白、卵磷脂的浓度增高则抑制红细胞叠连,沉降率减慢。

4. 渗透脆性

红细胞抵抗渗透压降低的能力或特性称为红细胞渗透脆性(osmotic fragility)。将红细胞置于低渗溶液中,水分子将渗透进入红细胞。随着溶液渗透压的降低,进入红细胞的水分子逐渐增多,红细胞将发生膨胀甚至破裂溶血。因此,红细胞膜对于低渗溶液具有一定的抵抗力。红细胞膜对低渗溶液所具有的抵抗力越大,越不容易发生溶血,即红细胞渗透脆性越小。通常情况下,新生的红细胞脆性较小,衰老的红细胞脆性较大。

(三)红细胞的生成与破坏

1. 红细胞的生成

(1)生成部位:红细胞生成的部位随机体的生长时期而发生变化。胚胎期在肝、脾、卵黄囊、骨髓中生成,出生后主要在红骨髓生成。当骨髓受到物理(如 X 射线、放射性同位素等)或化学(苯、有机砷、抗肿瘤药、氯霉素等)影响而抑制时,易引起造血功能障碍,引发再生障碍性贫血。

(2)生成原料:红细胞的主要成分为血红蛋白,其合成主要原料为铁和蛋白质。蛋白质或铁摄入过少将会导致贫血。成人每天需 20～30 mg 铁用于血红蛋白的合成,衰老的红细胞破坏后可释放约 25 mg 铁(内源性铁),故每天只需从食物中获得 1 mg 铁(外源性铁)就能基本满足需要。食物中长期缺铁或长期慢性失血,均可导致缺铁性贫血,使红细胞体积较小、颜色较浅,故又称为小细胞低色素性贫血。

(3)成熟因子:维生素 B_{12}、叶酸为红细胞发育成熟所必需,称为成熟因子。叶酸随食物进入体内后生成四氢叶酸,作为一碳基团的传递体参与 DNA 的合成。维生素 B_{12}是红细胞分裂成熟过程中所必需的辅助因子,并加强叶酸在体内的利用。叶酸或维生素 B_{12} 缺乏,将引起红细胞成熟障碍,导致巨幼红细胞性贫血。

2. 生成的调节

红细胞的生成主要受促红细胞生成素和雄激素的调节。人体生活环境或功能状态改变时,红细胞生成的数量会发生适当的调整。

(1)促红细胞生成素(erythropoietin,EPO):促红细胞生成素是一种糖蛋白,主要由肾脏合成,也可由肝细胞和巨噬细胞合成。在失血或组织缺氧时,肾脏合成和分泌促红细胞生成素增多,增强了骨髓的造血功能,红细胞数量增多,运输的氧气量也增多。机体红细胞过多时,促红细胞生成素水平则降低。促红细胞生成素的合成与分泌受到血液红细胞数量的负反馈调节。机体肾脏功能严重障碍时,促红细胞生成素合成不足而使红细胞数量明显减少,进而导致肾性贫血。

(2)雄激素:雄性激素可刺激肾产生促红细胞生成素,也可直接刺激骨髓造血功能,加速红细胞合成。因此,成年男性红细胞数量多于女性。

3. 红细胞的破坏

红细胞在血液中的平均寿命为 120 天,衰老红细胞在通过骨髓、脾等处的微小孔隙时，易滞留破坏并被巨噬细胞吞噬。脾功能亢进使大量红细胞破坏时引起的贫血称为脾性贫血。研究表明，正常情况下，循环血中红细胞破坏的数量与新生成的数量相当，使血液中红细胞与血红蛋白的量维持相对稳定。

▌ 知识链接 ▌

小儿缺铁性贫血

小儿缺铁性贫血是婴幼儿时期最常见的疾病之一，特别是 2 岁以下的小儿更为多见，尤其是早产儿、双胎儿。其发生的根本病因是体内铁缺乏，致使血红蛋白合成减少而发生的一种小细胞低色素性贫血。缺铁还会降低许多含铁酶的生物活性，进而影响细胞代谢功能，使机体出现消化道功能紊乱、循环功能障碍、免疫功能低下、精神神经症状以及皮肤黏膜病变等一系列非血液系统的表现。

铁是合成血色素的重要原料，人体内铁的来源主要是食物以及衰老的红细胞破坏后所释放出的铁。小儿发生缺铁性贫血的原因有：

1. 体内储存铁不足。正常新生儿体内储存铁以及出生后红细胞破坏释放的铁一般只够出生后 4 个月的需要，早产或双胎新生儿体内储存铁少，因而更容易发生缺铁性贫血。

2. 铁摄入量不足。婴儿处于生长发育的最旺盛时期，铁的需要量相对较大，因人乳中含铁量不足，不能满足婴儿的需要，若 4 个月以后不及时添加含铁辅食，则易导致缺铁，牛奶中的铁吸收率比人奶低，因此，人工喂养的婴儿比母乳喂养的婴儿更容易发生缺铁性贫血。

3. 铁丢失过多。长期少量的出血（如慢性腹泻、钩虫病等），会使铁的丢失增多或铁的吸收出现障碍。

二、白细胞

（一）白细胞的数量、形态与功能

白细胞（white blood cell，WBC）是无色有核的球形细胞，体积比红细胞大，成人白细胞的正常值为 $(4.0 \sim 10.0) \times 10^9 / L$。根据白细胞胞质内有无嗜色颗粒，将其分为有粒白细胞和无粒白细胞。有粒白细胞又根据嗜色颗性特性不同，分为中性粒细胞、嗜酸性粒细胞和嗜碱性粒细胞，无粒白细胞有单核细胞和淋巴细胞。正常成人白细胞的分类、数量及功能见表 3-1。

表 3-1　　　　　　　　　正常成人白细胞的分类、数量及功能

白细胞类型	绝对值（$\times 10^9 / L$）	比例（%）	生理功能
中性粒细胞（N）	2.0~7.0	50~70	吞噬细菌与异物
嗜碱性粒细胞（B）	0.0~1.0	0~1	释放组胺、肝素，参与过敏反应
嗜酸性粒细胞（E）	0.02~0.5	0.5~5	限制过敏反应，抗蠕虫感染
单核细胞（M）	0.12~0.8	3~8	吞噬作用，参与特异性免疫功能
淋巴细胞（L）	0.8~4.0	20~40	参与特异性免疫功能、抗肿瘤、抗感染

1. 中性粒细胞(neutrophil)

中性粒细胞是血液中最主要的吞噬细胞,处于机体抵御病原体,特别是急性化脓性细菌入侵的第一线,在机体的非特异性细胞免疫中起着十分重要的作用。中性粒细胞在血管内停留的时间平均只有 $6\sim8$ h,但其变形和吞噬能力很强。当细菌入侵时,中性粒细胞被趋化物质吸引到炎症部位并吞噬细菌,释放大量溶酶体酶,将吞噬的病原微生物及组织碎片分解,同时自身也会受损坏死成为脓细胞。当机体内中性粒细胞减少至 1×10^9/L 时,机体对化脓性细菌的抵抗力将明显下降,极易引发感染。

2. 嗜碱性粒细胞(basophil)

嗜碱性粒细胞胞浆中存在较大的碱性染色深的颗粒,颗粒内含有肝素、组胺、嗜酸性粒细胞趋化因子和过敏性慢反应物质。肝素可有抗凝血、加快脂肪分解作用,组胺与过敏性慢反应物质可增大毛细血管壁的通透性,使细支气管平滑肌收缩,引起荨麻疹、局部水肿、哮喘等过敏反应。嗜酸性粒细胞趋化因子可吸引嗜酸性粒细胞聚集,以限制嗜碱性粒细胞的过敏反应。

3. 嗜酸性粒细胞(eosinophil)

嗜酸性粒细胞有较弱的变形和吞噬能力,能吞噬抗原-抗体复合物,但缺乏溶菌酶,无杀菌作用。嗜酸性粒细胞在嗜酸性粒细胞趋化因子的吸引下可聚集释放前列腺素E、组胺酶等抑制嗜碱性粒细胞合成释放生物活性物质并灭活释放的组胺,减少过敏反应。嗜酸性粒细胞释放的碱性蛋白和过氧化酶对蠕虫有很强的杀灭作用,参与蠕虫感染时的免疫反应。机体速发型过敏反应或蠕虫等寄生虫感染时,嗜酸性粒细胞的数量增多。

4. 单核细胞(monocyte)

单核细胞从骨髓进入血液时仍是尚未成熟的细胞,体积较大,含有较多的非特异性酶,吞噬能力较弱。在血液中停留 $2\sim3$ d 后,单核细胞从血管内渗出到周围组织,细胞体积增大,转变成巨噬细胞,而且吞噬能力也大为增强。激活了的单核-巨噬细胞具有更强的吞噬作用,并参与激活淋巴细胞的特异性免疫功能,识别杀伤各种病原微生物及异常细胞。

5. 淋巴细胞(lymphocyte)

淋巴细胞是免疫细胞中的一大类,在免疫应答反应过程中起核心作用。淋巴细胞主要有三类:①胸腺依赖性淋巴细胞(T 细胞),产生多种淋巴因子进行细胞免疫。②骨髓依赖性淋巴细胞(B 细胞)产生免疫球蛋白进行体液免疫。③自然杀伤细胞(NK 细胞)可抗肿瘤、抗感染、参与免疫调节。

(二)白细胞的生成与破坏

白细胞起源于骨髓的造血干细胞,其数量主要受集落刺激因子的调节。白细胞在血液中停留时间较短,寿命也不确定。其破坏大多是自然衰老或在吞噬细菌后因释放溶酶体而发生自我溶解或进入组织转变为巨噬细胞等其他细胞。

三、血小板

(一)血小板的形态与数量

血小板(platelet)又称血栓细胞,是骨髓成熟的巨核胞质裂解脱落的小块胞质,无核,有完整的细胞膜。正常成人血小板数量为(100~300)×10^9/L。血小板数量超过1 000×10^9/L时称为血小板过多,易发生血栓。血小板数量少于50×10^9/L时称为血小板过少,毛细血管壁脆性增大,易发生出血。

(二)血小板的生理特性

1. 黏附

黏附是血小板生理性止血的开始,是参与生理性止血的重要机制之一。血管壁破损时,血管壁下的胶原纤维暴露,血小板在血浆凝血因子的作用下与胶原纤维结合,黏附于血管壁,称为血小板黏附(platelet adhesion),血小板发生黏附后立即被激活表现出其他生理特性。

2. 聚集

血小板在致聚剂等因素的作用下相互聚拢黏着在一起的现象称为血小板聚集(aggregation)。其中,ADP为最重要的致聚剂。血小板聚集经历两个时相:首先,受损组织释放ADP引起迅速的可逆性聚集称为第一时相,然后由血小板本身释放内源性ADP引起缓慢的不可逆聚集称为第二时相。阿司匹林等药物可抑制血小板聚集,临床上可用来治疗血栓患者。

3. 吸附

血小板在黏附、聚集于血管破损处的同时,表面吸附了大量的凝血因子,如纤维蛋白原、因子V、因子IX、因子XIII等。凝血因子在血管破损处浓度升高,在血液凝固和生理性止血的过程中起到了重要的作用。

4. 释放

释放指血小板接受刺激后将其颗粒中的储存物ADP、5-羟色胺、儿茶酚胺血小板因子等排出的过程。其中,ADP促使血小板聚集形成血栓,5-羟色胺和儿茶酚胺作用小动脉使其收缩,血小板因子可促进血液凝固等。

5. 回缩

血凝块形成后,血小板伸出的伪足中的收缩蛋白在Ca^{2+}参与下发生收缩,使血凝块收缩,变硬成为坚实的止血栓,有利于止血。

(三)血小板的生理功能

1. 参与生理性止血

生理性止血(hemostasis)是指小血管破损时血液渗出,在数分钟内自然停止的现象。生理性止血的过程包括三个阶段:①血管收缩,即小血管破损、血液渗出时,血小板黏附于血管内皮破损处释放缩血管物质,促使受损部分血管收缩,减少局部血流;②血小板血栓形成,即血管内膜下组织激活血小板,使血小板聚集、黏于血管破损处,形成松软的止血栓堵塞破损口,实现初步止血;③血液凝固,血小板堵塞破损口的同时吸附大量凝血因子,血凝系统激活,形成血凝块。

2. 促进血液凝固

血小板含有多种与凝血有关的凝血因子,统称为血小板因子(platelet factor,PF)。其中,PF_3提供血小板磷脂膜,使凝血因子IX、VIII、X、V、II和Ca^{2+}吸附于其表面,大大加快凝血过程;PF_2为纤维蛋白激活因子;PF_4有抗肝素作用;PF_6为抗纤溶因子。

3. 维持血管内皮的完整性

血小板可沉着于毛细血管内皮,随时填补并融入毛细血管内皮细胞,成为血管壁的组成部分,即修复并维持毛细血管内皮正常通透性。

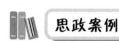 **思政案例**

干细胞捐献

干细胞是一类具有自我复制能力的多潜能细胞,也是一种未充分分化,尚不成熟的细胞,它能再生各种组织器官和人体的潜在功能,被医学界称为"万用细胞"。骨髓多能造血干细胞可分化出至少12种血细胞,但不能分化出造血系统以外的其他细胞。

早在20世纪,科学家就曾断言"二十一世纪是生命科学的世纪"。干细胞研究聚集了国际国内最顶尖的生命科学家,代表着生命科学研究的方向。国际自然科学顶级刊物《科学》杂志连续多年将干细胞的研究进展评为"十大科学进展"之一。20世纪90年代以来,造血干细胞移植技术飞速进展,中国的造血干细胞超低温定向温度保存技术及超低温抗损伤保存技术处于世界领先水平,使造血干细胞应用更为安全有效,已成为治愈多种良性、恶性血液病与遗传性疾病的重要手段,治愈的病种还在不断扩大。造血干细胞移植技术治疗肿瘤性疾病,例如,白血病、某些恶性实体瘤,以及非肿瘤性疾病等,还能治疗再生障碍性贫血、重症免疫缺陷病、急性放射病、地中海贫血等。

中国造血干细胞捐献者资料库(简称中华骨髓库,CMDP)前身是1992年经卫生部批准建立的"中国非血缘关系骨髓移植供者资料检索库"。2001年12月,中央编办批准成立中国造血干细胞捐献者资料库管理中心,统一管理和规范开展志愿捐献者的宣传、组织、动员,白细胞抗原分型,为患者检索配型相合的捐献者及移植相关服务等。截至2020年底,中华骨髓库库容超过293万人份,累计为临床提供造血干细胞10684例,其中向国(境)外捐献364例,2020年度捐献造血干细胞1359例。中华骨髓库共向世界骨髓库上传数据96万多人份。

第四节 血液凝固与纤维蛋白溶解

一、血液凝固

血液凝固(blood coagulation)简称血凝,指血液由流动的液体状态转变为不流动的凝胶状态的过程。血液凝固的实质是血浆中可溶性的纤维蛋白原转变为不溶性的纤维蛋白。这种凝胶状的血凝块逐渐紧缩后,将析出淡黄色液体,此液体即血清(blood serum)。它与血浆之间的区别在于血清中缺乏纤维蛋白原及参与血凝的因子,增添了少量血液凝固时由血管内皮细胞和血小板释放出来的化学物质。临床生化检验、血型鉴定和血清免疫学测定等均采用血清标本检查。

(一)凝血因子

血液凝固是由一系列凝血因子顺序引发的酶促反应。凝血因子(blood clotting factor)指的是血浆与组织中直接参与血液凝固的物质。目前已知的凝血因子主要有15种,Ⅵ为血清中活化的因子V_a,已不作为独立的凝血因子(表3-2)。

编号	同义名	编号	同义名
因子Ⅰ	纤维蛋白原	因子Ⅹ	斯图亚特因子
因子Ⅱ	凝血酶原	因子Ⅺ	血浆凝血激酶前质
因子Ⅲ	组织因子	因子Ⅻ	接触因子
因子Ⅳ	钙离子	因子ⅩⅢ	纤维蛋白稳定因子
因子Ⅴ	前加速素	PF_3	血小板第三因子
因子Ⅶ	前转变素	HMW-K	高分子激肽原
因子Ⅷ	抗血友病因子	Prekallikein	前激肽释放酶
因子Ⅸ	血浆凝血激酶		

表 3-2　　　　　　　　　　凝血因子

各种凝血因子具有不同的特征:①国际编码的 12 种凝血因子中除因子Ⅳ是 Ca^{2+} 外,其余均属蛋白质,且大多数以无活性的酶原形式存在,须被激活才具有活性,常以右下角标"$_a$"表示活性形式;②凝血因子大多在肝脏合成,其中Ⅱ、Ⅶ、Ⅸ、Ⅹ的合成还需要维生素 K 的参与,称为依赖性维生素 K 的凝血因子;当肝脏受损或维生素 K 缺乏时,将导致凝血障碍而发生出血倾向;③除因子Ⅲ外,其他凝血因子均存在于血浆中;④因子Ⅶ存在于血浆中须与因子Ⅲ结合才发挥作用,但因子Ⅲ在血浆外,故其一般不发挥作用;⑤因子Ⅲ、因子Ⅴ、因子Ⅷ、Ca^{2+} 和高分子激肽原起辅助凝血作用,因子Ⅷ、因子Ⅴ是限速因子,分别加强Ⅸ$_a$ 和Ⅹ$_a$ 的活性。

(二)血液凝固的过程

血液凝固过程既是凝血因子顺序激活发挥生理作用的连锁反应,又是一个重要的正反馈过程,最终实现纤维蛋白网罗红细胞。此过程大致经历三个阶段:凝血酶原激活物的形成、凝血酶的形成和纤维蛋白的形成。如图 3-4 所示。

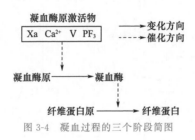

图 3-4　凝血过程的三个阶段简图

1.凝血酶原激活物的形成

根据凝血酶原激活物激活的方式不同,可分为内源性凝血和外源性凝血两条途径。两条凝血途径的主要区别是启动方式、参与的凝血因子不同,通过两个不同的过程激活因子Ⅹ。两条途径并不各自完全独立,而是相互联系,在凝血过程中发挥不同的作用。

(1)内源性凝血途径(intrinsic pathway):仅靠血浆的凝血因子完成的凝血过程称为内源性凝血途径。启动因子是Ⅻ。当血管受损时,血管内皮下的胶原纤维等异物暴露,导致因子Ⅻ被激活。因子Ⅻ$_a$ 激活因子Ⅺ的同时,还可激活前激肽释放酶为激肽释放酶,该酶对因子Ⅻ有正反馈效应,使更多的因子Ⅻ$_a$ 形成。因子Ⅺ$_a$,在 Ca^{2+} 参与下,激活因子Ⅸ。因子Ⅸ$_a$ 与 Ca^{2+}、Ⅷ、PF_3 结合形成复合物,该复合物激活因子Ⅹ,因子Ⅹ$_a$ 的激活必须有Ⅷ的参与,Ⅷ是血液凝固中重要的限速因子,可提高速度 20 万倍,若机体的因子Ⅷ缺陷或合成明显减少时,将表现出甲型血友病,内源性凝血速度缓慢,轻微创伤则可能流血不止。

(2)外源性凝血途径(extrinsic pathway):血液之外的组织因子与血液接触启动的

凝血过程。血管破裂时,受损组织释放因子Ⅲ,与血浆中的 Ca^{2+}、因子Ⅶ形成复合物,快速激活因子Ⅹ。病原微生物产生的毒素、肿瘤坏死因子、机体免疫过程中产生的补体、免疫复合物等也刺激血管内皮细胞和单核细胞表达组织因子,启动弥散性血管内凝血。

两条途径的共同之处是因子 X_a 生成后,在 Ca^{2+} 作用下与因子Ⅴ结合在 PF_3 的磷脂表面上形成凝血酶原激活物。

2. 凝血酶的形成

凝血酶原激活物可将血浆中无活性的凝血酶原(因子Ⅱ)激活成有活性的凝血酶。凝血酶形成的同时以正反馈的形式可激活多种凝血因子,如Ⅴ、Ⅶ、Ⅷ、Ⅺ、ⅩⅢ,使凝血过程加速。

3. 纤维蛋白的形成

凝血酶能迅速催化纤维蛋白原分解成纤维蛋白单体,被激活的因子 XIII_a 在 Ca^{2+} 作用下使纤维蛋白单体相互聚合形成稳定的不溶于水的纤维蛋白多聚体,并交织成网而网罗血细胞,完成血液凝固。血液凝固的过程如图 3-5 所示。

(三)抗凝系统

机体在正常生理条件下,血液在心血管内保持周而复始的流动而并不发生凝固,主要因为:①血管内皮光滑完整,无异物激活因子Ⅻ,因子Ⅲ难以进入血管内与血液接触,故凝血过程不能启动;②血流速度快,呈漩涡式,血小板不易黏附聚集;③血液中存在多种抗凝物质。体内的抗凝系统主要有细胞抗凝系统和体液抗凝系统。

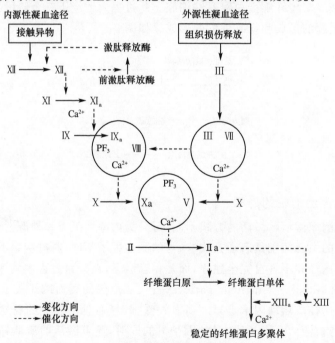

图 3-5 血液凝固的过程

1. 细胞抗凝系统

细胞抗凝系统包括血管内皮细胞和血液中的单核细胞。正常的血管内皮构成机械屏障,阻止凝血因子、血小板与内皮下成分接触,血管内皮还合成多种化学物质,形成化学屏障,如前列腺素和一氧化氮可抑制血小板的黏附和聚集;抗凝血酶Ⅲ和组织因子途径抑制物等抗凝物质可防止血栓形成;单核细胞能吞噬灭活凝血因子。

2.体液抗凝系统

体液抗凝系统包括抗凝血酶、肝素、组织因子途径抑制物、蛋白质 C 系统。

(1)抗凝血酶(antithrombin):血浆中重要的丝氨酸蛋白酶抑制物之一,主要由血管内皮细胞和肝细胞合成分泌。抗凝血酶的精氨酸残基可以与凝血酶以及因子 IX_a、X_a、XI_a、XII_a 的丝氨酸残基相结合,使之灭活,产生抗凝作用。抗凝血酶的直接抗凝作用微弱,与肝素结合时抗凝作用可增强 2 000 倍。

(2)肝素(heparin):由肥大细胞和嗜碱性粒细胞产生的酸性黏多糖。它主要存在于肝、肺、心肌组织中,正常情况下血浆中几乎不含肝素。肝素主要以间接形式发挥作用,与血浆中的一些抗凝蛋白质结合,增强抗凝蛋白质的抗凝活性。如肝素与抗凝血酶Ⅲ结合,可使抗凝血酶Ⅲ与凝血酶的亲和力增强 100 倍,对因子 IX_a、X_a、XI_a、XII_a 的抑制作用大大增强;肝素与肝素辅助因子Ⅱ结合后,使后者灭活凝血酶的速度加快 1 000 倍;此外,肝素可刺激血管内皮细胞释放凝血抑制物和纤溶酶原激活物,抑制血小板黏着、聚集和释放反应,肝素还可增强蛋白质 C 的活性和增强纤维蛋白溶解。肝素已成为临床上常用的抗凝物质。

(3)组织因子途径抑制物(tissue factor pathway inhibitor,TFPI):由血管内皮细胞分泌的,控制凝血启动阶段的一种天然抗凝糖蛋白。它对组织因子途径具有特异性抑制作用,主要与因子 X_a 结合而抑制其催化活性。

(4)蛋白质 C:由肝脏合成的维生素 K 依赖因子,是以酶原形式存在并具有抗凝作用的血浆蛋白。可水解灭活因子 V_a 和Ⅷ$_a$,抑制因子 X_a 的活性,以及促进纤维蛋白的降解等。

(四)血液凝固的加速与延缓

在临床工作中,因对疾病的诊断和治疗的需要,常需采取一些措施,以加速、延缓或防止血液凝固。

1.加速血液凝固的方法

外科手术中,用 37 ℃温热的生理盐水纱布、吸收性明胶海绵压迫伤口止血,其目的是利用纱布提供粗糙面,使血小板黏着并解体;提高温度可加快整个凝血过程中酶所催化的反应速度。手术前用维生素 K 可预防手术中伤口的大量渗血。

2.延缓和防止血液凝固的方法

降低温度以延缓酶促反应过程。抗凝剂如草酸盐可与血液中的 Ca^{2+} 生成草酸钙而沉淀,用于体外抗凝;又如柠檬酸钠和血液中的 Ca^{2+} 结合生成一种难电离的可溶性的络合物,可以用于体内、外抗凝。

二、纤维蛋白溶解

(一)纤维蛋白溶解系统

纤维蛋白溶解指的是纤维蛋白在纤溶酶的作用下被分解液化的过程,简称纤溶(fibrinolysis)。纤溶使生理性止血中产生的局部血凝块溶解,保持血液畅通。血管内凝血作用大于纤溶,就会发生血栓;纤溶作用大于凝血,就会造成出血倾向。正常生理情况下,二者处于动态平衡,维持正常的止血与纤维蛋白溶解。

纤维蛋白溶解系统主要包括纤溶酶原(plasminogen)、纤维蛋白溶解酶(纤溶酶)、纤溶酶原激活物和纤溶酶原抑制物(图 3-6)。

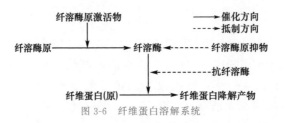

图 3-6　纤维蛋白溶解系统

(二)纤溶酶原的激活

纤溶酶原激活物是一组蛋白酶,使纤溶酶被激活生成有活性的纤溶酶。纤溶酶原激活物主要分为三类:血管激活物、组织激活物和血浆激活物。

1. 血管激活物

血管激活物在小血管内皮细胞合成后释放入血,在血液中的浓度稳定在一定水平。当血管内出现血凝块时,可使内皮细胞释放大量的激活物并吸附于血凝块上;当运动增加或使用儿茶酚胺、组胺等药物时,血管激活物的合成和释放的量也增多。

2. 组织激活物

在子宫、肾脏、甲状腺、前列腺、肺等组织中较多,当组织损伤修复、伤口愈合时释放,在血管外促进纤溶。这些组织在手术时或手术后容易发生伤口渗血,应密切观察伤口出血的情况;肾脏合成和分泌的尿激酶是一种活性很强的组织激活物,有助于防止肾小管中的纤维蛋白沉着,临床上可用来预防血栓病及用于早期血栓患者的治疗。

3. 血浆激活物

血浆激活物能激活血浆中无活性的前激肽释放酶为激肽释放酶,顺序激活纤溶酶原,维持了血液凝固与纤维蛋白溶解的动态平衡。

(三)纤维蛋白和纤维蛋白原的降解

纤溶酶为一切内溶酶,对血浆中的纤维蛋白原或已形成的纤维蛋白肽链上的赖氨酸-精氨酸键裂解,使纤维蛋白或纤维蛋白原水解为可溶性的小肽,称为纤维蛋白降解产物,通常这些产物不再凝固且具有抗凝作用。

(四)纤溶抑制物

人体内抑制纤溶系统活动的物质称为纤溶抑制物,按其作用机制可分为两类:一类为组织激活物的抑制物,能抑制纤溶酶原的激活。另一类为抗纤溶酶,能与纤溶酶结合成复合物,使纤溶酶失活,并能抑制凝血酶的活性,所以纤溶抑制物既可抑制纤溶,也可抑制凝血,适时保持凝血与纤溶的动态平衡。如:血管破裂时,凝血过程启动形成凝血块以止血,而且血凝块中的纤溶系统启动并溶解血凝块以保持血管通畅,故纤溶抑制物对使血凝和纤溶局限于创伤局部具有重要意义。

第五节　血量、血型与输血

一、血量

机体内血液的总量称为血量(blood volume),正常成人血量占体重的 7% ～

8％，即每公斤体重约为70～80 mL血液。正常情况下，男子的血液较女子稍多，当女子妊娠期时血量可增加；婴幼儿每公斤体重的血量较成人多，老年人偏少；强壮者较瘦弱者多。

机体在安静时，约90％的血液在心血管内循环流动，称为循环血量；约10％的血液滞留于肝、脾、肺、肠系膜、皮下静脉丛和腹腔静脉丛等处，称贮存血量。当机体大量失血、情绪激动、剧烈运动时，贮存血量参与血液循环，以补充循环血量，满足机体需要。

正常情况下，人体血量保持相对稳定。一次失血量不超过总血量的10％，为轻度失血，机体完全可以依赖自身的代偿和造血能力，及时动员贮存的血液补充到血液循环中去，1～2 h即可恢复正常血容量，肝脏加速合成蛋白质，使血浆蛋白1 d左右恢复，红细胞的数量需要1个月左右恢复。而且轻度失血不会影响健康，反而可以刺激骨髓造血，有利于新陈代谢。一次失血量达总血量的20％时为中度失血，机体代偿功能不足会发生急性低血容量反应，如血压下降、眩晕乏力、四肢发凉。一次失血量达总血量的30％时为重度失血，此时会导致机体脉搏微弱，缺氧，皮肤苍白，甚至休克，如不及时输血抢救将会危及生命。

二、血型与输血

血型（blood group）通常指血细胞膜表面特异性抗原的类型。人类的血型系统很多，包括的血型约有200多种。其中，与临床关系密切的是红细胞血型系统中的ABO血型系统和Rh血型系统。

（一）ABO血型系统

1. ABO血型系统的抗原和分型依据

奥地利血液学家Landsteiner于1901年发现了人类第一个血型系统——ABO血型系统。他在做血清和红细胞交叉实验时发现：人血清具有凝集特性，且红细胞具有同种凝集现象，并指出红细胞上有两种特异性抗原即凝集原（agglutinogen），分别是A抗原和B抗原。依据红细胞膜上特异性抗原的有无或不同将人类的ABO血型系统分成A、B、O、AB四种血型。凡红细胞膜上只具有A抗原的为A型，只具有B抗原的为B型，A、B抗原都不具有的为O型，A、B抗原都具有的为AB型。

2. ABO血型系统的抗体

在人体血清中含有两种凝集素（agglutinin），即抗A抗体和抗B抗体。抗体与红细胞膜上相应的抗原相遇时，红细胞凝集成不规则的细胞团的现象称为凝集反应（erythrocyte agglutination）。同一个体血清中不能含有使自身红细胞发生凝集的抗体（表3-3）。

表3-3　　　　　　　　　　ABO血型系统中的抗原和抗体

红细胞上的抗原（凝集原）	血清中的抗体（凝聚素）	血型
A	抗B	A
B	抗A	B
无	抗A、抗B	O
A、B	无	AB

（二）Rh 血型系统

1. Rh 血型的抗原和抗体

1940 年，Landsteiner 和 Wiener 以恒河猴的红细胞免疫家兔和豚鼠，发现产生的抗体能凝集猴红细胞以及 85％的供者红细胞。此实验表明，人类红细胞上有与恒河猴红细胞相同的抗原即 Rh 抗原。在已发现的 40 多种 Rh 抗原中，与临床关系密切且抗原性最强的是 D 抗原。现在，根据红细胞膜上是否存在 D 抗原，将红细胞分为 Rh 阳性和 Rh 阴性。约 85％的白种人为 Rh 阳性，其余 15％为 Rh 阴性；约 99.6％的汉族人为 Rh 阳性，一些少数民族 Rh 阴性的人较多，苗族为 12.3％，塔塔尔族为 15.8％。

1. Rh 血型的临床意义

Rh 血型抗体不是天然具有的，而是后天产生的，故该血型系统在输血和新生儿溶血症治疗中有重要的临床意义。

（1）输血方面：Rh 血型抗体与输血的关系仅次于 ABO 血型。当 Rh 阴性受血者首次接受 Rh 阳性的红细胞时，因 Rh 阴性受血者体内无天然抗 Rh 的抗体，不会发生凝集反应。但是他们体内将产生原来不存在的抗 Rh 抗体，当他们再次接受 Rh 阳性红细胞时，就会发生凝集反应而引起严重的后果。

（2）妊娠方面：Rh 阴性女性初次怀孕时，如果胎儿是 Rh 阳性，母体将产生抗 Rh 抗体，由于抗 Rh 抗体是不完全抗体 IgG，其分子较小，能透过胎盘，当 Rh 阴性女性再次怀有 Rh 阳性胎儿时，抗 Rh 抗体将透过胎盘进入胎儿血液，与胎儿血液中的红细胞发生凝集反应而引起溶血。

（三）输血原则

输血是临床上抢救大失血患者和治疗某些疾病的有效方法之一。但人类血型众多复杂，输入血型不相合的血液将产生免疫性输血反应，甚至危及生命。为保证输血安全，在输血和输注任何血液成分前必须遵守输血原则。

1. 鉴定血型

输血前必须对受血者和供血者进行血型鉴定，保证供需双方血型相符，对于反复输血和育龄女性的病人，除鉴定 ABO 血型外，还必须鉴定 Rh 血型，以免其在输血或妊娠过程中产生抗 Rh 抗体。选择合适血型的供血者血液，使输入的红细胞在受血者体内必须不发生凝集或溶血，输入的血浆成分不导致受血者自身红细胞显著破坏，即血型相合。

2. 做交叉配血实验

交叉配血实验（cross-match test）又称配合性实验，目的是受血者和供血者血液相配合，即没有检测到不相配合的抗原、抗体成分，因为同型血的红细胞上也有不同亚型抗原，血清中有不同亚型抗体。交叉配血实验通常包括：

（1）"主侧"交叉配血实验：受血者血清对供血者红细胞，是检测受血者血清中是否存在与供血者红细胞发生反应的抗体。

(2)"次侧"交叉配血实验:受血者红细胞对供血者血清,是检测供血者血清中是否存在与受血者红细胞发生反应的抗体。如图 3-7 所示:

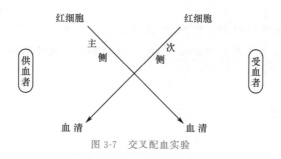

图 3-7　交叉配血实验

(3)自身对照实验:受血者红细胞对受血者血清,检测受血者血清中是否存在抗自身红细胞抗体、直接抗球蛋白实验阳性及红细胞缗线状假阳性的存在。

以上实验结果,若主侧、次侧均不凝集称为配血相合,可以输血,如同型血之间;若主侧凝集,不管次侧是否凝集,称为配血不合,绝对不能输血,如 A 型血和 B 型血之间;若主侧不凝集而次侧凝集为配血基本相合,只能在紧急情况下少量(少于 300 mL)缓慢地输血,并密切观察,如将 O 型血输注给其他血型或将其他血型输注给AB 型。交叉配血实验必须在任何步骤中不产生溶血或凝集时,方可将供血者的血液或血液成分给受血者输注。

知识链接

血型亚型与血型鉴定

ABO 血型系统中还存在亚型,其中与临床较为密切的是 A 型血的 A$_1$、A$_2$ 亚型。

A$_1$ 亚型:红细胞膜上有 A 和 A$_1$ 凝集原,血浆中只含有抗 B 凝集素。A$_2$ 亚型:红细胞膜上有 A 凝集原,无 A$_1$ 凝集原,血浆中含抗 B 和抗 A$_1$ 凝集素。同样 AB 型血也可分为 A$_1$B 亚型和 A$_2$B 亚型。虽然我国汉族人群中 A$_2$、A$_2$B 亚型在 A 型血和 AB 型血中不超过 1%,但在临床输血时仍需注意。

常规的 ABO 定型包括正向定型(红细胞定型)和反向定型(血清定型)。正向定型是用已知型特异性的抗体试剂检查红细胞上的未知抗原。反向定型是用已知血型的试剂红细胞检查血清中的未知抗体。所有的抗 A 和抗 B 试剂必须符合我国暂行规定,抗 A 和抗 B 试剂效价分别不低于 1∶64 和 1∶128,O 型血清中的抗 A、抗 B 帮助测定 A 或 B 亚型,抗 A$_1$ 血清可区分 A$_1$ 和 A$_2$ 型;反定型中,一般需用 A$_1$、B 和 O 型红细胞,O 型红细胞用于检查不规则抗体,当怀疑有抗 A$_1$ 时,必须用 A$_2$ 细胞。

本章重难点小结

一、本章提要

通过本节学习,使同学们了解血液的组成成分及其生理功能、输血相关知识。具体包括以下内容:

1.掌握血浆渗透压的组成及意义,三种血细胞的正常值,红细胞的生成与破坏,掌握血液凝固的原理和过程,掌握 ABO 血型的分型原则及输血原则等。

2.具有进行血型鉴定、能合理采取加速或减缓血液凝固的措施等能力。

3.了解护理工作人员必备的输血知识以及应具备的严谨科学的工作态度等。

二、本章重难点

1.本章重点是血液的组成及特性,红细胞的生成与破坏,血液凝固,血型及输血。

2.本章难点是血浆渗透压的组成及意义,血型鉴定与交叉配血。

课后习题

一、名词解释

1.血细胞比容   2.渗透压   3.血清   4.血沉

5.渗透脆性   6.血液凝固   7.悬浮稳定性   8.贫血

9.血型   10.血量

二、填空题

1.血液由_____和悬浮于其中的_____两部分组成。

2.正常人血浆 pH 为_____。血浆 pH 主要取决于血浆中主要缓冲对_____的比值。

3.血浆渗透压由_____和_____两部分组成。血浆晶体渗透压主要维持了水分在_____和_____之间的平衡,血浆胶体渗透压主要维持了水分在_____和_____之间的平衡。

4.红细胞的生成原料主要是_____和_____。

5.红细胞生成的调节激素主要是_____和_____。

6.血液凝固过程大体经历三个阶段:_____、_____、_____。

7.胃大部分切除后的患者出现巨幼红细胞性贫血主要是_____吸收障碍引起。

8.血液的黏滞性主要取决于_____。

9.红细胞膜上存在的抗原又可称为_____,血清中的抗体又可称为_____。

10.血液凝固的实质是血浆中可溶性的_____转变为不可溶性的_____。

三、选择题

1.胃大部分切除术患者术后出现巨幼红细胞性贫血的原因是下面哪种物质吸收障碍(   )。

A.蛋白质   B.叶酸   C.维生素 B_{12} D.脂肪   E.铁

2.血浆胶体渗透压形成的主要因素是(   )。

A.无机盐   B.纤维蛋白原   C.血红蛋白   D.白蛋白   E.球蛋白

3.下列哪项为等渗溶液(   )。

A.0.8%的葡萄糖溶液   B.10%的葡萄糖溶液   C.0.4%的 NaCl 溶液

D.0.9%的 NaCl 溶液   E.20%的甘露醇溶液

4.血清与血浆的主要区别是(   )。

A.有无红细胞   B.有无纤维蛋白原   C.有无抗凝物质

D.有无血小板   E.有无激素

5.血液中多种凝血因子的合成主要在( )。

A.肝脏 B.小肠 C.血细胞 D.骨髓 E.肌肉

6.50 kg 体重的正常人,其体液量和血量分别是( )。

A.40 L;3.5～4.5 L B.40 L;3～4 L C.30 L;3.5～4 L

D.25 L;3～3.5 L E.20 L;3～3.5 L

7.正常机体血液在血管内不凝固,下列哪一项原因是错误的( )。

A.血液流动快 B.有缓冲物质存在 C.有抗凝物质存在

D.血管内膜光滑完整 E.纤维蛋白溶解系统的作用

8.启动内源性凝血途径的凝血因子是( )。

A.Ⅳ B.Ⅲ C.Ⅹ D.Ⅱ E.Ⅻ

9.启动外源性凝血途径的凝血因子是( )。

A.Ⅳ B.Ⅲ C.Ⅹ D.Ⅱ E.Ⅶ

10.受血者 A 型,交叉配血主侧不凝集,次侧凝集;献血者血型为( )。

A.A 型 B.B 型 C.AB 型 D.O 型

E.O 型或 B 型

四、问答题

1.简答各种血细胞的正常值。

2.简述贫血的类型及成因。

3.简述 ABO 血型的分型原则。

4.简述输血原则。

五、案例分析

患儿,10 个月,系早产儿,一直母乳喂养,未添加任何辅食,约 1 个月前发现患儿活动少,不哭、不笑,面色蜡黄,表情呆滞,手及下肢颤抖。门诊医师检查发现肝、脾增大,血红细胞和血红蛋白减少,血清铁、叶酸正常,血清维生素 B_{12} 降低,诊断为营养性巨幼红细胞性贫血。请运用所学知识对该患儿提出护理诊断和护理措施,并对家长进行健康指导。

课后习题参考答案

（曹新红）

第四章 血液循环

[学习目标]

1.掌握心肌的生理特性、动脉血压和动脉脉搏、心血管活动的调节。

2.熟悉心脏的泵血过程,心音和心电图,血流量、血流阻力和血压,静脉血压和静脉血流,组织液和淋巴液,器官循环。

3.了解心肌细胞的生物电现象,各类血管的功能特点、微循环。

4.培养学生科学、认真、严谨、创新的职业素养和爱岗敬业、无私奉献的职业精神。

血液循环(blood circulation)是指在整个生命活动过程中,人体的心脏不停地跳动,并推动血液在心血管系统内单向循环流动。血液正常地循环流动需要以血液、心脏和血管的正常功能作为基础,它的主要功能是完成人体内的物质运输,将呼吸器官获取的 O_2 和消化器官吸收的营养物质运送到全身细胞,同时将全身细胞产生的 CO_2 和代谢产物运送到排泄器官。此外,血液循环也可以在人体内运送由内分泌细胞分泌的激素、生物活性物质,运送由细胞合成的蛋白质等大分子生命物质。还对人体内环境维持理化特性的相对稳定,实现血液的防卫免疫功能等起着非常重要的作用。

血液循环的功能可受到神经和体液因素的调节,与呼吸、消化、泌尿、神经和内分泌等多个系统相互协调,从而使人体能很好地适应内、外环境的变化。

第一节 心脏的泵血功能

一、心脏的泵血过程和心脏功能的评估

心脏有节律地收缩和舒张,提供血液在心血管内流动的动力,完成心脏的泵血功能。心脏舒张时将静脉血管中的血液回纳到心脏,收缩时将血液从心脏射入动脉血管,同时瓣膜可呈现有规律的开启和关闭,从而推动血液周而复始地、沿单一方向在人体内循环流动。心脏泵血功能的实现是由心脏机械活动特性和心肌细胞的电活动特性决定的,一般将心脏的机械活动周期称为心动周期,而电变化周期称为心肌电周期。

(一)心动周期和心率

心脏的一次收缩和舒张构成的机械活动周期,称为心动周期(cardiac cycle)或称一次心跳。每分钟心跳的次数称为心率(heart rate)。正常成人在安静时的心率一般为

60～100 次/min，平均为 75 次/min。心率有明显的个体差异，并受年龄、性别及其他生理因素的影响。3 岁以内一般为 100 次/min 以上，以后逐渐减少，至青春期时接近于成年人水平；成年女性稍快于男性；睡眠时减慢；运动或情绪激动时加快；病理情况下，心率可能加快也可能减慢。

心动周期持续的时间与心率有关，以成人心率为 75 次/min 计算，则每一个心动周期持续时间为 0.8 s。在一个心动周期中，首先左、右心房收缩，持续约 0.1 s，继而舒张，持续约 0.7 s；当心房开始舒张时，左、右心室进入收缩期，持续约 0.3 s，然后左、右心室舒张，持续约 0.5 s（图 4-1）。由此可见，心房和心室的舒张期均长于收缩期，这有利于血液不断地由静脉流入心房，并由心房流入心室，保证心室有足够的血液充盈。心房和心室不可以同时收缩，但是可以同时舒张约 0.4 s，通常把这段心房和心室同时舒张的时间称为全心舒张期。从心室舒张期的最后 0.1 s 开始时，左右心房又开始收缩，进入下一个心动周期。

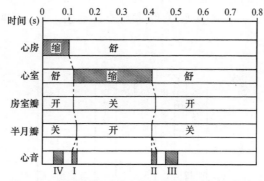

图 4-1　心动周期中心房和心室活动的顺序与时间的关系

如果心率加快，心动周期持续时间将缩短，收缩期和舒张期都缩短，但舒张期缩短相对更明显。因此，心率加快，对心脏的血液充盈和持久工作不利。

思政案例

"人民健康好卫士"——郭新

20 世纪七八十年代国际公认的治疗心律失常通用的王牌药是碘呋酮，但在用法用量上，无成熟规范。1986 年，白求恩医科大学第一临床医院的心血管专家郭新带领研究生成功地确定了用药标准，在国内首次提出了用碘呋酮治疗心动过速的科学用法和用量，被医学界公认。这是无数心律失常致心动过速患者的福音。郭新教授，中共党员，从医从教 54 年，潜心心血管疾病研究多年，对专业技术不懈求索，积累了丰富的理论研究成果和临床实践经验，攻克了本学科许多尖端难题。他视治病救人为天职，在患肺癌后仍然坚持带病工作，赢得患者和医务工作者的广泛赞誉，于 2004 年 8 月因病不幸逝世，终年 74 岁。2005 年，卫生部决定追授郭新同志"人民健康好卫士"荣誉称号。

(二)心脏的泵血过程

心动周期中，心肌的收缩（或舒张）可引起心腔容积的缩小（或扩大），导致心腔压力的增大（或减小），由于心房和心室肌肉运动不同步，因此在不同心腔（包括大血管）之间形成变化的压力差，在与从大静脉经过心房和心室到达大动脉相同的顺向压力差（或反向压力差)的作用下,导致瓣膜的开放(或关闭),从而形成血液的流动(或没有血液流动)。

由于心房和心室的活动几乎是同时发生的,仅有区别在于心脏左侧的压力高于右侧。右心室内压力变化幅度(射血时约 24 mmHg)比左心室(射血时达 130 mmHg)要小得多。因此根据心脏心肌状态、心腔容积、压力的改变、压力差的方向和瓣膜开闭、血流情况,可将一个常见的 0.8 s 心脏周期人为地划分为 0.1 s 的心房收缩期(atrial systole)、0.3 s 的心室收缩期(ventricular systole)和 0.4 s 的全心舒张期(heart diastole)来进行分析(图 4-2)。

1.心房收缩期

心房开始收缩前,心脏处于全心舒张期,由于心室肌更加发达,因此此期心室压略低于心房压,房室瓣开放,大约有 3/4 的血液顺压力梯度由大静脉流向心房再流向心室。而此时主动脉压高于左心室压,主动脉瓣关闭。心房开始收缩时,作为一个心动周期的开始,心房压升高,此时房室瓣开放,心房进一步将约 1/4 的血液注入心室,心房容积缩小,持续时间约 0.1 s。心房收缩结束后立即舒张,房内压回降,同时心室开始收缩。

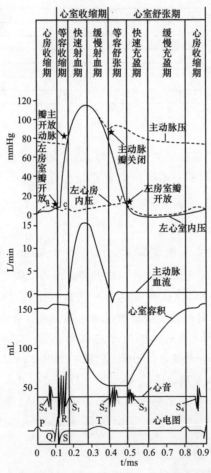

图 4-2　心动周期中心脏(左侧)内压力、容积和瓣膜等的变化

2. 心室收缩期

心室收缩期又可被人为地划分为以下三个分期：

(1)等容收缩期：心室开始收缩时，室内压突然增加，导致房室瓣关闭，但室内压仍低于主动脉压，心室内压力不足以打开主动脉瓣。由于房室瓣和主动脉瓣均处于关闭状态，心室的血液没有出入，心室容积不变，故称为等容收缩期，持续时间约 0.05 s。此期心肌纤维虽不缩短，但室内压和肌张力增高很快。如果心肌收缩能力减弱或后负荷增大，等容收缩期延长。

(2)快速射血期：心室肌继续收缩，当室内压上升超过主动脉压时，主动脉瓣开放，血液迅速射入主动脉，故称快速射血期，持续时间约 0.1 s。此期心室容积减小很快，射出血量约占总射血量的 2/3，室内压可升至最高，血流速度加快，导致主动脉压随之升高。

(3)减慢射血期：快速射血期之后，心室收缩力量和室内压开始减小，射血速度减慢，故称减慢射血期，持续时间约 0.15 s。此时室内压虽已略低于主动脉压，但因心室射出的血液具有较大动能，故仍能继续流向动脉，心室容积继续缩小。

3. 全心舒张期

全心舒张期又可被人为地划分为以下三个分期：

(1)等容舒张期：心室肌收缩结束之后开始舒张，室内压下降，使主动脉瓣关闭，阻止血液倒流回心室。由于此时室内压仍高于房内压，房室瓣仍然关闭，故血液在心室内没有出入，心室容积不变，但压力急剧下降，故称等容舒张期，持续约 0.07 s。

(2)快速充盈期：当室内压继续下降到低于房内压时，房室瓣开放，大静脉和心房内的血液顺房室压力梯度被快速回纳流入心室，心室容积随之增大，故称为快速充盈期，持续约 0.11 s，此期流入心室的血液量约占总流入量的 2/3。

(3)减慢充盈期：随着心室内血液的充盈，心室与心房、大静脉之间的压力差减小，血液流入心室的速度减慢，故称减慢充盈期，持续约 0.22 s。

在全心舒张期的减慢充盈期后，心脏进入到下一个心房收缩期，其作为全心舒张期的结束，也标志着一个新的心动周期的开始。

由此可以得出，心室肌的收缩和舒张引起室内压的升降，是导致心房和心室之间、心室和主动脉之间压力梯度形成的基本原因，而压力梯度又是血液流动和瓣膜启闭的直接动力。瓣膜启闭既在血液单向流动方面起关键作用，又对室内压的急剧变化起重要作用，当然瓣膜的启闭完全是被动的，它取决于室内压的升降。总之，心动周期中心室的收缩和舒张是主要的变化因素，它引起压力、瓣膜、血流和容积的改变，决定了心脏血液充盈和射血的交替进行。

▌知 识 链 接 ▐

正常血液循环的重要性

血液循环的主要功能是完成体内的物质运输。血液循环一旦停止，机体各器官组织将因失去正常的物质转运而发生新陈代谢的障碍。同时体内一些重要器官的结构和功能将受到损害，尤其是对缺氧敏感的大脑皮层，只要大脑中血液循环停止 3～4 min，人就丧失意识，血液循环停止 4～5 min，半数以上的人发生永久性的脑损害，停止 10 min，即使不是全部智力毁掉，也会毁掉绝大部分。

临床上的体外循环方法就是在进行心脏外科手术时，保持病人周身血液不停地流动。对各种原因造成的心跳骤停病人，紧急采用的心脏按压（又称心脏挤压）等方法也是为了代替心脏自动节律性活动以达到维持循环和促使心脏恢复节律性跳动的目的。

（三）心音

心动周期中，心肌收缩、瓣膜启闭、血液流速改变对心血管壁的作用以及形成的涡流等因素引起的机械振动，可通过周围组织传递到胸壁。用听诊器可以在胸部听到这些振动形成的声音，称为心音（heart sound）。如果用换能器将此机械振动转换成电信号并记录下来，即为心音图（phonocardiogram）。如心瓣膜发生病变时，会出现一些异常的声音，称心杂音。

每一心动周期中，可以听到两个心音，分别称为第一心音和第二心音。在正常人体内，心尖冲动偶尔可听到第三心音和第四心音。

第一心音（S_1）发生在心室收缩期，标志着心室收缩开始，于心尖搏动处即前胸壁第五肋间左锁骨中线内侧可听得最清楚。第一心音是由房室瓣关闭、心室收缩时血流冲击房室瓣引起心室振动及心室射出的血液撞击动脉壁引起的振动而产生的，其音调较低，持续时间较长。第二心音（S_2）发生在心室舒张早期，在胸骨旁第二肋间可听得最清楚。它是由于主动脉瓣和肺动脉瓣迅速关闭，血流冲击大动脉根部及心室内壁振动而形成的。第二心音的音调较高，持续时间短，其强弱可反映主动脉和肺动脉压力的高低。第三心音（S_3）发生在快速充盈期末，是低频低振幅的心音。因血流速度的突然改变造成心室壁和瓣膜振动而产生。第四心音（S_4）又称心房音，因心房异常强烈收缩使血液进入心室引起振动而产生。

（四）心脏泵血功能的评估

评估心脏泵血功能是否正常，以及用什么样的方法和指标来测量和评估心脏功能，在理论和实践上都是极为重要的。

1. 每搏量和射血分数

一侧心室一次收缩时射出的血量称为每搏量或每搏输出量（stroke volume），成年人在安静平卧时，左心室舒张末期容积约为 125 mL，收缩末期容积约为 55 mL，每搏量为 70 mL。每搏量与心室舒张末期容积的百分比称为射血分数（ejection fraction），在安静状态下，健康成人的射血分数为 55%～65%。心室异常扩大、心室功能减退的病人，其心室的每搏量可能与正常人的没有明显差别，但实际上射血分数已明显下降。因此，不能单纯依据每搏量来评估心脏的泵血功能。

2. 每分输出量和心排血指数

每分钟由一侧心室射出的血量称为每分输出量（minute volume），或称心排血量或心输出量（cardiac output），等于每搏量与心率的乘积。如果心率按 75 次/min 计算，则成人心输出量为 5～6 L/min。左右两心室的输出量基本相等。心排血量随人体活动和代谢情况而变化，在肌肉运动、情绪激动、怀孕等情况下，心排血量增高；成年男性比同体重女性高 10% 左右。人在安静时心排血量也和基础代谢一样，与体表面积成正比。在空腹和安静状态下,每平方米体表面积的每分输出量称为心排血指数或心指数(cardiac index)。标准身体成年人的体表面积约 1.6~1.7 m^2,以安静时心排血量 5~6 L计算,心排血指数为 3.0~3.5 L/min·m^2。心排血指数也是衡量心脏泵血功能的一个重要指标。心排血指数随生理条件的不同而变化:一般在 10 岁左右时心排血指数最大,可达 4 L/min·m^2 以上,随着年龄的增长而逐渐下降,到 80 岁时,心排血指数约为 2 L/min·m^2。

3. 心脏做功量

血液在心血管内流动过程中所消耗的能量,是由心脏做功所供给的,心脏做功所释放的能量转化为压强能和血流动能两部分。心室一次收缩所做的功称为每搏功(stroke work),心室每分钟所做的功称每分功(minute work),其简化计算公式如下:

$$每搏功 = 每搏量 \times (平均动脉压 - 平均心房压)$$

$$每分功 = 每搏功 \times 心率$$

人体静息时,左心室的每搏功约为 0.803 J,每分功为 60.2 J。左、右心室搏出量相等,但肺动脉压仅为主动脉平均压的 1/6 左右,故右心室做功量也只有左心室的 1/6。

在动脉压增高的情况下,心脏要射出与原先同等量的血液就必须加强收缩,如果此时心肌收缩的强度不变,那么每搏量将会减少。例如:两个人的每搏量均为 70 mL,但一人是高血压病人,另一人是正常血压者,显然只有前者心脏做功的量大于后者,才能维持相同的每搏量。因此,用做功量作为评估心脏泵血功能的指标要比单纯的心排血量更为合理。

(五)心泵功能的储备

心排血量随人体代谢需要而增加的能力称为心泵功能的储备或心力储备(cardiac reserve)。健康成年人在静息状态下的心排血量为 5 L,而强体力劳动时,心排血量可增加到 25~30 L,为静息时的 5~6 倍,说明健康人心泵功能有相当大的储备。

心力储备取决于心率和每搏量的储备。心率的最大变化可为静息时心率的 2 倍多,如果充分动用心率储备,就可使心排血量增加 2~2.5 倍。在正常成人中,能使心排血量增加的最高心率为 160~180 次/min,这是心率储备的上限。每搏量是心室舒张末期容量和收缩末期容量之差,每搏量储备的变化又分为舒张期储备和收缩期储备。静息状态下,舒张末期容量约 145 mL,由于心肌的伸展性较小,心室不能过度扩大,一般只能达到 160 mL,即舒张期储备只有 15 mL。左心室收缩期容量通常约为 75 mL,心肌收缩能力增强时,能射出更多的血液,使心室剩余血量不足 20 mL。因此,动用收缩期储备,就可使每搏量增加 55~60 mL。可见,当进行强烈体力活动时,由于交感-肾上腺系统活动增强,主要通过动用心率储备和收缩期储备使心排血量增加。

训练有素的运动员,因心肌纤维变粗,心肌收缩能力加强,心脏的最大输出量可达 35 L,为静息的 8 倍左右,由此说明经常进行体育锻炼可以增进心脏健康,提高心力储备。而某些心脏疾病患者,静息时心排血量与健康人没有明显差别,但在代谢活动增强时,心排血量却不能相应增加,因而不能满足代谢增强的需要,表明心力储备已减弱。在有适量静脉血回心的情况下,心排血量减少,不能维持代谢的需要,把这种状态称为心力衰竭,或称心功能不全。

二、心脏泵血功能的调节

心脏的泵血功能是随不同生理情况的需要而变化的,如果从心脏本身来分析,心排血量主要取决于心率和每搏量,人体可通过对心率和每搏量这两方面的调节来改变心排血量。

(一)心率对心排血量的影响

心率的高低与年龄、性别、生理状况等有关,有明显的个体差异。影响心率的体液因素有循环血液中的肾上腺素、去甲肾上腺素和甲状腺素。心率也受体温影响,体温升高 1 ℃,每分钟心搏将增加 12～18 次,在一定范围内,心率增加可使心排血量增多。但如果心率每分钟超过 170～180 次,则由于心舒期缩短,回心血量减少,引起心排血量减少。反之,当心率过慢(少于 40 次/min),由于心舒期过长,心室充盈已接近限度,不能相应增加每搏量,导致心排血量减少。

(二)每搏量的调节

心脏的每搏量取决于前负荷(即心肌初长度或心室舒张末期容积)、心肌收缩能力以及后负荷(动脉血压)的影响。

1.前负荷对每搏量的调节:异长自身调节

肌肉收缩前所承受的负荷称为前负荷。它使肌肉在收缩前就处于某种程度的被拉长状态,使肌肉具有一定的长度,称初长度。在完整心脏中,心室肌的初长度取决于心室收缩前的容积,即心室舒张末期容积。因此,心室舒张末期容积是反映心室前负荷的重要指标。由于测量心室内压比测量心室容积更加容易,且二者在一定范围内具有良好的相关性,故在实践中常用心室舒张末期压力来反映前负荷。

在一定范围内,静脉回心血量增加可使心脏容积增大,进而使心肌初长度加长,使心肌收缩力增强,心排血量增多。由于心肌细胞本身初长度的改变而引起心肌收缩程度改变的调节形式称为异长自身调节(heterometric autoregulation),或称施塔林定律。

在维持后负荷于恒定水平下,逐渐增加静脉回心血液量,增加心室充盈量(即充盈压)以增加前负荷,以分析初长度改变对每搏量的影响。根据实验结果做图,称心室功能曲线(图 4-3)。心室功能曲线大致可分为三段:充盈压为 12～15 mmHg 是人体心室最适前负荷;在初长度达最适前负荷之前,搏功随初长度的增加而增加。通常左心室充盈为 5～6 mmHg,表明心室有较大程度的初长度储备。当心室充盈压在 15～20 mmHg 时,搏功无明显变化;当心室充盈压高于 20 mmHg 后,搏功不变或略微下降,但并不出现明显的降支。

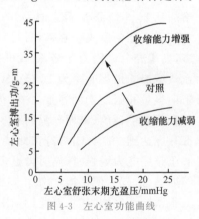

图 4-3 左心室功能曲线

最适初长度引起心肌收缩张力增大的原因是:心肌处于最适初长度时,其肌小节长度为 2.0～2.2 μm,这种长度是粗肌丝与细肌丝处于最佳重叠状态的肌小节长度,因此,可形成的横桥联结的数量相应增多,肌小节的收缩强度增加,如果继续增加前负荷,心肌细胞可被拉长,则粗、细肌丝重叠程度明显减少,横桥联结的数目也相应减少,故收缩能力下降。但是,心肌细胞的肌小节伸展长度不会明显增加,故心肌收缩能力不会明显下降。心肌的这种对抗过度延伸的特性,对心脏泵血功能具有重要意义。

人体心室肌的前负荷是由心室舒张末期的血液充盈量来决定的。心室充盈量是静脉回心血量和心室射血后剩余血量总和。静脉回心血量受两个因素的影响:①心室舒张血液充盈持续时间。心率增加时，心舒期缩短，血液充盈不完全，每搏量会减少；心率适度范围内减慢时，舒张期延长，回心血量增加。②静脉回流速度。取决于外周静脉压与心房压、心室压之差。剩余血量与心肌收缩力有关，心肌收缩力强，射血分数增大，心室收缩末期剩余血量就减少。此外，心房收缩也能增加心舒末期的血液充盈量，从而增强心室的收缩力量。

心脏异长自身调节的意义在于对每搏量进行精细的调节，当体位改变使静脉回流突然增加或减少，或动脉血压突然增高时，或当左、右心室每搏量不平衡等情况下所出现充盈量的微小变化，都可以通过异长自身调节来改变每搏量，使之与充盈量保持平衡。

2. 心肌收缩能力对每搏量的影响

人们在进行运动或强体力劳动时，每搏量可成倍增加，而此时心室舒张末期容积或动脉血压并不明显增大，说明此时每搏量增加并不主要依赖于前、后负荷的改变，人体可通过改变心肌收缩能力来适应不同代谢水平的需要。心肌收缩能力是指心肌的收缩不依赖于前、后负荷而能改变其力学活动的一种内在特性。心肌不通过改变心肌细胞的初长度来调节心肌收缩能力的方式称为等长自身调节（homometric autoregulation）。当心肌收缩能力增强时（如在去甲肾上腺素的作用下），其心室功能曲线向左上方移位；当心肌收缩能力下降时（如心力衰竭），心室功能曲线向右下方移位。

心肌的收缩能力可受许多因素的影响。如交感神经活动的增加，血中儿茶酚胺浓度的增高以及某些强心药物如洋地黄的作用都能增强心肌的收缩力，使每搏量增加。而乙酰胆碱、低 O_2、酸中毒和心力衰竭等均可使心肌收缩力减弱，每搏量减少。

3. 后负荷对每搏量的调节

心室肌后负荷是指动脉血压。在心率、心肌初长度和收缩能力不变的情况下，如果动脉血压增高，等容收缩期室内压峰值必然也增高，而射血期缩短，同时心室肌缩短的程度和速度均减少，以至每搏量减少。在正常情况下，如果动脉压增高所引起的每搏量减少，又可继发性地引起异常自身调节，使每搏量恢复到正常水平，因此这种调节对人体具有重要意义。但如果动脉血压持续在较高的水平（如原发性高血压），心室肌将因长期处于收缩加强状态而逐渐变得肥厚，随后发生病理改变而导致泵血功能减退，严重时可出现心力衰竭。

第二节　心肌的生物电现象

心脏泵血功能依靠心房和心室有序地进行交替收缩和舒张活动。引起心房和心室的心肌细胞有序地进行收缩和舒张活动的主要原因均来自于心肌的生物电。

一、心肌细胞的生物电

（一）心肌细胞的分类

心肌细胞可根据生理特征分为两类：一类是普通的心肌细胞，包括心房肌和心室肌，它们含有丰富的肌原纤维，执行收缩功能，也称为工作细胞（working cardiac cell），属于非自律细胞；另一类是特殊分化的心肌细胞，具有自动节律性，组成了心脏的特殊传导组织。主要包括窦房结中的 P 细胞和浦肯野纤维网中的浦肯野细胞等,它们具有兴奋性、传导性和自动节律性,细胞内肌原纤维稀少,收缩力微弱,因此称为自律细胞(autorhythmic cell)。结区中存在一种细胞,既不具有收缩功能也没有自动节律性,只保留了较低的传导性,属于特殊传导组织中的非自律细胞(表 4-1)。

表 4-1 心肌细胞的分类及其生理特性

心肌细胞			兴奋性	传导性	收缩性	自律性
工作细胞	心房肌		+	++	+	−
	心室肌		+	++	+	−
自律细胞	窦房结		+	+++	−	++
	房室结	房结区	+	++	−	+
		结区	+	+	−	−
		结希区	+	++	−	+
	房室束		+	++	−	+
	浦肯野纤维网		+	++++	−	+

注:+代表程度;−代表无。

根据心肌细胞动作电位的电生理特征,特别是其除极速率,可以把心肌细胞分为快反应细胞和慢反应细胞。快反应细胞包括心房、心室肌细胞和浦肯野细胞。它们的动作电位的共同特点是波幅大,除极迅速,除极最大速率可以达到每秒几百伏,复极过程缓慢并且可分成几个时相,兴奋传导速度较快。慢反应细胞包括窦房结和房室结细胞,其动作电位的共同特点是:波幅小,除极速率缓慢,每秒仅几伏,复极过程缓慢且没有明确的时相区分,兴奋传导速度较慢。

(二)工作细胞的跨膜电位及其形成过程

与骨骼肌细胞和神经细胞相比,心肌细胞的电活动要复杂得多。不同类型的心肌细胞的动作电位(图 4-4)在幅度和持续时间上各不相同,而且其波形和形成的离子基础也有一定的差异。各类心肌细胞电活动的不一致性,是心脏兴奋的产生及扩布过程中具有特殊规律的原因。现以心室肌细胞为例,介绍工作细胞的电活动。

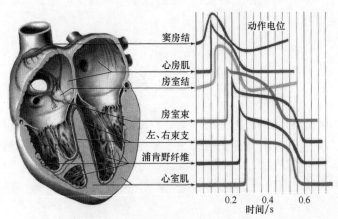

图 4-4 不同类型心肌细胞的动作电位

1. 静息电位及其形成过程

人体心室肌细胞的静息电位约为−90 mV。其形成过程与神经细胞、骨骼肌细胞基本相同,K^+ 外流所达到的 K^+ 平衡电位是构成静息电位的主要成分。另外,少量 Na^+ 内流使得静息电位偏离单纯由 K^+ 通透产生的 K^+ 平衡电位;在生理情况下,钠-钾泵的活动程度和细胞内 Na^+ 浓度成比例,参与静息电位的产生。钠-钾泵生电作用不超过 10 mV,这在正常极化的心肌细胞中影响不大,但在由于各种原因引起除极的心肌细胞中,则其作用显得比较重要。

2.动作电位及其形成过程

心室肌细胞的动作电位由除极和复极两个过程组成,主要特征是复极过程比较复杂,持续时间较长,动作电位的上升支和下降支极不对称。通常可将整个动作电位人为划分为 0、1、2、3、4 共五个时期(图 4-5)。

(1)除极:心室肌细胞受到刺激产生兴奋后,膜内电位由静息状态时的 -90 mV,上升到 $+20\sim+30$ mV,构成动作电位的上升支,称为 0 期。0 期除极幅度可达 120 mV。除极速度极快,最大变化率可达 $200\sim400$ V/s,而持续时间很短,为 $1\sim2$ ms。

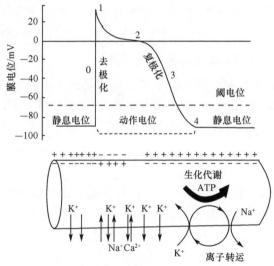

图 4-5　心室肌细胞动作电位和形成过程

0 期除极形成的主要原因是 Na^+ 内流,在适当的刺激下,首先引起部分电压门控钠通道开放和少量 Na^+ 内流,膜局部除极。当膜由静息状态除极达到阈电位水平(-70 mV)时,大大增加了膜上钠通道开放的数量,出现再生性 Na^+ 的内流,胞外 Na^+ 顺其浓度和电位梯度快速进入膜内,进一步使膜除极,最终使膜内外电位发生反转,达到 Na^+ 平衡电位。钠通道激活快,失活(关闭)也快,开放时间很短,因此又称为快通道。具有快通道的细胞,如心房肌、心室肌细胞和浦肯野细胞,称为快反应细胞(fast response cell),所形成的动作电位称为快反应动作电位(fast response action potential)。

(2)复极:心室肌细胞的复极过程远比神经和骨骼肌细胞慢,历时 $200\sim300$ ms。根据复极过程中膜电位变化曲线的形状及其形成的离子流动不同,可将其分为 4 个时期。

①1 期(快速复极初期):膜电位由 $+30$ mV 迅速下降至 0 mV 左右,历时约 10 ms。0 期和 1 期的快速膜电位变化,常合称为锋电位。1 期复极主要是 Na^+ 通道失活,而 K^+ 通道被激活后 K^+ 的短暂的快速外流,引起快速复极 1 期的形成。

②2 期(平台期或缓慢复极期):此期膜电位下降很缓慢,曲线较平坦,接近于零电位水平,故又称平台期。持续 100～150 ms,是心室肌动作电位持续时间较长的主要原因。

平台期的形成是由于该期外向离子流(K^+外流)和内向离子流(主要是 Ca^{2+} 内流,少量 Na^+ 内流)同时存在。在平台期的早期,Ca^{2+} 的内流和 K^+ 的外流所携带的电荷量相当,使膜电位稳定在 0 mV 左右;随后,K^+ 的外流逐渐增强,Ca^{2+} 的内流逐渐减弱,导致膜电位的缓慢复极,形成平台期的晚期。对 Ca^{2+} 通道的研究表明,其激活、失活及再复活所需的时间均长于钠道,故又称慢通道。慢通道在膜除极到达其阈电位水平(-40 mV 左右)时才开放。

③3 期(快速复极末期):2 期复极末,复极速度加快,膜电位由 0 mV 左右很快下降到-90 mV 的静息电位水平,持续 100～150 ms。形成该期的主要原因是慢钙通道完全失活,内向离子流终止,而外向 K^+ 流逐渐增强。

④4 期(静息期):3 期复极完毕,膜电位恢复并稳定在-90 mV,此时膜内外离子分布尚未恢复,导致钠泵活动增强,将进入细胞内的 Na^+ 泵出,将流出的 K^+ 泵入细胞,进入细胞的 Ca^{2+} 也主动转运至细胞外,从而恢复细胞内外离子的正常浓度。

(三)自律细胞的跨膜电位及其形成过程

自律细胞的动作电位在 3 期复极末到达最大复极电位后,4 期膜电位并不稳定于这一水平,而是开始自动除极,在达到阈电位后,自动引起下一个动作电位。因此,4 期自动除极是自律性的基础。不同类型的自律细胞 4 期除极的速度和离子流基础都不相同。

1. 窦房结细胞

窦房结细胞的跨膜电位具有不同于心室肌细胞的特征(图 4-6):①除极幅度小(70 mV),持续时间长(7 ms 左右),除极速率较慢(约为 10 V/s),很少超射;②无明显的 1 期和平台期;③阈电位为-40 mV,最大复极电位为-60～-65 mV;④4 期自动除极,速率快(0.1 V/s)。

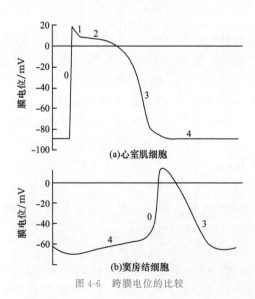

图 4-6 跨膜电位的比较

0期：当膜电位由最大复极电位自动除极达到阈电位水平（−40 mV）时，激活膜上的 L 型 Ca^{2+} 通道引起 Ca^{2+} 内流，导致 0 期除极。

3期：L 型 Ca^{2+} 通道逐渐失活关闭，Ca^{2+} 内流减少；同时，在复极初期，K^+ 通道被激活开放，K^+ 外流（I_K）逐渐增加，从而使细胞膜逐渐复极并达到最大复极电位。

4期：由最大复极电位开始自动除极，当除极达到阈电位（−40 mV）时，即爆发下一次新的动作电位，其原因主要与以下几种跨膜离子流有关：①K^+ 外流（I_K）进行性衰减，这是导致窦房结细胞 4 期自动除极的最重要的离子基础；②进行性增强的内向离子流（I_f），主要是 Na^+ 流；③除 L 型 Ca^{2+} 通道外，还有 T 型 Ca^{2+} 通道，其阈电位在−50 mV，成为 4 期自动除极后期的一个组成部分。

2. 浦肯野细胞

其动作电位 0、1、2、3 期与心室肌细胞相似，产生的离子基础也基本相同，但 4 期可自动除极（图 4-7）。浦肯野细胞 4 期自动除极的离子基础与窦房结细胞的不同，随时间而逐渐增强的内向离子流（I_f），Na^{2+} 内流和逐渐衰减的外向 K^+ 流所引起。浦肯野细胞的 4 期自动除极速率较其他自律细胞更慢。

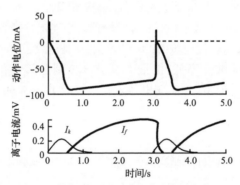

图 4-7　浦肯野细胞的动作电位和离子电流

二、心肌的生理特性

心肌的生理特性包括自律性、兴奋性、传导性和收缩性。其中，自律性、兴奋性、传导性是心肌以生物电活动为基础的电生理特性，而收缩性是心肌以肌丝滑行为基础的机械特性。

（一）自动节律性

组织细胞能够在没有外来刺激的条件下，自动地发生节律性兴奋的特性，称为自动节律性（autorhythmicity），简称自律性。具有自动节律性的组织或细胞称为自律组织或自律细胞。自律细胞在单位时间内自动产生兴奋的次数即自动兴奋的频率，是衡量自律性高低的指标。

1. 心脏的起搏点

人类心脏内特殊传导组织的大多数细胞具有自律性，且各种自律细胞的自律性存在差别。正常情况下，窦房结细胞的自律性最高，自动兴奋的频率约为 100 次/min；房室交界次之，约为 50 次/min；房室束和浦肯野纤维最低，约为 25 次/min。因此，正常心脏的自律性活动实际上受窦房结控制，一般将心脏的这种受窦房结控制的节律性活动称为窦性心律（sinus rhythm）。窦房结是心脏的正常起搏点（pacemaker），其产生的兴奋经特殊传导组织依次兴奋心房肌、房室交界、房室束、心室内传导组织和心室肌。

心脏内除窦房结之外的其他自律组织自律性较低，通常处于窦性心律的控制之下，其自律性不能表现出来，称为潜在起搏点。潜在起搏点的生理意义一方面是一种安全因素，当窦房结不能发生兴奋或兴奋下传受阻时，潜在起搏点能以较低的频率发生节律性兴奋，使心脏不会停止跳动；另一方面是一种潜在的危险因素，当潜在起搏点的自律性增高到超过窦房结时，将导致心律失常，甚至危及生命，这时的潜在起搏点称为异位起搏点。由异位起搏点引起的心跳节律称为异位心律。

2. 影响自律性的因素

自律性的高低既取决于 4 期自动除极的速度，也受最大复极电位与阈电位水平的影响。

（1）4 期自动除极的速度：除极速度快，到达阈电位的时间就缩短，单位时间内爆发兴奋的次数增加，自律性就增高；反之，自律性就降低。4 期自动除极的速率取决于净内向离子流增长的速度。

（2）最大复极电位的水平：最大复极电位的绝对值变小，与阈电位的差距就减小，到达阈电位的时间就缩短，自律性增高；反之，自律性降低。心迷走神经兴奋时，其递质可增加细胞膜对 K^+ 的通透性，使最大复极电位的绝对值增大，这是导致心率减慢的原因之一。

（3）阈电位水平：阈电位降低，由最大复极电位到达阈电位的距离缩小，自律性增高；反之，自律性降低。但是，心肌阈电位水平的变化并不常见，所以它不是影响心肌自律性的主要原因。

（二）兴奋性

心肌细胞兴奋性的高低可用刺激阈值来衡量。阈值或阈强度是指使细胞膜从静息电位除极到达阈电位所需的最小刺激强度。阈值大表示兴奋性低，阈值小表示兴奋性高。

1. 影响兴奋性的因素

（1）静息电位或最大复极电位的水平：静息电位或最大复极电位绝对值增大时，距阈电位的差距就加大，引起兴奋所需的刺激阈值增高，表示兴奋性降低。

（2）阈电位水平：阈电位水平上移，与静息电位之间的差距加大，引起兴奋所需的阈值增大，兴奋性降低；反之，则兴奋性增高。

（3）Na^+ 通道的状态：Na^+ 通道可表现为备用、激活和失活三种状态，其变化取决于膜电位和通道状态变化的时间过程。当膜电位处于正常静息水平时，Na^+ 通道虽然关闭，但处于可被激活的备用状态。在外来刺激或传导而来的局部电流影响下，造成膜两侧电位改变并发生除极时，Na^+ 通道被激活开放，引起 Na^+ 快速内流和膜的进一步除极，紧接着 Na^+ 通道很快失活关闭，使 Na^+ 内流终止。此时 Na^+ 通道不能立即被再次激活开放，只有恢复到备用状态后才能再次被激活，Na^+ 通道的激活、失活和复活到备用状态既是电压依赖性的，又是时间依赖性的，其变化过程均需要时间，特别是复活过程。细胞膜上大部分钠通道是否处于备用状态，是该心肌细胞是否具有兴奋性的前提。

2. 兴奋性的周期性变化

心肌细胞一次兴奋后，由动作电位的 0 期到 3 期膜内电位恢复到 −55 mV 这一段时期内，任何强度的第二个刺激都不会引起心肌细胞的兴奋，不发生任何程度的除极，

这一段时期称为绝对不应期(absolute refractory period,ARP)。当膜内电位由
-55 mV继续复极到-60 mV左右的这一时期内,足够强度的第二个刺激可以引起心
肌细胞膜的部分除极,但不会引起可传播的动作电位。从0期到3期膜内电位复极到
-60 mV左右的这一时期内,任何强度的第二个刺激都不会引起动作电位,这一时期
称有效不应期(effective refractory period,ERP)。从有效不应期结束到复极基本完成
(膜内电位复极到-80 mV左右)的这一段时期是相对不应期(relative refractory peri-
od,RRP),强度高于正常阈值的第二个刺激可以产生动作电位。在相对不应期之后,心
肌细胞也有一段超常期(supranormal phase,SNP)。此时期内兴奋性高于正常水平,强
度低于阈值的刺激也可以引起细胞的兴奋(图4-8)。

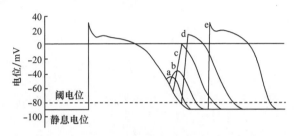

(a)正常膜动作电位

a~e表示在图上所标示的时间施加刺激所引起的电位变化

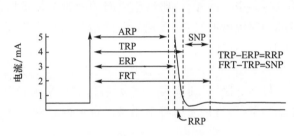

(b)心肌细胞对阴极刺激的兴奋性

TRP表示整个不应期;FRT表示完全恢复时间。

图4-8　心肌细胞不应期图解

3.兴奋性的周期变化与心肌收缩活动的关系

一些正常或异常的心肌舒缩活动与心肌兴奋性的周期变化有关。

(1)不发生强直收缩:心肌细胞的有效不应期很长(数百毫秒),相当于整个收缩期
加舒张早期。此时期内,任何刺激都不能使心肌发生兴奋和收缩。因此,心肌与骨骼肌
不同,没有复合收缩现象,不会发生强直收缩,从而保证了心肌收缩和舒张交替进行,实
现心脏的泵血功能。

(2)期前收缩和代偿间歇:正常心脏是按窦房结发出的兴奋进行节律性收缩活动
的。如果心肌受到人为的刺激或起自窦房结以外的病理性刺激,其作用引起心房或
心室某些区域兴奋性增高,就会发放冲动。如果冲动恰好在一次正常收缩之后而又
在窦房结冲动之前发放,就会引起心肌提前产生一次兴奋和收缩,称为期前收缩(或
称早搏)。而正常的窦房结冲动正好发生在期前收缩的不应期,心室肌细胞不兴奋。
接着产生的第二个窦房结冲动是在期前收缩之后,可以正常传播,引起心室肌兴奋。

因此,在期前收缩之后出现一段比平常长的间歇后才出现第二次收缩,这段时间称代偿间歇。(图 4-9)代偿间歇后的收缩一般比正常的收缩强有力,人们可以感觉到这次心跳。

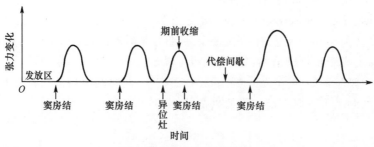

图 4-9　期前收缩和代偿间歇

（三）传导性

心肌细胞传导兴奋的能力称传导性。传导性的高低可用兴奋的传播速度(m/s)来衡量。

1.心脏内兴奋传播的途径和特点

心肌一处发生兴奋后,兴奋部位和邻近安静部位的膜之间有电位差,产生局部电流,从而刺激邻近膜发生兴奋。此外,心肌细胞之间的闰盘为低电阻的缝隙连接,局部电流很容易通过,引起相邻细胞的兴奋,实现心肌细胞的同步性活动。因此,整个心室(或心房)称为一个功能性合胞体。

正常情况下,窦房结发出的兴奋通过心房肌传播到整个右心房和左心房,尤其是沿着心房肌组成的"优势传导通路"迅速传到房室交界区,经房室束和左、右束支传到浦肯野纤维网,引起心室肌兴奋,再直接通过心室肌将兴奋由内膜侧向外膜侧心室扩布,引起整个心室兴奋。

兴奋在心脏各部分的传播速度各不相同。一般心房肌的传导速度较慢,约为0.4 m/s,而"优势传导通路"的传导速度较快,为 1.0～1.2 m/s。房室交界是正常生理状态时兴奋由心房进入心室的唯一通道,交界区细胞的传导性很低,其中又以结区为最低(0.02 m/s)。房室交界区的缓慢传导使兴奋在这里延搁一段时间(约为 0.1 s),称房室延搁。房室延搁使心室在心房收缩完毕后才开始收缩,这有利于心室充分充盈血液和射血。心室肌的传导速度约为 1 m/s。浦肯野纤维传导速度最快,可达 4 m/s。这种快速传导对于保持心室肌的同步收缩十分重要。

2.影响传导性的因素

(1)结构因素:兴奋在不同心肌细胞上的传导速度与其直径呈正比关系。直径大者,细胞内电阻小,传导速度快;反之,传导速度慢。心房肌、心室肌和浦肯野细胞的直径大于窦房结和房室交界细胞,其中浦肯野细胞的直径最大(约为 70 μm),兴奋传导速度最快;结区细胞直径最小,传导速度最慢。另外,细胞间缝隙连接的数量也是重要因素。在窦房结和房室交处,细胞间缝隙连接数量少,传导速度慢。

(2)生理因素:

①动作电位 0 期除极的速度和幅度:动作电位除极速度和幅度愈大,其形成的局部电流也愈大,达到阈电位的速度也愈快,传导速度愈快。

②邻近部位细胞膜的兴奋性:邻近膜的兴奋性取决于静息电位和阈电位的差距。邻近部位的兴奋性高,即膜电位和阈电位之间的差距小,传导速度就快。邻近膜的兴奋性还取决于 0 期除极钠通道(或慢反应细胞的钙通道)的状况。当兴奋落在通道尚处在失活状态的有效不应期内,则传导阻滞;如落在相对不应期或超常期内,则传导减慢,严重时可形成兴奋的折返,诱发心律失常。

(四)收缩性

心肌的收缩原理与骨骼肌基本相同,但因心肌的组织结构和电生理特性与骨骼肌不完全相同,其收缩性也具有明显的自身特点。

1.心肌收缩的特点

(1)不发生强直收缩:心肌细胞兴奋性变化的主要特点是有效不应期特别长,为200～300 ms。它相当于心肌的整个收缩期和舒张早期,因此心肌不可能像骨骼肌那样发生多个收缩过程的融合现象。心肌在一次收缩之后必定跟随一个舒张期,不会形成强直收缩,这就使心肌始终保持收缩与舒张交替进行的节律性活动,从而保证心脏有序的充盈与射血。

(2)"全或无"式的收缩:心房和心室各自构成了一个功能合胞体。阈下刺激不能引起心肌收缩,而当刺激强度达到阈值后,可引起所有的心房(或心室)肌细胞几乎同步收缩,称为"全或无"式收缩。"全或无"式收缩是指在其他条件不变的情况下,心房肌纤维或心室肌纤维要么完全不收缩,要么全部收缩。这种方式的收缩力量大,有利于心脏有效地完成其泵血功能。

(3)对细胞外液 Ca^{2+} 的依赖性:心肌细胞的质膜含有与骨骼肌相似的横管,但其肌质网不如骨骼肌发达,Ca^{2+} 储备量较少,因此,心肌细胞的兴奋-收缩耦联过程高度依赖于细胞外液 Ca^{2+} 的内流。在一定范围内,细胞外液 Ca^{2+} 浓度增加,可增强心肌收缩力;反之,细胞外液 Ca^{2+} 浓度降低,则心肌收缩力减弱。当细胞外液 Ca^{2+} 浓度很低甚至无 Ca^{2+} 时,虽然心肌细胞仍能产生动作电位,却不能引起收缩,这一现象称为兴奋-收缩脱耦联。

2.影响心肌收缩的因素

凡能影响搏出量的因素,如前负荷、后负荷和心肌收缩能力以及细胞外液 Ca^{2+} 浓度等,都能影响心肌的收缩。

三、体表心电图

每个心动周期中,由窦房结产生的兴奋,依次传向心房和心室,心脏兴奋产生和传播时所伴随的生物电变化,可通过周围组织传导到全身,使身体各部位在每一心动周期中都发生有规律的电变化,将引导电极置于肢体或躯体一定部位记录到的心电变化的波形,称为心电图(electrocardiogram,ECG)。它反映了心脏兴奋的产生、传导和恢复过程中的生物电变化,而与心脏的机械收缩活动无直接关系。

因测量电极安放位置和连线方式(称导联方式)不同,所记录到的心电图在波形上也有所不同,但基本上都包括一个 P 波、一个 QRS 波群和一个 T 波,有时在 T 波后,还出现一个小的 U 波(图 4-10)。

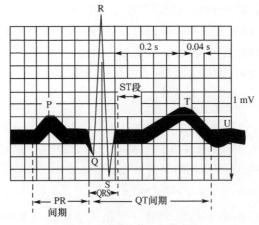

图 4-10　正常人体心电模式图

P 波：代表左、右心房的除极过程的电位变化。P 波的宽度反映除极在整个心房传播所需的时间，其波形小而圆钝，历时 0.08～0.11 s，波幅不超过 0.25 mV。P 波振幅增高是心房（尤其是右心房）肥大的表现，P 波时限增长是心房（尤其是左心房）肥大或心房内传导阻滞的表现。

QRS 波群：代表左、右心室除极过程的电位变化。典型的 QRS 波群，包括 3 个紧密相连的电位波动：最先是一个向下的 Q 波，以后是高而尖峭的向上的 R 波，最后是一个向下的 S 波。在不同导联中，这 3 个波不一定都出现，且波的幅度变化较大，QRS 波群历时 0.06～0.10 s。

T 波：代表心室复极过程中的电位变化，波幅为 0.1～0.8 mV，历时 0.05～0.25 s。在 R 波较高的导联中，T 波的波幅不应低于 R 波的 1/10。如果变平坦、双相或倒置，常为缺血、炎症、电解质失调、药物等引致心肌损害的表现。

U 波：心电图中有时在 T 波之后可见一个低而宽的波，称为 U 波。其发生原因不详。一般推测 U 波与浦肯野纤维网的复极有关。

PR 间期（或 PQ 间期）：从 P 波起点到 QRS 波群起点之间的时间，为 0.12～0.20 s。PR 间期代表由窦房结产生的兴奋经心房、房室交界和房室束传到心室，并引起心室开始兴奋所需要的时间，也称为房室传导时间。房室传导阻滞时，PR 间期延长。

QT 间期：从 QRS 波群开始到 T 波结束的时程，代表心室开始兴奋到完全复极至静息状态的时间。QT 间期延长常见于心肌炎、慢性心肌缺血、电解质紊乱。洋地黄作用和血钙过高时，QT 间期趋于缩短。

ST 段：从 QRS 波群终止到 T 波起点之间的线段。它代表心室已全部处于除极状态，各部分之间无电位差，曲线回到基线水平。ST 段的异常偏移主要见于心肌缺血、急性心肌梗死和急性心包炎。

第三节　血管功能

一、血管功能分类

在体循环和肺循环中，动脉、毛细血管和静脉三者依次串联，按其生理功能不同，可分为以下几类：

1. 弹性贮器血管

弹性贮器血管是主动脉、肺动脉主干及其发出的最大分支,其直径较粗,管壁厚,富有弹性纤维,血流阻力小但弹性大。左心室射血时,主动脉内压力升高,一方面推动血液向前流动,另一方面使弹性贮器血管扩张,容积增大。因此,左心室一次收缩所射出的血量,在射血期只有一部分流入外周,另一部分被暂时储存在扩张的弹性贮器血管内。主动脉瓣关闭后,左心室不再射血,但扩张的弹性贮器血管回缩,使主动脉内保持一定的压力,将射血期储存的血液继续向外周推进(图 4-11),肺循环也是如此。弹性贮器血管的作用就是使心室的间断射血变成血管系统内的连续血流。

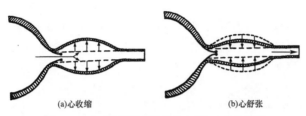

(a)心收缩   (b)心舒张

图 4-11　主动脉弹性管壁维持血压与血流的作用

2. 分配血管

从弹性贮器血管到小动脉和微动脉之间的动脉系统称为分配血管,其功能是将血液输送到各器官组织。从弹性贮器血管到分配血管,管壁中弹性纤维成分逐渐减少,平滑肌逐渐增加。

3. 毛细血管前阻力血管

毛细血管前阻力血管指小动脉和微动脉,管径很小,对血流的阻力很大。在循环系统的总阻力中,小动脉特别是微动脉的阻力占的比例最大,由于它们在毛细血管之前,故称毛细血管前阻力血管。微动脉的管壁富含平滑肌,其舒缩活动很容易使血管直径和血流阻力发生改变,因此对其所在的器官供血起决定作用。微动脉的口径还决定其后的毛细血管压力。微动脉的平滑肌自身有紧张性收缩活动,也称肌原性基础紧张,这种肌原性基础紧张又受到局部组织中的理化因素的影响。组织中的理化因素可通过改变局部毛细血管前阻力血管的直径来调节该组织的血液供应,这一作用对于脑和心脏的供血尤为重要。另外,微动脉的平滑肌的收缩还受到交感神经活动的控制。

4. 毛细血管前括约肌

在真毛细血管的起始部,常有平滑肌环绕,称为毛细血管前括约肌。它的收缩和舒张能控制真毛细血管的关闭和开放,因而能决定某一时间内毛细血管开放的数量。毛细血管前括约肌实际上是微动脉末梢的管壁上最后的一些平滑肌,属于毛细血管前阻力血管的一部分,但一般不受交感神经支配,其舒缩活动主要受局部理化因素的控制。

5. 交换血管

交换血管是指真毛细血管,其通透性高,血流速度最慢,虽然口径极小,但数量多,总截面积极大,是血液和组织液之间进行物质交换的场所。

6. 毛细血管后阻力血管

毛细血管后阻力血管指微静脉和小静脉,其管径很小,对血流也产生一定阻力,称毛细血管后阻力血管。它们在血管系统总阻力中只占很小比例。但它们的舒缩活动能影响毛细血管前阻力和毛细血管后阻力的比值,从而决定毛细血管压力和体液在血管和组织间隙内的分配。

7.容量血管

静脉在血管系统中起着血液储存库的作用,故称容量血管。静脉数量和相应的动脉相比较多,管壁较薄且易扩张,容量较大。一方面,在安静状态下,静脉系统容纳了整个循环血量的 60%～70%;另一方面,静脉的可扩张性较大,即较小的压力变化就可使容积发生较大的改变。静脉管壁平滑肌的收缩活动受到交感神经活动的控制,收缩时,其压力变化不大,但回流至心脏的血量明显增加,使心脏泵出的血量也增多。

8.短路血管

短路血管指小动脉和小静脉之间的吻合支,它们可使小动脉内的血液不经过毛细血管而直接流入小静脉。仅存在于身体的某些部分,如手指、足趾、耳廓等处的皮肤。其舒缩活动主要受交感神经的支配,在功能上主要与体温调节有关。

二、血流量、血流阻力和血压

血液在心血管中流动的力学称为血流动力学。血流动力学涉及血流量、血流阻力和血压等生理概念。

(一)血流量和血流速度

单位时间内流过血管某一截面的血量称为血流量(blood flow),也称容积速度,其单位通常以 mL/min 或 L/min 来表示。血液在血管内移动的速度,称为血流速度,单位时间内液体的流量(Q)与管道两端的压力差(P_1-P_2)以及管道半径 r 的 4 次方成正比,与管道的长度 L 成反比,即泊肃叶定律(Poiseuille's law):

$$Q=kr^4(P_1-P_2)/L$$

血液在血管内流动的方式可分为层流和湍流两类。在层流的情况下,液体每个质点的流动方向都一致,与血管的长轴平行;但各质点的流速不相同,在血管轴心处流速最快,越靠近管壁,流速越慢(图 4-12)。泊肃叶定律适用于层流的情况,在血流速度快、血管口径大、血液黏滞度低的情况下,容易产生湍流。此时,血液中各个质点的流动方向不再一致,出现漩涡。在湍流的情况下,泊肃叶定律不再适用。

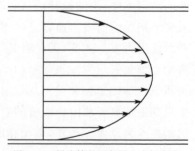

图 4-12　层流情况下各层血流的流速

(二)血流阻力

血液在血管内流动所遇到的阻力,称为血流阻力。血流阻力主要来自血液内部各成分之间的摩擦力以及血液与血管壁之间的摩擦力。摩擦消耗的能量一般表现为热能。这部分热能不能再转换成血液的势能或动能,故血液在血管内流动时压力逐渐降低。

按照流体力学的一般规律,血液量与血管两端的压力差成正比,与血流阻力(R)成反比。如果比较上述规律和泊肃叶定律的公式,则血流阻力与血管的长度和血液的黏滞度成正比,与血管半径的 4 次方成反比。在整个体循环外周阻力中,大、中动脉阻力约占 19%,小动脉和微动脉约占 47%,毛细血管约占 27%,静脉约占 7%,可见小动脉及微动脉是产生外周阻力的主要部位。

（三）血压

血压（blood pressure）是指血管内的血液对于单位面积血管壁的侧压力，也即压强。国际标准计量单位为帕（Pa），即牛顿/米^2（N/m^2）。由于帕的单位较小，故通常用千帕（kPa）表示。人们也习惯用毫米汞柱（mmHg）来表示血压数值。1 mmHg等于0.133 kPa。

形成血压的前提是循环系统内有足够的血液充盈，其充盈的程度可用循环系统平均充盈压来表示。如果心脏停止射血，血液流动的压力梯度趋向于零，循环系统中的压力很快就取得平衡，此时在循环系统中各处的压力均相等，称为循环系统平均充盈压。其大小取决于循环血量和血管容量之间的相互关系。如果循环血量增多或血管容量减少，则循环系统平均充盈压增高；反之，循环系统平均充盈压降低。人的循环系统平均充盈压接近7 mmHg（0.93 kPa）。

形成血压的动力是心脏射血。心室收缩所释放的能量分为两部分：一部分用来推动血液流动，是血液的动能；另一部分形成对血管壁的侧压，并使血管壁扩张，是血液的势能，表现为血压。在心舒期，扩张的大动脉弹性回缩，可将一部分势能转变为动能，推动血液继续向前流动。在推动血流的过程中，由于不断地克服血流阻力，消耗能量，势能不断地转化为动能，故从主动脉到静脉，血压逐渐递减，血液由大静脉回到右心房时，压力已接近于零。但各部分血压的降落是不均匀的（图4-13），由于小动脉、微动脉的血流阻力最大，此段血压降落的幅度最大。

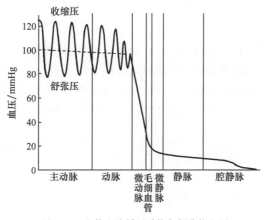

图 4-13　人体血液循环系统各部分的血压

三、动脉血压和动脉脉搏

（一）动脉血压及其正常值

动脉血压（arterial blood pressure）是指流动的血液对单位面积动脉血管壁的侧压力。在一个心动周期中，动脉血压随心室舒缩而发生规律性变化。心室收缩时，动脉血压快速上升，在心室收缩期的中期达到最高值称为收缩压（systolic pressure）。心室舒张时动脉血压降低，在心室舒张末期动脉血压降到最低值称为舒张压（diastolic pressure）。收缩压和舒张压的差值称为脉搏压，简称脉压（pulse pressure）。在整个心动周期中，各瞬间动脉血压的平均值，称为平均动脉压（mean arterial pressure）。简略估算，平均动脉压大约等于舒张压加1/3脉压。

一般所说的动脉血压是指主动脉压。由于在大动脉中血压降落很小,故通常将上臂测得的肱动脉血压代表主动脉压。我国正常青年人安静时收缩压为 100～120 mmHg,舒张压为 60～80 mmHg,脉压为 30～40 mmHg。

动脉血压可随个体、性别、年龄和生理状况而改变。一般来说,女性在更年期前动脉血压比同龄男性低,而更年期后动脉血压则较高。男性和女性的动脉血压都随年龄的增长而逐渐升高,收缩压的升高比舒张压的升高更为显著。新生儿的收缩压仅为 40 mmHg(5.32 kPa),至 60 岁时,收缩压可达 140 mmHg(15.96 kPa)。体力劳动或情绪激动时,血压可暂时升高。

动脉血压正常是维持组织、器官血流量正常的重要条件,保持相对稳定具有重要生理意义。我国临床上诊断低血压的标准为收缩压低于 90 mmHg 或舒张压低于 50 mmHg,诊断高血压的标准为收缩压≥140 mmHg 或舒张压≥90 mmHg。

(二)动脉血压的影响因素

1.每搏量

当每搏量增加时,心缩期心室射入主动脉和大动脉的血量增多,使管壁所承受的张力增大,收缩压明显升高。因大动脉储存了较多的血量,使随后的心舒期弹性回缩力增大,在外周阻力和心率不变化时,流向外周的血流速度加快,心舒末期存留在主动脉和大动脉的血量增加不多,故舒张压升高不多,脉压增大。反之,当每搏量减少时,收缩压明显降低,舒张压降低不多,脉压减小。因此,在一般情况下,收缩压的高低主要反映每搏量的多少。心肌炎患者因心肌收缩力减弱,每搏量减少,其收缩压降低。

2.心率

如果其他因素不变,在一定范围内,心率加快时,心舒期缩短,心舒期流向外周的血液减少,故心舒期末主动脉内存留的血量增多,舒张压升高。由于动脉血压升高使血液流速加快,心缩期内有较多血液流向外周,故收缩压升高不多,脉压减少。反之,心率减慢时,舒张压降低的幅度比收缩压降低的幅度大,故脉压增大。

3.外周阻力

外周阻力主要是指小动脉和微动脉对血流的阻力。假如不存在外周阻力,心室每次射血所射出的那部分血液将全部流至动脉系统以后的血管,即心室收缩释放的能量可全部表现为动能,而不对血管壁产生侧压,也就不能形成动脉血压。但由于外周阻力的存在,心室每次射血在心缩期约 1/3 流向外周,其余 2/3 则暂时储存于大动脉,从而使大动脉扩张,动脉血压上升。由于大动脉具有弹性贮器作用,将心室收缩时释放的能量中一部分以势能形式贮存在弹性贮器血管壁中。心室舒张时射血停止。于是大动脉弹性回缩,一方面使弹性势能转换为动能,推动动脉内的血液继续流动,使心室的间断射血变为动脉内的连续血流;另一方面减小血管容积,使动脉血压的下降得到缓冲,不致降得太低,以维持一定水平的舒张压。

在其他因素不变时,外周阻力对收缩压和舒张压都有影响,但对舒张压影响较明显。这是因为在心舒期血液流向外周的主要决定因素是外周阻力。如果外周阻力加大,动脉内流向外周的血量减少,心舒末期存留于动脉内血量增多,舒张压升高。在舒张压升高的基础上,收缩压也升高,但不如舒张压升高显著,故脉压减小。反之,外周阻力减小,主要使舒张压降低。因此,舒张压主要反映外周阻力的大小。临床上常见的原发性高血压,可能是由于小动脉痉挛或硬化,增大了外周阻力,较明显地表现为舒张压升高。

4. 主动脉和大动脉的弹性贮器作用

主动脉和大动脉的弹性贮器作用有缓冲动脉血压波动幅度的作用。老年人的动脉管壁常硬化,大动脉的弹性贮器作用减弱,会出现收缩压升得过高,舒张压降得过低,脉压增大等情况。

5. 循环血量和血管系统容积的比例

在正常情况下,循环血量和血管系统容积是相适应的,血管系统充盈程度的变化不大。失血后,循环血量减少,此时如果血管系统容积改变不大,则循环系统平均充盈压必然降低,使动脉血压降低。在另一些情况下,如果循环血量不变而血管系统容积增大,也会使动脉血压降低。

上面对影响动脉血压的各种因素的分析,都是在假设其他因素不变的前提下,某一因素发生变化时对动脉血压所起的作用,而在整体情况下,动脉血压的变化往往是各种因素相互作用的综合结果。

▌ 知 识 链 接 ▐
动脉血压的意义

动脉血压是循环功能的重要指标之一,动脉血压过高或过低都会影响各器官的血液供应和心脏的负担。

若动脉血压过低,将引起器官血液供应减少,尤其是脑和心脏等重要器官的供血不足,将导致严重后果。

若血压过高,则心脏和血管的负担过重。长期高血压患者往往引起心脏代偿性肥大、心功能不全,甚至导致心力衰竭。血管长期受到高压,血管壁本身发生病理性改变,甚至可导致破裂而引起脑溢血等严重后果,所以保持动脉血压接近于正常的相对稳定状态是十分重要的。

(三)动脉脉搏

在每一个心动周期中,动脉血压发生周期性的波动。这种周期性的血压变化可引起动脉血管发生搏动,称为动脉脉搏(arterial pulse),简称脉搏。脉搏在身体的一些浅表动脉处可摸到,并可在一定程度上反映出心血管系统的异常情况,临床上常选用桡动脉作为观察脉搏的部位。

由于血管壁的可扩张性和阻力血管的作用,脉搏波在传播过程中逐渐衰减。小动脉和微动脉对血流的阻力最大,故在微动脉段以后,脉搏波大大减弱。到达毛细血管时,脉搏已基本消失。

四、静脉血压和静脉回心血量

静脉不仅仅是血液回流心脏的通道,而且容量大、易扩张,起着血液贮存库的作用。人体安静时循环血量的60%～70%容纳于静脉系统内。静脉的收缩或舒张可有效地调节回心血量和心排血量。

(一)静脉血压

当体循环血液经过动脉和毛细血管到达静脉时,血压下降至15～20 mmHg。右心房作为体循环的终点,血压最低,接近于零。通常将右心房或胸腔内大静脉的血压称为中心静脉压(central venous pressure)。中心静脉压的数值较低,故常以厘米水柱(cmH$_2$O)为单位,其正常变动范围为 4~12 cmH$_2$O(1 cmH$_2$O＝98Pa)。各器官静脉内的血压称为外周静脉压(peripheral venous pressure)。

中心静脉压取决于心脏射血能力和静脉回心血量。如果心脏射血能力增加,能及时将回心血射入动脉,则中心静脉压就较低;反之,心脏射血能力减弱,中心静脉压就升高。中心静脉压还与静脉回心血量有关,如果静脉回流速度加快,中心静脉压将升高。当循环血量增加,全身静脉收缩,或微动脉舒张使外周静脉压升高的情况下,中心静脉压都可能升高。因此,中心静脉压是反映心血管功能的重要指标之一。中心静脉压过高,常表示心功能不全或回流量过多,如输血或输液过多、过快时,超过了心脏负担能力;中心静脉压过低,常表示血容量不足或存在回流障碍,在临床上提示输液量不足。

(二)静脉回流和静脉回心血量

静脉回流是指血液自外周静脉返回右心房的过程。静脉回心血量是指单位时间内由外周静脉返回右心房的血液量,通常以 mL/min 或 L/min 表示。单位时间内的静脉回心血量取决于外周静脉压和中心静脉压的差,以及静脉血流阻力。外周静脉压升高或中心静脉压降低,都使压力差增大,有利于静脉回流。静脉口径缩小或受周围组织压迫,使阻力加大,不利于静脉回流。

(三)影响静脉血压和静脉回心血量的因素

凡是能影响静脉压力差或静脉阻力的因素,均可影响血压或静脉回心血量。

1.循环系统平均充盈压

循环系统平均充盈压是反映血管系统内血液充盈程度的指标。当血量增加或容量血管收缩时,循环系统平均充盈压升高,静脉回心血量增多;反之,静脉回心血量减少。

2.心脏收缩力量

如果心脏收缩力量增强,心室射血量大,排空完全,心室舒张时室内压可降得更低,对心房和大静脉内的血液的抽吸力量增大,回心血量增加。反之,中心静脉压升高,回心血量减少。因此,右心衰竭患者可出现颈外静脉怒张,肝充血肿大;左心衰竭患者可出现肺瘀血和肺水肿。

3.重力和体位

重力对静脉血压的影响较大(图 4-14)。当平卧位变为直立位时,心脏水平以上的静脉回流可因重力作用而加速,但心脏水平以下的静脉回流则因重力作用而减慢。此时低垂部位静脉扩张,容量增大,多容纳约 500 mL 血液,故回心血量减少,心排血量降低,动脉血压下降。这种改变在健康人中会由于神经系统的快速调节使血压迅速回升。长期卧床或体弱多病的人,静脉管壁紧张性

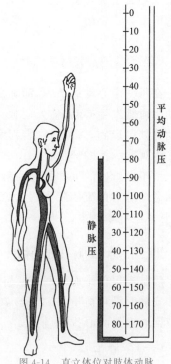

图 4-14　直立体位对肢体动脉和静脉血压(mmHg)的影响

较低,更易扩张,故由平卧(或蹲位)突然转为直立时,血液淤滞在下肢,以致静脉回流不足而使心排血量减少,动脉血压骤降,常可引起头晕或昏厥。

4. 骨骼肌的挤压作用

当骨骼肌收缩时,静脉血管受到挤压,使静脉血流加快。在外周静脉中,特别是在四肢的大、中静脉中存在静脉瓣能阻止血液反流,故骨骼肌收缩对静脉的挤压作用,可促进静脉血液回流。骨骼肌舒张时,对静脉血管的挤压作用降低,有利于毛细血管和微静脉内的血液流入静脉。这样,骨骼肌和静脉瓣膜一起,对静脉回流起着"泵"的作用,称为"静脉泵"或"肌肉泵"。肌肉泵对于立位情况下,降低下肢静脉压和减少血液在下肢的潴留具有十分重要的意义。

5. 呼吸作用

吸气时,胸腔容积增大,胸内负压增大,使胸腔内的大静脉和右心房内的压力进一步降低,有利于外周静脉血的回流。呼气时,胸内负压升高,静脉回流减慢。

五、微循环

微循环(microcirculation)是指微动脉和微静脉之间的血液循环。血液循环最基本的功能是在微循环处实现血液与组织之间的物质交换。

(一)微循环的组成和血流通路

各器官、组织的结构和功能不同,微循环的结构也不同。典型的微循环由微动脉、后微动脉、毛细血管前括约肌、真毛细血管、通血毛细血管、动-静脉吻合支和微静脉等部分组成(图4-15)。微循环的血液可经过迂回通路、直捷通路和动-静脉短路等三条通路从微动脉流向微静脉。

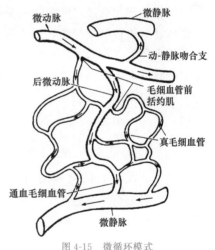

图 4-15　微循环模式

1. 迂回通路

血液经微动脉、后微动脉、毛细血管前括约肌、真毛细血管网流到微静脉的通路,称为迂回通路。这条通路中的真毛细血管通常从后微动脉以近似直角方式分出,它们迂回曲折,互相联系,交织成网,穿插于各细胞间隙,血流缓慢,且管壁薄,通透性好,是血液与组织进行物质交换的主要场所,故又称"营养通路"。

2. 直捷通路

血液经微动脉、后微动脉、通血毛细血管流到微静脉的通路,称为直捷通路。通血毛细血管是后微动脉的直接延续,其管径比真毛细血管大,经常处于开放状态,血流速度较快,主要功能不是进行物质交换,而是使一部分血液迅速通过微循环流回心脏。直捷通路在骨骼肌组织的微循环中较常见。

3. 动-静脉短路

血液从微动脉经动-静脉吻合支直接流到微静脉的通路称为动-静脉短路。动-静脉吻合支管壁厚,血流速度快,不能进行物质交换。动-静脉短路在皮肤、皮下组织较为多见,其功能与体温调节有关。一般情况下,该通路处于关闭状态,有利于保存体热。当环境温度升高时,动-静脉吻合支开放增多,皮肤血流量增加,皮肤温度升高,有利于散发体热。

(二)微循环血流量的调节

微动脉可调节微循环的血流灌注量,起着"总闸门"的作用;后微动脉和毛细血管前括约肌位于真毛细血管的起始端,起着"分闸门"的作用;而微静脉则起着"后闸门"的作用。当微循环的"总闸门"和"分闸门"趋于关闭时,微静脉阻力也增大,故微循环的血流量减少。

在安静状态下,后微动脉和毛细血管前括约肌处于收缩状态,真毛细血管网关闭。经过一段时间后,局部组织中代谢产物积聚增多,使后微动脉和毛细血管前括约肌血管舒张,真毛细血管网开放,血流清除局部代谢产物。清除代谢产物完成后,后微动脉和毛细血管前括约肌血管又收缩,使真毛细血管网重新关闭。后微动脉和毛细血管前括约肌的这种收缩和舒张交替每分钟发生 5～10 次。当该处真毛细血管网关闭时,其他原来关闭的真毛细血管网开放,如此轮流交替地进行,并保持约 20% 的真毛细血管网处于开放状态。当组织活动水平增高时,代谢加快,代谢产物迅速堆积,使毛细血管网大量开放,微循环血流量大量增加。

(三)毛细血管内外的物质交换

组织细胞和血液之间的物质交换需通过组织液作为中介,组织液与血液之间通过毛细血管壁进行物质交换。人体全身粗略估计约有 400 亿根毛细血管,假设毛细血管的平均半径为 3 μm,平均长度为 750 μm,则每根毛细血管的表面积约为 1400 μm^2,由于微静脉的起始段也有交换功能,因此可以估计全身总的有效交换面积将近 1000 m^2。

毛细血管内外的物质交换主要是通过扩散、滤过重吸收以及吞饮等三种方式进行的。

六、组织液的生成与回流

组织液存在于组织、细胞的间隙内,绝大部分呈胶冻状,不能自由流动,因此不会因重力作用而流至身体的低垂部分。组织液中有极小一部分呈液态,可自由流动。组织液中除血浆蛋白质浓度明显低于血浆外,其他成分与血浆基本相同。

(一)组织液的生成

组织液是血浆经毛细血管壁滤过生成的,同时它又可通过重吸收回到毛细血管内。液体通过毛细血管壁的滤过和重吸收取决于四个因素:毛细血管血压、组织液静水压、血浆胶体渗透压和组织液胶体渗透压。其促进滤过因素的代数和称为有效滤过压(effective filtration pressure,EFP),即(毛细血管血压+组织液胶体渗透压)-(组织液静水压+血浆胶体渗透压)。单位时间内通过毛细血管壁滤过的液体量等于有效滤过压与滤过系数的乘积。

滤过系数的大小取决于毛细血管壁对液体的通透性和滤过面积。如图 4-16 所示,在毛细血管动脉端的有效滤过压为 10 mmHg(1.33 kPa),液体滤出毛细血管;而在毛细血管静脉端的有效滤过压为负值,故发生重吸收。总的来说,流经毛细血管的血浆,有 0.5%～2.0% 在毛细血管动脉端以滤过的方式进入组织间隙,其中约 90% 在静脉端被重吸收回血液,其余约 10%(包括滤过的白蛋白分子)进入毛细淋巴管,成为淋巴液。

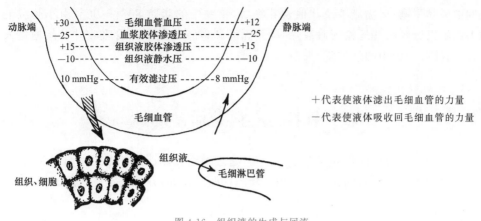

图 4-16　组织液的生成与回流

（二）影响组织液生成的因素

在正常情况下，组织液的生成和回流总是保持着动态平衡，故血量和组织液量能维持相对稳定。如果这种动态平衡遭到破坏，发生组织液生成过多或重吸收减少，组织间隙中就有过多的液体潴留，形成组织水肿。上述决定有效滤过压的各种因素，如毛细血管血压升高和血浆胶体渗透压降低时，都会使组织液生成增多，甚至引起水肿。静脉回流受阻时，毛细血管血压升高，组织液生成也会增加。淋巴回流受阻时，组织间隙内组织液积聚，可导致组织水肿。此外，在某些病理情况下，毛细血管壁的通透性增高，一部分血浆蛋白质也可滤过进入组织液，使组织液胶体渗透压升高，故组织液生成增多，发生水肿。

七、淋巴液的生成与回流

（一）淋巴液的生成

组织液进入淋巴管，即成为淋巴液。因此，其成分与组织液的成分非常接近。在毛细淋巴管起始端，内皮细胞的边缘像瓦片般互相覆盖，形成向管腔内开启的单向活瓣。另外，当组织液积聚在组织间隙内时，组织中的胶原纤维和毛细淋巴管之间的胶原细丝可以将这些重叠的内皮细胞边缘拉开，即活瓣被推开，使内皮细胞之间出现较大的缝隙。

组织液包括其中的血浆蛋白质、脂肪微粒等可以自由地进入毛细淋巴管。如果液体倒流，则活瓣关闭，从而防止淋巴液流入组织液。正常成人在安静时大约每小时有120 mL 淋巴液进入血液，每天生成淋巴液 2～4 L，大致相当于全身的血浆总量。组织液和毛细淋巴管内淋巴液之间的压力差是组织液进入淋巴管的动力。组织液压力升高时，能加快淋巴液的生成速度。

（二）影响淋巴液回流的因素

毛细淋巴管汇合形成集合淋巴管。淋巴管中有瓣膜，能防止淋巴液倒流。淋巴管壁中分布有平滑肌，其收缩活动和瓣膜共同构成"淋巴管泵"，能推动淋巴流动。淋巴管周围组织对淋巴管的压迫如肌肉收缩、相邻动脉搏动、按摩等也能推动淋巴流动。凡能增加淋巴生成的因素也都能增加淋巴液的回流量。

淋巴液生成和回流的生理功能，主要是回收组织液中的蛋白质；调节血浆和组织液之间的液体平衡;运输脂肪及其他营养物质,食物中的脂肪 80%～90% 由小肠绒毛中的毛细淋巴管吸收并运输到血液,少量胆固醇和磷脂也经淋巴管吸收并被运输进入血液循环;清除组织中的红细胞、细菌和其他异物。

第四节　心血管活动的调节

人体心血管可在内外环境发生变化时,通过神经和体液两种方式来调节其活动,使心排血量和各组织器官的血流适应当时新陈代谢的需要,并保持动脉血压的相对稳定。

一、神经调节

(一)心脏和血管的神经支配

1.心脏的神经支配

支配心脏的传出神经主要为心交感神经和心迷走神经。

(1)心交感神经及其作用:心交感神经的节前神经元起自脊髓第 1～5 胸段的侧角神经元,在星状神经节或颈交感神经节换元,节后神经元的轴突组成心脏神经丛,支配心脏各个部分,包括窦房结、房室交界、房室束、心房肌和心室肌。左、右两侧心交感神经对心脏的支配有差别。支配窦房结的交感神经纤维主要来自右侧心交感神经,支配房室交界的交感神经纤维来自左侧心交感神经。在功能上,右侧心交感神经兴奋时以引起心率加快的效应为主,而左侧心交感神经兴奋则以加强心肌收缩能力的效应为主。

(2)心迷走神经及其作用:心迷走神经的节前纤维起自延髓的迷走神经背核和疑核,在心脏内神经节换元,节后神经纤维支配窦房结、心房肌、房室交界、房室束及其分支。其节前和节后神经元都是胆碱能神经元。心室肌迷走神经纤维末梢数量远较心房肌中为少。两侧心迷走神经对心脏的支配也有差别,但不如两侧心交感神经支配的差别显著。右侧迷走神经对窦房结的影响占优势,左侧迷走神经对房室交界的作用占优势。

心交感神经对心脏有兴奋作用,心迷走神经对心脏有抑制作用,二者的作用是相拮抗的。在安静状态下,心迷走神经的作用比心交感神经的作用占有更大优势。此外,心脏还接受肽能神经元的支配(表 4-2)。

表 4-2 心脏的神经支配

神经	起源	支配部位	节后纤维递质	受体	效应	拮抗剂
心交感 N	T_{1-5}	窦房结——全部心室肌	去甲肾上腺素	β肾上腺素能受体	心脏兴奋	心得安
心迷走 N	迷走 N 核	窦房结——少许心室肌	乙酰胆碱	M 型胆碱能受体	心脏抑制	阿托品

2.血管的神经支配

除真毛细血管外,血管壁都有平滑肌分布。绝大多数血管平滑肌都受自主神经支配,毛细血管前括约肌上神经分布很少,主要受局部组织代谢产物影响。支配血管平滑肌的神经纤维可分为缩血管神经纤维（vasoconstrictor fiber）和舒血管神经纤维（vaso-dilator fiber）两大类，二者又统称为血管运动神经纤维，其中舒血管神经纤维又包含交感舒血管神经纤维和副交感舒血管神经纤维两种（表4-3）。

表 4-3 血管的神经支配

神经	起源	支配部位	节后纤维递质	受体	效应	拮抗剂
交感缩血管纤维	T_1-L_3	皮肤、胃肠等血管平滑肌	去甲肾上腺素	α肾上腺素能受体	血管收缩	酚妥拉明
交感舒血管纤维	T_1-L_3	骨骼肌	乙酰胆碱	M型胆碱能受体	血管舒张	阿托品
副交感舒血管纤维	副交感N核	脑、唾液腺、胃肠道外分泌腺、外生殖器	乙酰胆碱	M型胆碱能受体	血管舒张	阿托品

（二）心血管中枢

神经系统对心血管活动的调节是通过各种神经反射来实现的，因此与心血管反射有关的神经元集中的部位称心血管中枢（cardiovascular center）。这些神经元广泛分布于中枢神经系统自脊髓到大脑皮质的各级水平，互相联系，并具有不同的功能，使整个心血管系统的活动协调一致，并与整个人体的活动相适应。

1. 脊髓心血管神经元

在脊髓胸、腰段的灰质中间外侧柱中有支配心脏和血管的交感节前神经元。在脊髓骶段还有支配血管的副交感节前神经元。正常情况下，它们的活动完全受延髓及延髓以上心血管神经元的控制；在各种心血管反射中，脊髓心血管神经元仅起最后传出通路的作用。

2. 延髓心血管中枢

通常认为，最基本的心血管中枢位于延髓，其神经元主要包括心迷走神经元、控制心交感神经和交感缩血管神经活动的神经元。这些神经元在平时都有紧张性活动，分别称心迷走紧张、心交感紧张和交感缩血管紧张。在人体处于安静状态时，这些延髓神经元的紧张性活动表现为心迷走神经纤维和交感神经纤维持续的低频放电活动。延髓腹外侧区与调节交感缩血管神经的紧张性有关，与心交感神经的紧张性也有关；而延髓的疑核和迷走神经背核则与心迷走神经的紧张性有关。延髓的孤束核为传入神经的接替站，接受由颈动脉窦、主动脉弓和心脏感受器经舌咽神经和迷走神经传入的信息，然后发出纤维至延髓和中枢神经系统其他部位的神经元，继而影响心血管活动。

3. 延髓以上的心血管中枢

在延髓以上的脑干、小脑、大脑中，都存在与心血管活动有关的神经元。它们除了调节心血管反射活动之外，还起着协调心血管与其他生理活动之间的整合功能。

（三）心血管反射

当人体处于不同的生理状态如变换姿势、运动、睡眠时，或当人体内、外环境发生变化时,可引起各种心血管反射,使心排血量和各器官的血管收缩状况发生相应的改变,动脉血压也可发生改变。心血管反射一般都能很快完成,其生理意义都在于维持人体内环境的相对稳定。

1. 颈动脉窦和主动脉弓压力感受性反射

当动脉血压升高时,可引起压力感受性反射(baroreceptor reflex),其反射效应是心率减慢,外周血管阻力降低,血压回降,故又称减压反射。

(1)动脉压力感受器:压力感受性反射的感受装置是位于颈动脉窦和主动脉弓血管外膜下的感觉神经末梢,称为动脉压力感受器。其适宜刺激是血压对血管壁的机械牵张刺激。当动脉血压升高时,动脉管壁被牵张的程度就升高,压力感受器发放的神经冲动也就增多。在一定范围内,压力感受器的传入冲动频率与动脉管壁的扩张程度成正比。

(2)传入神经和中枢联系:颈动脉窦压力感受器的传入神经纤维组成颈动脉窦神经,加入舌咽神经,进入延髓孤束核;主动脉弓压力感受器的传入神经纤维组成主动脉神经,又称减压神经,并入迷走神经干进入延髓孤束核。

压力感受器的传入神经冲动到达孤束核后,可通过延髓内的神经通路使延髓头端腹外侧部的血管运动神经元抑制,从而使交感神经紧张性活动减弱;孤束核神经元还与延髓内其他神经核团以及脑干其他部位(如脑桥、下丘脑等)的一些神经核团发生联系,其效应也是使交感神经紧张性活动减弱。

(3)反射效应:当动脉血压升高时,压力感受器传入中枢的冲动增多,使心迷走紧张加强,心交感紧张和交感缩血管紧张减弱,其效应为心率减慢,心排血量减少,外周血管阻力降低,故动脉血压下降。反之,当动脉血压下降时,压力感受器传入冲动减少,出现血压回升效应(图 4-17)。

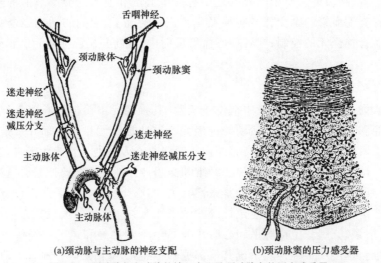

(a)颈动脉与主动脉的神经支配　　(b)颈动脉窦的压力感受器

图 4-17　颈动脉与主动脉的神经支配及颈动脉窦的压力感受器

(4)压力感受性反射的生理意义:压力感受性反射在心排血量、外周血管阻力、血量等发生突然变化时,会快速调节动脉血压,使动脉血压不致发生过大的波动。因此,动脉压力感受器的传入神经又被称为缓冲神经。

颈动脉窦内压力与主动脉压力之间的关系可以用曲线表示,称为压力感受性反射功能曲线(图 4-18)。该曲线两端逐渐平坦,中间较陡,这说明当窦内压在正常平均动脉压水平上下变动时,该段曲线最陡,压力感受性反射最为敏感,即纠正偏离正常水平的血压的能力最强。如果窦内压偏离正常血压水平越多,压力感受性反射纠正异常血压

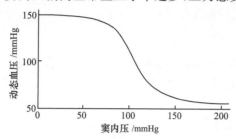

图 4-18　压力感受性反射功能曲线

的能力越弱。慢性高血压患者的压力感受性反射功能曲线向右移位,这种现象称为压力感受性反射的重调定,表示在高血压的情况下压力感受性反射的工作范围发生改变,即在比正常高的血压水平上进行工作,故动脉血压维持在比较高的水平。

2. 心肺感受器引起的心血管反射

在心房、心室和肺循环大血管壁存在许多感受器,总称为心肺感受器,其传入神经走行于迷走神经干内。心肺感受器的适应刺激有两大类:一类是血管壁的机械牵张。当心房、心室或肺循环大血管中压力升高或血容量增多而使心脏或血管壁受到牵张时,心肺感受器就发生兴奋。另一类是一些化学物质,如前列腺素、缓激肽等,有些药物如藜芦碱等也能刺激心肺感受器。

心肺感受器引起的心血管反射的反射效应是:①心交感紧张性降低,心迷走紧张性加强,导致心率减慢,心排血量减少,外周血管阻力降低,故血压下降。②肾交感紧张性降低,肾素释放减少,同时肾血管扩张,肾血流量增加,从而使肾排水、排钠增多。③抑制下丘脑合成和释放血管升压素,导致肾排水增多。这表明心肺感受器引起的反射在对血量及体液的量和成分的调节中有重要的生理意义。

3. 颈动脉体和主动脉体化学感受性反射

在颈总动脉分叉处、主动脉弓与肺动脉之间的血管壁外存在一些对血液 CO_2 分压过高,H^+ 浓度过高、低 O_2 等化学成分变化敏感的感受装置,分别称为颈动脉体和主动脉体化学感受器(chemoreceptor)。这些化学感受器受到刺激后,其感觉信号分别由颈动脉窦神经和迷走神经传入延髓孤束核,然后使延髓内呼吸神经元和心血管活动神经元的活动发生改变。反射效应主要是使呼吸加深加快,同时对缩血管中枢也有兴奋作用,使皮肤、内脏和骨骼肌的血管收缩,外周阻力增大,回心血量增多。并且由于呼吸的增强又通过反射引起心率加快,心排血量增加,导致动脉血压升高。

一般情况下,化学感受性反射的作用主要是调节呼吸运动,对心血管活动的影响很小。只有在低 O_2、窒息、失血、动脉血压过低和酸中毒时才发挥比较明显的作用。因此,化学感受性反射主要参与应急状态时的循环功能调节。

除上述心血管反射外,刺激躯体感受器也能引起心血管反射活动;扩张肺、胃、肠、膀胱等空腔器,挤压睾丸等,常可引起心率减慢或外周血管舒张等效应;当脑血流量减少时,引起脑缺血反应,动脉血压升高。

二、体液调节

血液和组织液中有一些化学物质可对心肌和血管平滑肌活动起调节作用。有些体液因素是通过血液运输,广泛作用于心血管系统;有些则在组织中形成,主要作用于局部的血管,调节局部组织的血流量。

(一)肾素-血管紧张素系统

肾素是由肾近球细胞合成和分泌的一种酸性蛋白水解酶,当肾血流量减少或血浆中 Na^+ 浓度降低时释放增多。肾素进入血液后,使血浆中由肝脏合成和释放的血管紧张素原(angiotensiogen,ANG)水解成血管紧张素Ⅰ(ANG Ⅰ)。血管紧张素Ⅰ在肺循环中被血管紧张素转化酶水解成血管紧张素Ⅱ(ANG Ⅱ)。血管紧张素Ⅱ受到血浆或组织中血管紧张素酶A的作用,转化成为血管紧张素Ⅲ(ANG Ⅲ)。

血管紧张素Ⅰ的生理活性很低。血管紧张素Ⅱ有极强的缩血管作用,是已知最强的缩血管物质之一,对循环功能的调节起着重要的作用:能促进交感神经末梢释放递质增多,使外周阻力增大,血压升高;作用于脑的室周器,使交感缩血管紧张活动加强,并可增强渴觉,导致饮水行为;可使血管升压素和促肾上腺皮质激素释放增加;可抑制压力感受性反射;还可促进肾上腺皮质释放醛固酮,构成肾素-血管紧张素-醛固酮系统,可促进肾小管对 Na^+、水的重吸收,使细胞外液和循环血量增加。血管紧张素Ⅲ的缩血管效应仅为血管紧张素Ⅱ的 10%～20%,但刺激肾上腺皮质合成和释放醛固酮的作用较强。血管紧张素总的作用是使血压上升。(图 4-19)

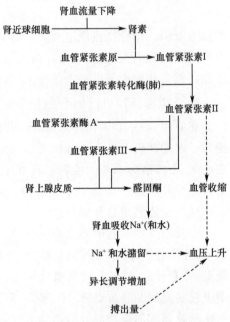

图 4-19　肾素-血管紧张素调节血液

(二)肾上腺素和去甲肾上腺素

肾上腺髓质分泌的激素包括肾上腺素(占 80%)和去甲肾上腺素(占 20%)是重要的心血管系统全身性体液调节因素,肾上腺素能神经纤维末梢释放的去甲肾上腺素也有一小部分进入血液循环。

肾上腺素和去甲肾上腺素属儿茶酚胺类,它们对心血管系统的作用大致相同,但也有差异,因为二者对不同的肾上腺素能受体的结合能力不同。肾上腺素和去甲肾上腺素共同作用于心血管系统会增加血压、心率和心排血量,但它们各自对心血管系统的效应还有所不同。两者对皮肤、肾、脾等器官的血管都有收缩作用,对冠状动脉都有舒张作用,但去甲肾上腺素对骨骼肌有缩血管作用,而肾上腺素则有暂时的舒血管作用。由于这种区别,去甲肾上腺素使血管外周总阻力增加,而肾上腺素不改变或减低外周阻力。因此,肾上腺素只使收缩压增加,去甲肾上腺素使收缩压、舒张压都增加,升压作用更大。在动物体上注射去甲肾上腺素后舒张压增加,往往反射性地增加迷走神经紧张使心搏减慢,而注射肾上腺素的典型反应是心搏加速。在临床应用上以肾上腺素为强心针,去甲肾上腺素为升压剂。

(三)血管升压素

血管升压素,又称抗利尿激素,是在下丘脑视上核和室旁核一些神经元内合成,随这些神经元的轴突进入神经垂体贮存,在需要时释放入血,发挥效应。

血管升压素在肾集合管可促进水的重吸收,故有抗利尿作用。血管升压素作用于血管平滑肌的相应受体,引起血管平滑肌收缩,是已知的最强的缩血管物质之一。在人体内,血浆中血管升压素浓度升高时首先出现抗利尿效应;只有当其血浆浓度明显高于正常水平时,才引起血压升高。血管升压素对人体内细胞外液量和渗透压的调节起重要作用。血浆渗透压升高时,可刺激脑渗透压感受器,使血管升压素释放增加。反之,当血浆渗透压降低或细胞外液量增加时,血管升压素释放减少。可见,血管升压素对于保持人体内细胞外液量和血浆渗透压的稳态以及运动血压的稳态,都起重要作用。

(四)激肽释放酶-激肽系统

激肽释放酶(kallikrein)是人体内的一类蛋白酶,可使某些蛋白质底物激肽原分解为激肽(kinin)。激肽具有舒血管活性的功能,可参与对血压和局部组织血流的调节。

激肽原是存在于血浆中的一些蛋白质,分为高相对分子质量激肽原和低相对分子质量激肽原。激肽释放酶可分为两大类:一类存在于血浆,称为血浆激肽释放酶,其作用于血浆中高分子量激肽原,使之水解,产生一种九肽的缓激肽;另一类存在于肾、唾液腺、胰腺等器官组织内,称为腺体激肽释放酶或组织激肽释放酶,其作用于血浆中低相对分子质量激肽原,产生一种十肽的赖氨酰缓激肽,也称胰激肽或血管舒张素。血管舒张素在氨基肽酶的作用下失去赖氨酸,成为缓激肽。缓激肽在激肽酶的作用下水解失活。

循环血液中的缓激肽和血管舒张素是已知的最强的舒血管物质,可使血管平滑肌舒张,致使器官的局部血管舒张,血流量增加(图 4-20)。

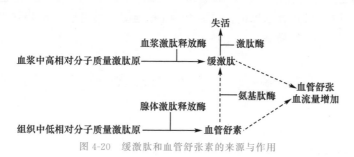

图 4-20　缓激肽和血管舒张素的来源与作用

(五)血管内皮生成的血管活性物质

血管内皮细胞可以生成和释放多种血管活性物质,引起血管平滑肌的舒张和收缩。

1. 血管内皮生成的舒血管物质

血管内皮生成的舒血管物质有多种,如内皮细胞内的前列环素合成酶可以合成前列环素(PGI_2),在搏动性血流对其产生的切应力作用下释放出来,使血管舒张。

血管内皮生成的另一类舒血管物质内皮舒张因子(EDRF)具有更重要的意义。目前认为 EDRF 就是一氧化氮(NO),其前体是 L-精氨酸,在一氧化氮合成酶的作用下生成 NO。NO 可使血管舒张。许多因素可以引起 NO 释放,如血液对血管内皮产生的切应力和低氧等。此外,血管内皮细胞表面还存在一些受体,如 P 物质受体、5-羟色胺受体、ATP 受体、M 型胆碱能受体等,这些受体被激活后,可刺激内皮细胞释放 NO。缓激肽、乙酰胆碱等的舒血管作用是通过内皮实现的。NO 在人体内还可负反馈地参与对动脉血压的即刻调节。当动脉血压升高时,血流对血管内皮的切应力增大,内皮细胞释放 NO 增多,阻止血管扩张,故血压回降。

2. 血管内皮生成的缩血管物质

血管内皮生成的缩血管物质也称为内皮缩血管因子(EDCF)。近年来研究得比较深入的是内皮素(endothelin)。内皮素是内皮细胞合成和释放的由 21 个氨基酸构成的多肽,是最强的缩血管物质之一。在生理情况下,血管内血流对内皮产生的切应力可使内皮细胞合成和释放内皮素。

(六)心房钠尿肽

心房钠尿肽(ANP)是由心房肌细胞合成和释放的一类多肽。心房钠尿肽可使血管舒张,也可使每搏量减少,心率减慢,故心排血量减少;心房钠尿肽作用于肾的受体,使肾排水和排钠增多;还可抑制肾素、醛固酮和血管升压素的释放。这些作用都可使细胞外液量减少,血压降低。

(七)前列腺素

前列腺素(PG)是一类活性强、种类多、功能各异的脂肪酸衍生物。全身各部的组织细胞几乎含有生成前列腺素的前体及酶,因此都能产生前列腺素。各种前列腺素对血管平滑肌的作用是不同的,例如前列腺素 E_2(PGE$_2$)具有强烈的舒血管作用,前列腺素 F_2a(PGF$_2$a)则使静脉收缩。前列环素(PGI$_2$)是血管内皮细胞合成和释放的一种前列腺素,有强烈的舒血管作用。

(八)组胺

组胺(histamine)是由组氨酸在脱羧酶的作用下产生的。许多组织,特别是皮肤、肺和肠黏膜的肥大细胞中含有大量的组胺。当组织受到损伤或发生炎症和变态反应时,都可释放组胺。组胺有强烈的舒血管作用,并能使毛细血管和微静脉管壁的通透性增大,血浆漏入组织导致局部组织水肿。

▌ 本章重难点小结 ▌

一、本章提要

通过本节学习,使同学们了解人体内血液循环过程中心肌、心肌细胞和血管的功能,以及血液循环的功能调节。具体包括以下内容:

1. 掌握心动周期的组成及心脏状态变化过程,心肌的生理功能,血管的功能特征及分类,组织液的生成与回流。

2. 熟悉心脏泵血功能的评价指标及其正常值,心肌细胞的生物电,影响动脉血压和静脉血压的影响因素。

3. 了解心肌的泵血功能调节,体表心电图、微循环及心血管活动的调节。

二、本章重难点

1. 重点:心脏的泵血过程,心肌的生理特性,心音和心电图,血流量、血流阻力和血压,动脉血压和动脉脉搏,静脉血压和静脉血流,组织液和淋巴液,心血管活动的神经调节、体液调节,器官循环。

2. 难点:心肌的生理特性,动脉血压和动脉脉搏,心血管活动的神经调节、体液调节。

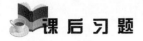 **课后习题**

一、名词解释

1.血液循环　2.心动周期　3.每搏量　　　4.每分功　5.心力储备
6.自律细胞　7.窦性心律　8.弹性贮器血管　9.血压　　10.微循环

二、填空

1.参与人体血液循环的基本结构是_____、_____和_____。

2.正常成人在安静时的心率一般为_____,平均为_____。

3.在一个 0.8 s 的心动周期中,首先左、右心房收缩约_____,继而舒张约_____;当心房开始舒张时,左、右心室进入收缩期约_____,然后左、右心室舒张约_____。

4.快速射血期,心室肌_____,室内压_____主动脉压,主动脉瓣_____,血液从_____射入_____,持续时间约_____。

5.某人左心室舒张末期容积约为 125 mL,收缩末期容积约为 55 mL,则其每搏量为_____。

6.心肌的生理功能包括_____、_____、_____和_____。

7._____是心脏的正常起搏点。

8.心室收缩时动脉血压_____,在心室收缩期的中期达到最高值称为收缩压。

9.影响动脉血压的因素有_____、_____、_____、_____和_____。

10.微循环的血液可经过_____、_____和_____等三条通路从微动脉流向微静脉。

三、选择题

1.以下关于血液循环描述中错误的是(　　)。

A.单向　　　B.双向　　　C.间断和不间断均有
D.循环　　　　　　　　　　E.由心脏、血管和血液参与

2.血液循环的动力主要来自于(　　)。

A.血液　　　B.心脏　　　C.动脉　　　D.静脉　　　E.血管

3.心动周期的时间为(　　)。

A.心脏收缩一次的时间　　　　　　　B.心脏舒张一次的时间
C.心脏收缩和舒张一次的时间　　　　D.心脏收缩或舒张一次的时间
E.固定为 60 s

4.现测得某人的心率为 75 次/s,则其心动周期为(　　)。

A.7.5 s　　　B.0.75 s　　　C.8 s　　　D.0.8 s　　　E.60 s

5.在正常成年人的心动周期中,持续时间大约为 0.11 秒的是(　　)。

A.快速射血期　　　　B.减慢射血期　　　　C.心室收缩期
D.快速充盈期　　　　E.减慢充盈期

6.在正常成年人的心动周期中,有血液从心房流入心室的时间为(　　)。

A.0.11 s　　　B.0.22 s　　　C.0.33 s　　　D.0.34 s　　　E.0.43 s

7.在正常成年人的心动周期中,有血液从心室流入大动脉的时间为( )。

A.0.05 s   B.0.15 s   C.0.25 s   D.0.3 s   E.0.35 s

8.第一心音主要发生在( )。

A.心室收缩期　　　　　　B.心室舒张期　　　　　　C.心房收缩期

D.心房舒张期　　　　　　E.整个心动周期都有

9.第二心音主要发生在( )。

A.心室收缩期　　　　　　B.心室舒张期　　　　　　C.心房收缩期

D.心房舒张期　　　　　　E.整个心动周期都有

10.正常成年人安静状态下的每搏输出量约为( )。

A.55 mL   B.70 mL   C.125 mL   D.500 mL   E.700 mL

11.健康成年人在做剧烈体力活动时,每分输出量为( )。

A.15～20 L   B.20～25 L   C.25～30 L   D.30～35 L   E.超过50 L

12.正常成年人安静状态时的射血分数为( )。

A.25%～35%　　　　　　B.35%～45%　　　　　　C.45%～55%

D.55%～65%　　　　　　E.65%～75%

13.窦房结细胞(P细胞)属于( )。

A.慢反应自律细胞　　　　B.慢反应非自律细胞　　　C.快反应自律细胞

D.快反应非自律细胞　　　E.工作细胞

14.心室肌细胞属于( )。

A.慢反应自律细胞　　　　B.慢反应非自律细胞　　　C.快反应自律细胞

D.快反应非自律细胞　　　E.慢反应工作细胞

15.以下心肌细胞的生理特性中,心房肌细胞不具备的是( )。

A.收缩性   B.自律性   C.兴奋性   D.传导性   E.以上都不具备

16.以下不参与构成心电图的是( )。

A.U波   B.P波   C.QRS波群   D.T波   E.O波

17.从功能特点上分类,主动脉属于( )。

A.弹性储器血管　　　　　B.分配血管　　　　　　　C.交换血管

D.容量血管　　　　　　　E.毛细血管

18.我国健康青年人在安静状态时的动脉血压为( )。

A.收缩压30～40 mmHg;舒张压60～80 mmHg;脉压100～120 mmHg

B.收缩压60～80 mmHg;舒张压30～40 mmHg;脉压100～120 mmHg

C.收缩压100～120 mmHg;舒张压60～80 mmHg;脉压30～40 mmHg

D.收缩压100～120 mmHg;舒张压30～40 mmHg;脉压60～80 mmHg

E.收缩压100～120 mmHg;舒张压60～80 mmHg;脉压60～80 mmHg

19.以下因素中,对动脉血压影响最小的是( )。

A.每搏输出量   B.心率   C.大动脉的弹性储器作用   D.体位   E.情绪

20.以下计算组织液生成的有效滤过压公式正确的是(　　)。

A.(组织液静水压＋毛细血管血压)－(组织液胶体渗透压＋血浆胶体渗透压)

B.(毛细血管血压＋组织液胶体渗透压)－(血浆胶体渗透压＋组织液静水压)

C.(组织液胶体渗透压＋血浆胶体渗透压)－(组织液静水压＋毛细血管血压)

D.(血浆胶体渗透压＋组织液静水压)－(毛细血管血压＋组织液胶体渗透压)

E.(毛细血管血压＋组织液胶体渗透压)＋(血浆胶体渗透压＋组织液静水压)

四、问答题

1.心脏为什么能有节律、有序地收缩与舒张?为什么说心率过快相对对人体不利?

2.在一个0.8 s的心动周期里面,血液暂时停止流动的时间有多长?心脏向动脉血管供血的时间又有多长?

3.动脉血压是如何形成的?有哪些因素可对动脉血压造成影响?

4.血浆、组织液和淋巴液之间的转化关系是怎样的?

五、案例分析题

患者张某,因前胸部中央偶尔出现剧烈疼痛到医院就诊,医生初步检查后怀疑为心血管疾病,为准确判断其心功能,需要进一步检查哪些项目?

课后习题参考答案

(谢义群　王辉)

第五章
呼　吸

[学习目标]

1.掌握呼吸的概念及过程、肺通气和肺换气的原理以及气体在血液中的运输形式。

2.熟悉胸膜腔内压的生理意义、肺通气的评价指标以及化学感受性反射。

3.了解氧离曲线的特点及生理意义、肺牵张反射的意义。

4.弘扬医者奉献精神,激发学生的责任感、使命感,培养学生的社会主义核心价值观。

呼吸(respiration)是指人体与外界环境之间进行气体交换的过程。由于人体的大多数组织细胞不能直接和外界环境进行气体交换,需要呼吸器官与血液循环的参与,因此呼吸的全过程由 4 个既相互衔接又同步进行的环节来实现,如图 5-1 所示:①肺通气,是指肺与外界环境之间的气体交换过程;②肺换气,是指肺泡与肺毛细血管血液之间的气体交换过程;③气体在血液中的运输;④组织换气,是指组织细胞与组织毛细血管血液之间的气体交换过程。肺通气和肺换气合称为外呼吸,组织换气又被称为内呼吸,内呼吸也包括组织细胞对氧的摄取和利用过程。通常所说的呼吸一般是指外呼吸。

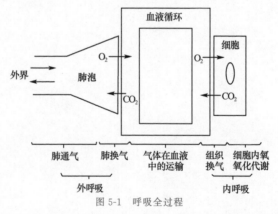

图 5-1　呼吸全过程

呼吸过程中,机体不断地从外界环境中摄取代谢所需的 O_2,同时把代谢产生的 CO_2 排出体外,从而起到维持体内 O_2 和 CO_2 含量相对稳定的效果,以保证组织细胞新陈代谢的顺利进行。呼吸的任何环节出现异常,都可引起组织细胞低 O_2 和(或)CO_2 积聚,使内环境稳态遭到破坏,影响机体新陈代谢活动的正常进行,甚至危及生命。因此,呼吸是维持机体生命活动的基本生理过程之一。

第一节　肺通气

肺通气(pulmonary ventilation)是指肺与外界环境之间的气体交换过程。实现肺通气的结构基础包括呼吸道、肺泡和胸廓等。

一、肺通气的原理

肺通气过程通过肺通气的动力克服其阻力来实现推动气体进出肺,包括吸气和呼气两个环节。

(一)肺通气的动力

气体总是由压力高的地方流向压力低的地方,因此气体进出肺主要取决于肺泡与外界环境的压力差。在一定海拔高度,大气压是相对恒定的,因此这一压力差的形成取决于肺内压的改变。肺内压的高低取决于肺的扩张与缩小,但肺本身不具备主动扩张和缩小的能力,它的扩张和缩小依赖于呼吸肌的收缩和舒张引起的胸廓运动。因此,肺内压与外界大气压之间的压力差是肺通气的直接动力,而呼吸肌的收缩和舒张引起的胸廓的扩大和缩小即呼吸运动是肺通气的原动力。

1. 呼吸运动(respiratory movement)

呼吸运动是指呼吸肌的节律性收缩和舒张引起的胸廓扩张和回缩运动,包括吸气运动和呼气运动。呼吸肌根据其功能可分为吸气肌、呼气肌和辅助吸气肌等。人体主要的吸气肌是膈肌和肋间外肌,主要的呼气肌是肋间内肌和腹肌。此外,胸锁乳突肌、斜角肌等为辅助吸气肌。当肺内压低于大气压时,气体入肺,这一过程是吸气运动;当肺内压大于大气压时,气体出肺,这一过程为呼气运动。呼吸运动可根据呼吸的幅度及参与呼吸的主要呼吸肌不同来分型:依据呼吸的幅度不同,分为平静呼吸和用力呼吸;依据参与呼吸的主要呼吸肌不同,分为胸式呼吸和腹式呼吸。

(1)平静呼吸:是指机体在安静状态下,平静而均匀的呼吸运动。正常人安静时的呼吸频率一般为 12～18 次/min。平静呼吸时,吸气运动是由于膈肌和肋间外肌收缩引起的。肋间外肌收缩时胸骨和肋骨上举、肋骨下缘外翻,使胸廓的前后径和左右径增大,膈肌收缩使膈穹窿下移,使胸廓上下径增大,胸廓扩张可牵拉肺,使肺被动扩张,肺的容积增大,肺内压降低,当肺内压低于大气压时(<1～2 mmHg),外界气体经呼吸道被吸入肺内,即吸气。平静呼吸时,呼气运动是由于膈肌和肋间外肌舒张引起的。肋间外肌舒张引起胸骨和肋骨回位,使胸廓的前后径和左右径缩小,膈肌舒张膈穹窿上移,使胸廓上下径缩小,此时吸引肺被动扩张力量消失,肺由于弹性发生回缩,使肺的容积缩小,肺内压升高,当肺内压高于大气压时(>1～2 mmHg),肺内气体经呼吸道被呼出,即呼气。由于平静吸气时膈肌和肋间外肌的收缩需要消耗能量,故吸气过程是主动过程;平静呼气时肌肉舒张不消耗能量,故呼气过程是被动过程。

(2)用力呼吸:是指机体在劳动或运动时加深加快的呼吸,又称为深呼吸,其频率随劳动或运动的强度而改变。用力吸气时除有膈肌和肋间外肌收缩外,还有辅助吸气肌(如胸锁乳突肌)参与收缩,使胸廓进一步扩张,胸廓和肺的容积增大更明显,肺内压下降得更低,肺内压与大气压之间的压力差更大,从外界吸入肺的气体更多。用力呼气运动除有膈肌、肋间外肌和辅助吸气肌舒张外,还有肋间内肌和腹肌收缩,使胸廓进一步缩小,胸廓和肺的容积缩小更明显,使肺内压上升得更高,肺内压与大气压之间的压力差更大,从肺中呼出的气体更多。由于用力呼吸的吸气和呼气过程都有呼吸肌收缩的能量消耗,故吸气和呼气过程都是主动的。

(3)胸式呼吸:是指呼吸时以肋间肌肉的收缩和舒张为主,主要表现为胸壁的起伏变化明显的呼吸运动。胸式呼吸主要见于腹部活动受限的人,如妊娠晚期的妇女和腹膜炎及腹部巨大肿瘤病人,因膈肌活动受限,病人常以胸式呼吸为主。

(4)腹式呼吸:是指呼吸时以膈肌的收缩和舒张为主,主要表现为腹壁的起伏变化明显的呼吸运动。腹式呼吸可见于新生儿和胸部活动受限的人,如胸膜炎病人。

正常成人的呼吸属于胸式呼吸和腹式呼吸共存的混合式呼吸,是由肋间外肌和膈肌共同完成的。正常成人不会采用单纯的胸式呼吸或腹式呼吸。

2. 肺内压(intrapulmonary pressure)

肺内压是指肺泡内的压力。在呼吸过程中,肺内压随着胸腔的容积变化而改变。在吸气初期,肺的容积随胸廓扩张而逐渐增大,使肺内压逐渐下降,低于大气压,气体顺着压力差由外界经呼吸道流入肺泡。随着流入肺泡的气体逐渐增多,肺内压逐渐升高,到吸气末期,肺内压升至与大气压相等时,气体停止流动。在呼气初期,肺的容积随胸廓回缩而逐渐缩小,使肺内压逐渐升高,高于大气压,气体顺着压力差由肺经呼吸道流出。随着气体不断地流出,肺内压逐渐下降,到呼气末期,肺内压降至与大气压相等时,气体又停止流动。因此,在呼吸过程中,肺内压在吸气初小于大气压,在呼气初大于大气压,在吸气末和呼气末等于大气压。

肺内压的变化幅度与呼吸的幅度、频率和呼吸道的通畅程度有关。当呼吸道通畅,呼吸浅而慢时,肺内压的变化幅度较小。平静呼吸时,肺内压的变化幅度一般为1~2 mmHg。而当呼吸道不通畅,呼吸深而快时,肺内压的变化幅度较大。用力呼吸时肺内压的变化幅度增大,在声门紧闭尽力吸气时,最高肺内压可比大气压低30~100 mmHg;在尽力呼气时,肺内压可比大气压高60~140 mmHg。

3. 胸膜腔内压(intrapleural pressure)

胸膜腔是在肺和胸廓之间存在的一个由脏层胸膜和壁层胸膜围成的潜在而密闭的腔隙。正常时胸膜腔内没有气体,仅有少量浆液使脏层和壁层胸膜吸附在一起,不易分开,在两层胸膜之间起润滑作用。因此,密闭的胸膜腔将肺和胸廓耦联在一起,使不具有主动张缩能力的肺可随胸廓的扩张和回缩而跟着扩张和回缩。

胸膜腔内的压力称为胸膜腔内压,简称胸内压,可用检压计直接测定,也可以通过食管内压来间接反映胸膜腔内压。正常情况下,胸膜腔内压低于大气压,在肺通气过程中大气压是不变的,我们通常把它定为零,则胸膜腔内压为负压,称为胸膜腔负压。

胸膜腔负压是人在出生后才形成的,胸膜腔负压的形成与肺和胸廓的自然容积不同有关,人在出生以后由于胸廓的生长速度比肺快,使胸廓的自然容积大于肺的自然容积。因两层胸膜被浆液紧紧吸附在一起,使肺被牵引始终处于扩张状态。因此,胸膜腔要承受两种力量的作用:一是促使肺泡扩张的肺内压;二是促使肺泡缩小的肺回缩力。由于两种力量的作用相反,故胸膜腔实际承受的压力应为

$$胸膜腔内压=肺内压-肺回缩力$$

由于正常人在平静呼气末和吸气末肺内压等于大气压,肺内压可以用大气压代替,因此,

$$胸膜腔内压=大气压-肺回缩力$$

若将大气压看作零,则:

$$胸膜腔内压=-肺回缩力$$

由此可见,胸膜腔内负压实际上是由肺回缩力所形成的。在呼吸过程中,肺回缩力

随着肺容积的变化而变化,因而胸膜腔负压也随之发生相应的周期性变化。吸气时肺扩张,肺回缩力增大,胸膜腔负压也增大;呼气时肺缩小,肺回缩力减小,胸膜腔负压也减小。

胸膜腔负压具有重要的生理意义:①通过胸膜腔负压的牵拉吸引作用,可维持肺的扩张状态,防止肺萎陷;②胸膜腔将肺和胸廓耦联在一起,在肺通气过程中,使肺的容积可随胸廓的容积变化而改变;③胸膜腔负压可使右心房、腔静脉和胸导管扩张,降低中心静脉压,促进外周静脉血液和淋巴回流。一旦胸膜或肺破裂,胸膜与大气相通,空气将立即进入胸膜腔,形成气胸,此时胸膜脏层和壁层彼此分开,胸膜腔负压消失,肺因其弹性回缩力而发生塌陷,胸廓的呼吸运动将不再能引起肺的张缩。显然,气胸将导致肺通气障碍出现呼吸困难,血液和淋巴回流也将受阻。如不及时治疗,则将导致呼吸循环系统功能衰竭而危及生命。

▌ 知 识 链 接 ▐

关 于 人 工 呼 吸

在呼吸运动过程中,肺内压的周期性交替性升降,造成肺内压和大气压之间的压力差,这一压力差是推动气体进出肺的直接动力。根据这一原理,在人的自然呼吸停止时,可以用人为的方法建立肺内压和大气压之间的压力差,维持肺的通气,这就是人工呼吸。人工呼吸的方法很多,例如用人工呼吸机进行正压通气、简便易行的口对口的人工呼吸、节律性地举臂压背或挤压胸廓等。在实施人工呼吸时,首先要保持患者的呼吸道通畅,否则人工呼吸的操作对肺通气仍将是无效的。

(二)肺通气的阻力

肺通气的阻力是指在肺通气过程中遇到的阻止气体流动的力量。它包括弹性阻力和非弹性阻力。一般情况下,弹性阻力占通气总阻力的70%,非弹性阻力占通气总阻力的30%。

1. 弹性阻力

弹性阻力(elastic resistance)是指弹性体在外力作用下,产生的对抗变形并恢复原形的力。弹性阻力的大小可用顺应性的高低来衡量。顺应性(compliance)是指弹性体在外力作用下发生变形的难易程度。顺应性可用单位跨壁压的变化(ΔP)所引起的容积变化(ΔV)来表示,如用 C 表示顺应性,则:$C = \dfrac{\Delta V}{\Delta P}$ (L/cm H_2O)。对于空腔脏器来说,顺应性反映了其可扩张性,顺应性越大,表示器官的可扩张性越高,在一定跨壁压作用下越容易被扩张,其弹性阻力就越小;反之,顺应性越小,在相同的跨壁压作用下,扩张的程度就越小,其弹性阻力就越大,即顺应性和弹性阻力之间成反比关系。肺和胸廓都是弹性体,都可对呼吸运动产生弹性阻力。由于肺和胸廓的弹性阻力难以测定,故常用顺应性来反映其弹性阻力的大小。

(1)肺的弹性阻力:包括肺泡表面张力和肺弹性纤维的弹性回缩力。前者约占肺弹性阻力的 2/3,后者约占肺弹性阻力的 1/3。

肺泡表面存在着一层极薄的液体,这层液体与肺泡形成液-气界面。由于液体分子之间的吸引力,因而产生使液体表面缩小的力,称为肺泡表面张力。肺泡表面张力的作用是使肺泡回缩,对抗肺的扩张,为呼吸的阻力,并引起毛细血管液体渗入肺泡,形成肺水肿。但正常情况下肺水肿并不会发生,因为肺泡内存在肺泡表面活性物质(alveolar surfactant)。肺泡表面活性物质是一种由肺泡Ⅱ型上皮细胞合成和分泌的脂蛋白混合物,其主要成分是二棕榈酰卵磷脂。肺泡表面活性物质分布在肺泡液体分子层的内表面,起到降低肺泡表面张力的作用。其生理意义是:①提高肺的顺应性,从而降低吸气阻力,减少吸气做功。②维持肺泡的稳定性。因为肺泡表面活性物质的密度随肺泡半径的变小而增大,或随半径的增大而减小,所以在出现小肺泡或呼气时,表面活性物质的密度较高,降低表面张力的作用,肺泡表面张力小,以防止肺泡塌陷;在出现大肺泡或吸气时,表面活性物质密度减小,肺泡表面张力增大,以防止肺泡过度膨胀。③减少肺间质和肺泡内的组织液生成。由于肺泡表面张力是指向肺泡腔内的,对肺泡间质产生"抽吸"作用,使肺泡间质的静水压降低,组织液生成增加,因此肺泡表面张力很高时可能导致肺水肿。表面活性物质可降低肺泡表面张力,从而减弱表面张力对肺泡间质的"抽吸"作用,以防止肺水肿的发生。

此外,肺组织含有弹性纤维,具有弹性回缩力。在一定的范围内,肺被扩张得越大,肺弹性回缩力越大。肺弹性阻力在吸气过程中起阻力作用,但在呼气过程中起动力作用。当肺水肿、肺泡表面活性物质缺乏时,肺弹性阻力增加,肺不容易扩张,患者表现为吸气困难。而在肺气肿时,肺弹性纤维被破坏,非弹性回缩力减小,患者表现为呼气困难。

(2)胸廓的弹性阻力:来源于胸廓的弹性成分,它是一个双向弹性体。

当胸廓容积处于自然容积(如平静呼气末,肺容量占肺总容量的67%)时,胸廓的弹性阻力为零,不表现出弹性阻力。当胸廓容积小于自然容积(如深呼气时,肺容量小于肺总容量的67%)时,胸廓被牵引向内缩小,胸廓的弹性回缩力向外,是吸气的动力、呼气的阻力。当胸廓容积大于自然容积(如深吸气时,肺容量大于肺总容量的67%)时,胸廓被牵引向外扩大,胸廓的弹性回缩力向内,是呼气的动力、吸气的阻力。所以,平静呼吸时,胸廓的弹性阻力对呼吸的影响非常小,用力呼吸时的影响视其位置而定。临床上由于胸廓的弹性阻力引起肺通气障碍的情况较少,所以临床意义相对较小。

2. 非弹性阻力

非弹性阻力(nonelastic resistance)包括惯性阻力、黏性阻力和气道阻力。惯性阻力是气流在发动、变速和换向时因气流和组织的惯性产生的阻力。黏性阻力是呼吸时组织发生相对位移所产生的摩擦力。气道阻力是气体流经呼吸道时气体分子之间及气体分子与气道管壁之间产生的摩擦力。其中,气道阻力占非弹性阻力的80%~90%,故通常所说的非弹性阻力主要指气道阻力。

气道阻力的大小与气流速度、形式和气道口径等因素有关,气道口径小,气流速度快,涡流产生的阻力大;气道口径大,气流速度慢,层流产生的阻力小。其中,气道口径是影响气道阻力的主要因素。气道口径在整体内受神经因素和体液因素的调节。交感神经兴奋时,气道平滑肌舒张,气道口径增大,气道阻力减小;迷走神经兴奋时,气道平滑肌收缩,气道口径缩小,气道阻力增大。体液因素中,肾上腺素可使气道平滑肌舒张,气道口径增大,气道阻力减小;组胺、激肽和慢反应物质等则使气道平滑肌收缩,气道口径缩小,气道阻力增大。

二、肺通气功能的评价

肺通气是呼吸的一个重要环节,会受到很多因素的影响,临床上经常采用肺容积、肺容量、肺通气量等指标来评价肺的通气能力。

(一)肺容积

肺容积(lung volume)是指肺容纳气体的体积,随呼吸运动而变化(图 5-2),下列各种肺容积指标都能在一定程度上用来评价肺通气功能:

1. 潮气量

潮气量(tidal volume,TV)是指每次呼吸时吸入或呼出肺的气体量。它可随着呼吸的深度而改变。平静呼吸时,正常成人的潮气量为 400~600 mL,平均为 500 mL;用力呼吸时,潮气量随呼吸加深而增大。

2. 补吸气量

补吸气量(inspiratory reserve volume,IRV)是指平静吸气末,再尽力吸气所能增加吸入的气体量,它反映吸气的储备能力。正常成人的补吸气量为 1 500~2 000 mL。

3. 补呼气量

补呼气量(expiratory reserve volume,ERV)是指平静呼气末,在尽力呼气所能增加呼出的气体量,它反映呼气的储备能力。正常成人的补呼气量为 900~1 500 mL。

4. 余气量

余气量(residual volume,RV)是指最大呼气末期肺内残留的气体量。余气量的存在可以避免肺泡在肺容量过低时发生塌陷。正常成人为 1 000~1 500 mL,余气量过大,表示肺通气功能不良。

(二)肺容量

两项或两项以上肺容积之和,称为肺容量(lung capacity)(图 5-2),包括以下几项:

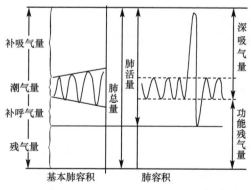

图 5-2　肺容积和肺容量

1. 深吸气量

深吸气量(inspiratory capacity,IC)是指平静呼气末做深吸气所能吸入的最大气体量,它等于潮气量与补吸气量之和,是衡量最大通气能力的重要指标之一。胸廓、胸膜、肺组织和呼吸肌等的病变,可使深吸气量减少而降低最大通气潜力。

2. 功能余气量

功能余气量（functional residual capacity，FRC）是指平静呼气末肺内残留的气体量。它等于残气量和补呼气量之和。正常人约为 2 500 mL。功能余气量可以缓冲呼吸过程中肺泡内氧分压 $P(O_2)$ 和二氧化碳分压 $P(CO_2)$ 的变化幅度，使肺泡和动脉血中的 $P(O_2)$ 和 $P(CO_2)$ 不会随呼吸发生大幅度的改变。

3. 肺活量和用力呼气量

肺活量（vital capacity，VC）是指最大吸气后，尽力呼气所能呼出的气体量，等于潮气量、补吸气量和补呼气量之和。它反映了一次肺通气的最大能力，常作为衡量肺通气功能的指标。肺活量有较大的个体差异，它与年龄、性别、身材和机体的健康状态有关，正常成人男性为 3 000～4 000 mL，平均为 3 500 mL；正常成人女性为 2 000～3 000 mL，平均为 2 500 mL。

肺活量作为肺通气功能指标，有其不足之处，在某些疾病（如肺组织弹性降低或气道狭窄）状态下，通气功能已有损害，但由于可任意延长呼气时间，肺活量仍可在正常范围内，因此临床上常用用力呼气量的测定来弥补肺活量的不足。用力呼气量（forced expiratory volume，FEV）又称为时间肺活量（timed vital capacity，TVC），是指最大吸气后，以最快的速度用力呼气，测一定时间内呼出的气量，一般测受试者前 3 秒末呼出气量占肺活量的百分比。正常成人在第 1、2、3 秒末呼出气量分别占肺活量的百分比为 83％、96％和 99％。其中，第 1 秒末用力呼气量最有意义，如果第一秒末用力呼气量低于 65％，提示有一定程度的气道阻塞。用力呼气量既反映了肺活量的大小，又反映了通气速度和通气阻力的大小，是衡量肺通气功能的一项较理想的指标。

4. 肺总量

肺总量（total lung capacity，TLC）是指肺组织容纳的最大气体量。它等于肺活量与残气量之和，并存在较大的个体差异，正常成人男性约为 5 000 mL，女性为 3 500 mL。

（三）肺通气量

衡量肺通气功能的最佳指标是肺通气量，肺通气量（pulmonary ventilation）是指单位时间内吸入或呼出肺的气体量。它包括每分肺通气量和每分肺泡通气量。

1. 每分肺通气量

每分肺通气量（minute ventilation volume）是指每分钟吸入或呼出肺的气体量，等于潮气量×呼吸频率。安静状态下，潮气量平均为 500 mL，呼吸频率为 12～18 次/min，正常成人每分肺通气量为 6～9 L。

每分肺通气量可以随着年龄、性别、身材及运动量的不同而改变，在劳动和运动时，每分肺通气量增大。当机体以最快的速度和最深的幅度用力呼吸时，每分钟吸入或呼出肺的气体量，称为最大随意通气量（maximal voluntary ventilation，MVV）。一般可达到 70～120 L，最高可达到 150 L。最大随意通气量是评估一个人能进行多大运动量的重要生理指标之一。

通过将平静呼吸时的每分肺通气量与最大随意通气量进行比较，可了解肺通气功能的储备能力，常用通气储量百分比表示，它反映通气功能的储备能力。正常成人通气储量百分比在 93％以上，如通气储量百分比小于 70％，表明通气储备能力不良。

$$通气储备百分比 = \frac{最大随意通气量 - 每分平静通气量}{最大随意通气量} \times 100\%$$

2.每分肺泡通气量

每次吸入的气体,一部分将留在从鼻或口至终末细支气管之间的呼吸道内,这部分气体不参与肺泡与血液之间的气体交换,是无效气体,故此腔体称为解剖无效腔(anatomical dead space),其容量约为 150 mL。进入肺泡的气体,也可因血流在肺内分布不均而不能都与血液进行气体交换,若部分肺血管栓塞时,虽然有足够的通气量,但没有足够的血液供气体交换。未能发生气体交换的这一部分肺泡容量,称为肺泡无效腔(alveolar dead space)。解剖无效腔和肺泡无效腔合称为生理无效腔(physiological dead space)。健康成人平卧时,生理无效腔接近于解剖无效腔。

由于生理无效腔的存在,每次吸气时,只有进入肺泡的气体才与血液进行气体交换。因此,相当于潮气量减去解剖无效腔后的气体量,才是进入肺泡的有效通气量,即每次吸气的肺泡通气量。生理学中,肺泡通气量,即每分肺泡通气量(alveolar ventilation volume),是指每分钟进入肺泡与血液进行气体交换的新鲜空气量,即

$$肺泡通气量 = (潮气量 - 无效腔气量) \times 呼吸频率$$

正常安静状态下,潮气量平均为 500 mL,肺泡无效腔为 0,解剖无效腔气量为 150 mL,呼吸频率为 12~18 次/min,正常成人的肺泡通气量约为 4.2 L/min。

由于正常情况下肺泡无效腔气量为零,解剖无效腔气量比较恒定,因此,肺泡通气量主要受潮气量和呼吸频率的影响,在保持肺通气量不变的情况下,不同的呼吸形式可使肺泡通气量明显不同(表 5-1)。深而慢的呼吸可使肺泡通气量增大,肺换气效率提高;浅而快的呼吸可使肺泡通气量减少,肺换气效率降低。

表 5-1   **不同呼吸形式的肺通气量与肺泡通气量的比较**

呼吸形式	潮气量/mL	呼吸频率/(次/min)	每分肺通气量/(mL/min)	肺泡通气量/(mL/min)
平静呼吸	500	14	7 000	4 900
深慢呼吸	1 000	7	7 000	5 950
浅快呼吸	250	28	7 000	2 800

第二节　气体交换

气体交换包括肺换气和组织换气。肺换气是指肺泡与肺毛细血管血液之间的气体交换过程。组织换气是指组织细胞与组织毛细血管血液之间的气体交换过程。

一、气体交换的原理

肺换气和组织换气是通过呼吸气体以单纯扩散的方式跨越呼吸膜和毛细血管壁的转运而实现的。单位时间内气体扩散的容积,称为气体扩散速率(diffusion rate,DR)。它主要受到膜的通透性、气体的分压差和气体的理化特性等因素的影响,其中最关键的是膜两侧气体的分压差。正常情况下,O_2、CO_2 等气体能通过膜进行扩散,气体的理化特性只影响其扩散速度,而分压差是气体扩散的动力。

（一）气体交换的动力

气体的分压（partial pressure）是指混合气体中每一种组分气体产生的压力，它等于混合气体的总压力乘以该组分气体所占的容积百分比。例如，空气是混合气体，总压力为 760 mmHg（101 kPa），其中 O_2 的容积百分比约为 21%，因此 O_2 分压（PO_2）为 $760 \times 21\%$，即约 159 mmHg（21.1 kPa），CO_2 的容积百分比约为 0.04%，故 CO_2 分压（PCO_2）为 $760 \times 0.04\%$，即约 0.3 mmHg（0.04 kPa）。

两个区域之间的某种气体分压的差值，称为该气体的分压差。气体的分压差是气体扩散的动力，分压差越大，气体的扩散速率就越快。气体的分压差也决定了体内气体扩散的方向，每种气体总是顺着分压差从分压高处转移到分压低处，并与其他气体的分压高低无关。O_2 之所以能从肺泡进入血液继而进入组织，CO_2 之所以能从组织进入血液继而进入肺泡，都是由于肺泡内、血液内及组织细胞内的 O_2 和 CO_2 各有不同分压差（表 5-2）所造成的。

表 5-2　体内、外不同部位的氧分压（PO_2）和二氧化碳分压（PCO_2）　（mmHg）

	海平面大气	肺泡气	动脉血	静脉血	组织细胞
PO_2	159	102	100	40	30
PCO_2	0.3	40	40	46	50

（二）气体交换的其他影响因素

1. 气体的分子量

气体的扩散速率与气体分子量的平方根成反比，分子量越大，气体扩散的速率越小。由于 CO_2 的分子量（44）大于的 O_2 分子量（32），所以按分子量计算，O_2 扩散速率大于 CO_2。

2. 气体的溶解度

如果扩散发生在气-液界面上，气体的扩散速率还与气体的溶解度成正比。气体的溶解度是指某种气体在单位压力下，能溶解于单位液体中的气体毫升数。在单位压力下气体溶解的数量越多，溶解度越大，气体扩散的速率越大。O_2 在血浆中的溶解度为 21.1 mL/L，CO_2 在血浆中的溶解度为 515 mL/L，CO_2 的溶解度约为 O_2 的 24 倍，按溶解度计算，CO_2 扩散速率大于 O_2。

3. 扩散的面积和距离

气体的扩散速率与扩散的面积成正比，与扩散的距离成反比。扩散的面积越大，距离越短，气体扩散的速度越快，扩散速率越大；扩散的面积越小，距离越长，气体扩散的速度越慢，扩散速率越小。

4. 温度

气体的扩散速率与温度成正比，温度越高，气体扩散的速度越快，扩散速率越大。因人的体温比较恒定，故温度因素的影响比较小。

二、气体交换的过程

（一）肺换气的过程

肺换气是在肺泡与肺毛细管内静脉血之间进行的气体交换。O_2 和 CO_2 在肺泡与血液之间的气体交换需要通过呼吸膜,由于肺泡气内 PO$_2$(102 mmHg)高于静脉血的 PO$_2$(40 mmHg),O$_2$ 顺着分压差由肺泡经呼吸膜向血液中扩散;而肺泡气内的 PCO$_2$(40 mmHg)低于静脉血中 PCO$_2$(46 mmHg),CO$_2$ 顺着分压差由血液经呼吸膜扩散到肺泡内(图 5-3)。经过肺换气,血液中 O$_2$ 含量逐渐增多,PO$_2$ 逐渐升高,而 CO$_2$ 逐渐减少,PCO$_2$ 逐渐下降,结果使血液由原来的低 O$_2$ 高 CO$_2$ 的静脉血转化为高 O$_2$ 低 CO$_2$ 的动脉血。

(二)组织换气的过程

组织换气是在组织细胞与组织毛细血管动脉血之间的气体交换。组织换气的机制与肺换气相似,O$_2$ 和 CO$_2$ 在组织细胞与血液之间的气体交换需要通过细胞膜和毛细血管壁,由于动脉血中 PO$_2$ 是 100 mmHg,细胞内 PO$_2$ 是 30 mmHg,O$_2$ 顺着分压差由血液经毛细血管壁和细胞膜扩散到细胞内;血中 PCO$_2$ 为 40 mmHg;细胞内 PCO$_2$ 为 50 mmHg,CO$_2$ 则顺着分压差由细胞内经细胞膜和毛细血管壁扩散到血液中(图 5-3)。经过组织换气,血液中的 O$_2$ 逐渐减少,PO$_2$ 逐渐降低,而 CO$_2$ 逐渐增多,PCO$_2$ 逐渐升高,结果使血液由原来的高 O$_2$ 低 CO$_2$ 动脉血转化为低 O$_2$ 高 CO$_2$ 的静脉血。

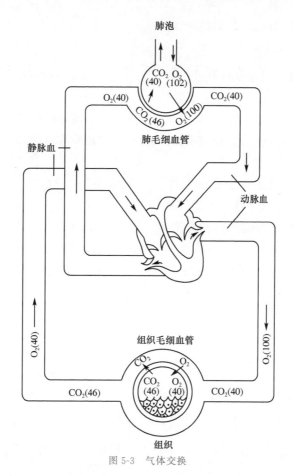

图 5-3　气体交换

(三)影响肺换气的因素

影响气体交换的因素都可影响肺换气和组织换气的进行,这在前面已有述及。这里主要介绍呼吸膜和通气/血流比值对肺换气的影响。

1. 呼吸膜

呼吸膜是指肺泡与肺毛细血管血液之间进行气体交换所经过的膜性结构。它由六层结构组成(图 5-4)：含有表面活性物质的液体分子层、肺泡上皮细胞层、上皮基膜层、间质层、毛细血管基膜层和毛细血管内皮细胞层。虽然由六层结构组成，但膜很薄，总厚度不超过 1 μm，薄的部位只有 0.2 μm，故膜的通透性非常好，非常有利于气体扩散。平静呼吸时，呼吸膜面积约为 40 m^2，运动或劳动时可达 70 m^2。正常情况下，呼吸膜的通透性好，气体交换的面积大，气体很容易通过呼吸膜进行气体交换。在病理情况下，当呼吸膜的面积减小(如肺气肿)或膜的厚度增大(如肺炎)时，会影响气体交换，使气体扩散速率降低，肺换气效率下降，引起组织细胞缺氧。

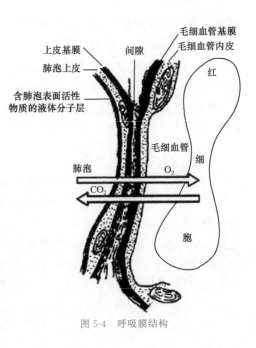

图 5-4 呼吸膜结构

2. 通气/血流比值(V_A/Q)

通气/血流比值是指每分肺泡通气量(V_A)与每分肺血流量(Q)的比值，可反映肺泡通气量与肺血流量之间的匹配度。正常成人安静时，肺泡通气量为 4.2 L，每分肺血流量为 5 L，通气/血流比值为 0.84，此时肺换气的效率最高，即流经肺部的混合静脉血全部变成动脉血。当运动或劳动时，肺泡通气量和肺血流量都相应增加，V_A/Q 比值仍为 0.84。

当肺通气不足或血流量过多时，使 V_A/Q 比值小于 0.84，常见于部分肺泡通气不良(如大叶肺炎)时，使部分没有经过气体交换的血液流入肺静脉，造成功能性动-静脉短路；而当通气过度或血流量不足时，使 V_A/Q 比值大于 0.84，常见于肺血流量不足时(如部分肺动脉栓塞)，使一部分肺泡气体不能与血液之间进行气体交换，导致生理无效腔增大。因此，V_A/Q 比值的增大或减小，都会引起肺通气与肺血流匹配失衡，肺换气效率降低，导致血液中 PO_2 降低和 PCO_2 升高(图 5-5)。

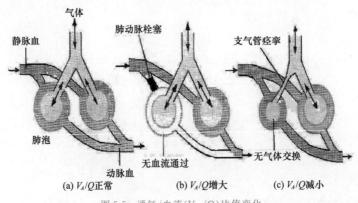

(a) V_A/Q 正常　　　(b) V_A/Q 增大　　　(c) V_A/Q 减小

图 5-5 通气/血流(V_A/Q)比值变化

第三节 气体在血液中的运输

机体摄入的 O_2 和组织细胞代谢产生的 CO_2 在体内是以血液为媒介,通过血液循环进行运输的。气体在血液中的运输是沟通内外呼吸的桥梁,是呼吸过程中的重要环节。O_2 和 CO_2 在血液中的运输有物理溶解和化学结合两种形式,其中化学结合是气体运输的主要形式,然而化学结合的实现以及气体的交换都是在物理溶解前提下发生的,因此,物理溶解是气体运输的基础。

一、氧的运输

(一)物理溶解

根据 Henry 定律,气体在血液中溶解的量与气体的分压和溶解度成正比,与温度成反比。正常情况下,O_2 在血浆中的溶解量少,以物理溶解的方式运输的 O_2 仅占 O_2 运输总量的 1.5%。临床高压氧疗的原理就是提高肺泡气中的氧分压,使溶解于血液中的氧气量增加,达到缓解低氧的目的。

(二)化学结合

O_2 能进入到红细胞内与血红蛋白(hemoglobin,Hb)结合,形成氧合血红蛋白(oxyhemoglobin,HbO_2),这是 O_2 在血液中运输的化学结合方式。98.5% 的 O_2 是通过化学结合的形式运输的。

1. 氧与血红蛋白的结合

机体通过吸气从外界摄入的 O_2 经肺换气扩散到血液中,血浆中 O_2 可通过红细胞膜进入红细胞内,与其中的 Hb 结合形成 HbO_2。O_2 与 Hb 的结合是可逆性的反应,不需要酶的催化,称为氧合。O_2 与 Hb 的结合与解离取决于 PO_2 的高低,当血液流经 PO_2 高的肺泡时,O_2 与 Hb 的结合形成 HbO_2;当血液流经 PO_2 低的组织时,HbO_2 解离为 O_2 与 Hb,释放出 O_2,O_2 被组织细胞摄取利用。

$$Hb+O_2 \xrightleftharpoons[PO_2 \text{低(组织)}]{PO_2 \text{高(肺部)}} HbO_2$$

血液中的 HbO_2 呈鲜红色,去氧血红蛋白为暗红色,当血液的 O_2 含量不足时,HbO_2 减少,去氧血红蛋白增多。当 1 L 血液中的去氧血红蛋白含量超过 50 g 时,在体表毛细血管丰富的部位,如口唇、指甲和皮肤可变成紫蓝色,此现象称为发绀。它是机体缺少 O_2 的表现,但临床上也有一些疾病(如一氧化碳中毒)虽然缺少 O_2 但并不出现发绀;患高原性红细胞增多症者,因去氧血红蛋白含量在 50 g 以上而出现发绀,但体内并不一定出现缺氧。

1 分子 Hb 含有 4 个血红素,每个血红素含有一个能与 O_2 结合的 Fe^{2+},因此 1 分子 Hb 可以结合 4 分子 O_2。由于血液中的 O_2 绝大部分与 Hb 结合,因此,通常将血液中 Hb 所能结合的最大氧量,称为血氧容量或氧容量(oxygen capacity)。健康成人血液中约含 Hb 150 g/L,其血氧容量为 200 mL/L。然而实际上,血液中的含氧量并非都能达到最大值。每升血液中的实际含氧量,称为血氧含量或氧含量(oxygen content)。血氧含量主要受 PO_2 的影响。正常情况下,动脉血 PO_2 较高,血氧含量约为 194 mL/L;

静脉血 PO_2 较低,血氧含量只有 144 mL/L。血氧含量占血氧容量的百分比,称为血氧饱和度或氧饱和度(oxygen saturation)。正常情况下,动脉血的血氧饱和度约为 98%,静脉血的血氧饱和度约为 75%。通常用血氧饱和度来表示血液含氧量的多少。

二、氧解离曲线及其影响因素

(一)氧解离曲线

表示 PO_2 与血氧饱和度关系的曲线,称为氧解离曲线(oxygen dissociation curve),简称氧离曲线。在一定范围内,氧分压与血氧饱和度呈正相关,但曲线并非呈简单线性关系,而是呈近似"S 形"曲线(图 5-6)。氧解离曲线可分为三段,各段具有不同的特点和功能意义。

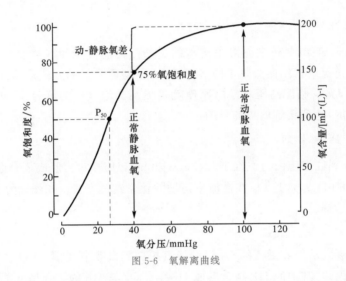

图 5-6 氧解离曲线

氧解离曲线的上段:当 PO_2 在 60~100 mmHg 时,曲线较为平坦,表明在这个范围内 PO_2 的变化对血氧饱和度的影响不大,它是反映 Hb 与 O_2 结合的部分。当 PO_2 为 60 mmHg 时,血氧饱和度是 90%;PO_2 为 100 mmHg 时,血氧饱和度为 98%。PO_2 在 40 mmHg 的变化中,血氧饱和度仅有 8% 的变化。因此,在高原、高空或患某些呼吸系统疾病时,因肺泡通气量减少,V_A/Q 比值降低,但只要肺泡内的 PO_2 不低于 60 mmHg,血氧饱和度就可以维持在 90% 以上,以保证人体对 O_2 的需求,不会出现明显的缺氧。

氧解离曲线的中段:当 PO_2 在 40~60 mmHg 时,曲线较陡,它是反映 HbO_2 释放 O_2 的部分。在这个范围内 PO_2 稍有下降,血氧饱和度就会明显降低,使 HbO_2 释放更多的 O_2,有利于在低 O_2 环境中为组织细胞提供更多的 O_2。安静状态下,当血液流经组织时,血中 PO_2 可从 100 mmHg 降到 40 mmHg,血氧饱和度从 98% 降到 75%,氧含量从 144 mL/L 降到 144 mL/L。此时,每升血液流经组织时可释放出 50 mL O_2 供组织利用。

氧解离曲线的下段:当 PO_2 在 15~40 mmHg 时,曲线陡直,它也是反映 HbO_2 与 O_2 解离的部分。在这个范围内 PO_2 的变化对血氧饱和度的影响最大,当组织细胞活动增强时,组织中 PO_2 可降至 15 mmHg,此时血液流经组织时,HbO_2 可进一步解离,血氧饱和度降至更低水平,使氧含量从 144 mL/L 降至 44 mL/L。此时,每升血液流经组织时可释放出 100 mL O_2 供组织利用,有利于在低 O_2 环境中 O_2 的释放。同样,氧解离曲线的这一特点还提示,当动脉血 PO_2 较低时,只要吸入少量 O_2,就可以明显提高血氧饱和度和氧含量。

(二)影响氧解离曲线的因素

氧解离曲线主要受血液 pH、PCO_2 和温度等因素的影响(图 5-7)。当血中 PCO_2 升高、pH 减小和温度升高时,氧解离曲线右移,Hb 与 O_2 亲和力降低,促进 HbO_2 解离和 O_2 的释放。相反,当血中 PCO_2 降低、pH 增大和温度降低时,氧解离曲线左移,Hb 与 O_2 亲和力增强,使 O_2 的释放减少。此外,红细胞在无氧酵解中,形成的 2,3-二磷酸甘油酸增多,也可使氧解离曲线右移,促进 HbO_2 解离和 O_2 的释放,缓解组织缺氧的状态。

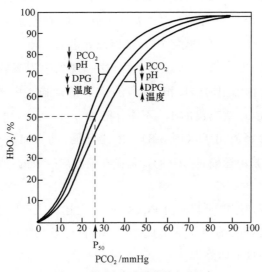

图 5-7 影响氧解离曲线的主要因素

▌ 知 识 链 接 ▐

一氧化碳(CO)中毒

在空气流通不畅的环境中生火,易产生较高浓度的 CO。CO 与 Hb 的亲和力比 O_2 与 Hb 的亲和力大 250 倍,人体吸入较低浓度的 CO,血液中即可产生大量的 HbCO。血液中 HbCO 的存在能使氧离曲线左移,血氧不能释放,所以 CO 中毒主要是组织缺氧,患者口唇呈樱桃红色。脑组织细胞对缺氧较其他组织细胞更加敏感,脑电波可见弥漫性低波幅慢波,瞳孔对光反射和角膜反射迟钝。预防 CO 中毒的注意事项:不能关闭门窗在室内生火,一旦发生 CO 中毒,要尽快将患者移至通风处,给患者吸入纯 O_2,有助于快速置换与 Hb 结合的 CO;吸入含 5% CO_2 混合气体将刺激呼吸中枢增加肺泡通气,也有助于排除 CO。

三、二氧化碳的运输

(一)物理溶解

CO_2 在血浆中的溶解度比 O_2 大,每升混合静脉血中可溶解 30 mL。以物理溶解形式运输的 CO_2 占 CO_2 总运输量的 5%。

（二）化学结合

CO_2 运输总量的 95% 是通过化学结合形式实现的。其化学结合形式主要为碳酸氢盐和氨基甲酰血红蛋白。其中，以碳酸氢盐形式运输的占 88%，以氨基甲酰血红蛋白形式运输的占 7%。

1. 碳酸氢盐的形式

组织细胞代谢产生的 CO_2 经组织换气扩散入血溶解到血浆中，血浆中的 CO_2 大部分经红细胞膜扩散到红细胞内。在红细胞内，CO_2 和 H_2O 在碳酸酐酶的催化作用下生成 H_2CO_3，H_2CO_3 再解离为 H^+ 和 HCO_3^-。解离出的小部分 HCO_3^- 与红细胞内的 K^+ 结合生成 $KHCO_3$，大部分顺浓度差扩散至血浆中，在血浆中 HCO_3^- 与 Na^+ 结合形成 $NaHCO_3$，以 $NaHCO_3$ 的形式将 CO_2 从组织处运输到肺部。同时，为了维持细胞内的电平衡，血浆中的 Cl^- 扩散进入红细胞内，这一现象称为氯转移（chloride shift）。氯转移避免了 HCO_3^- 在细胞内的堆积，有利于 CO_2 的运输。由于细胞膜不允许正离子自由通过，所以 H_2CO_3 解离出的 H^+ 不能伴随 HCO_3^- 外移，而与 HbO_2 结合，形成酸性 Hb（HHb），同时释放出 O_2（图 5-8）。由此可见，进入血浆的 CO_2 最后主要以 $NaHCO_3$ 的形式在血浆中运输，但 HCO_3^- 是在红细胞内生成的，所以 CO_2 的运输也依赖于红细胞。

当静脉血流经肺部时，由于肺泡内 PCO_2 较低，上述反应反向进行，即 HCO_3^- 自血浆进入红细胞，在碳酸酐酶的催化下形成 H_2CO_3，再分解出 CO_2，从红细胞扩散入血浆，然后扩散入肺泡并排出体外。

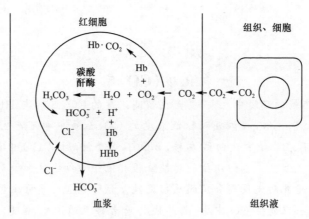

图 5-8　CO_2 在血液中的运输

2. 氨基甲酰血红蛋白的形式

血中 CO_2 进入红细胞后可直接与 Hb 的氨基结合生成氨基甲酰血红蛋白（HbN-HCOOH），又称为碳酸血红蛋白。这是一种反应迅速，无须酶参与的可逆性反应，反应主要受氧合作用的影响。由于 HbO_2 与 CO_2 结合能力小于去氧 Hb 与 CO_2 结合能力，在组织部位 HbO_2 释放 O_2 可促进 Hb 与 CO_2 结合；在肺部位 HbO_2 形成，可迫使已结

合的 CO_2 解离扩散入肺泡。以上过程可用下式表示：

$$HbNH_2 \cdot O_2 + H^+ + CO_2 \underset{\text{肺部 } PCO_2 \downarrow}{\overset{\text{组织 } PCO_2 \uparrow}{\rightleftharpoons}} HHbNHCOOH + O_2$$

虽然以氨基甲酰血红蛋白形式运输的 CO_2 仅占运输总量的 7%，但在肺部排出的 CO_2 总量中，约有 18% 的 CO_2 是由氨基甲酰血红蛋白释放的，故此种运输形式有利于 CO_2 排出。

第四节 呼吸运动的调节

正常的呼吸是一种自主的节律性运动，呼吸节律的形成与呼吸运动调节是通过呼吸中枢实现的。呼吸的深度和频率可随内外环境的变化而发生改变，并在一定限度内受主观意识的控制，从而使肺通气量与机体的代谢水平相适应，满足机体在不同状态下的代谢需求。这种节律性呼吸运动的产生，以及频率和深度的适应性变化，是通过神经系统的调节实现的。

一、呼吸中枢与呼吸节律的形成

（一）呼吸中枢

呼吸中枢（respiratory center）是指中枢神经系统内产生和调节呼吸运动的神经元群。它广泛分布在大脑皮层、间脑、脑桥、延髓、脊髓等部位。不同部位的呼吸中枢在呼吸节律的形成和调节中起的作用不同，正常的呼吸节律是由各级呼吸中枢共同调节完成的。

1. 脊髓呼吸中枢

脊髓中支配呼吸运动的神经元位于颈胸段的脊髓前角，它们分别通过膈神经和肋间神经支配膈肌和肋间肌的活动，以进行呼吸运动。若切断动物延髓和脊髓之间的联系，则呼吸运动立即停止。说明脊髓的呼吸运动神经元是在高位中枢的控制下进行活动的。

2. 延髓呼吸中枢

延髓是调节呼吸运动的基本中枢。在延髓，与呼吸运动有关的神经元分为背侧呼吸组和腹侧呼吸组。背侧呼吸组大多数属于吸气神经元，主要作用是使吸气肌收缩而引起吸气。腹侧呼吸组有多种类型的神经元，主要作用是使呼气肌收缩而引起主动呼吸。

3. 脑桥呼吸中枢

在脑桥上部存在呼吸调整中枢。它可抑制延髓吸气中枢的活动，促使吸气向呼气转化，防止吸气过长。动物实验证明，保留脑桥与延髓的正常关系，动物可维持基本正常的呼吸节律，说明脑桥也是维持节律性呼吸的重要部位。

4.高级中枢

大脑皮质、边缘系统、下丘脑等对呼吸运动均有调节作用，尤其是大脑皮质，可在一定程度上随意控制呼吸的频率和深度，并能通过条件反射改变呼吸的频率和深度。

知识链接

呼吸中枢的研究

20世纪20~50年代，英国生理学家Lumsden用横切脑干的方法，对猫进行实验研究时观察到，在不同平面上横切脑干，可使呼吸运动产生不同的变化。如：在中脑与脑桥之间横断脑干，动物的呼吸运动没有明显变化；在脑桥上中部切断脑干，动物出现长吸式呼吸；在脑桥与延髓之间横切脑干，可出现喘息式呼吸；在延髓与脊髓之间横切入脑干后，则呼吸运动停止。据此，Lumsden提出了所谓的三级呼吸中枢理论，即在延髓内，有喘气中枢，是产生呼吸节律的基本中枢；在脑桥下部，有长吸中枢，对吸气活动的产生有易化作用；在脑桥的上部，有呼吸调整中枢，对长吸中枢产生周期性抑制作用，三级中枢的共同作用，形成了正常的呼吸节律。这一学说对后来的研究工作影响很深，有关脑干呼吸中枢的研究大多在此基础上得到进一步的补充或纠正。

(二)呼吸节律的形成

正常的呼吸节律产生于低位脑干，是由延髓和脑桥共同形成的，但正常呼吸节律形成的机制目前尚不清楚，关于呼吸节律形成的机制有许多假说，其中最公认的学说是神经元网络学说。该学说认为，呼吸节律的产生依赖于延髓内神经元之间的相互联系和相互作用。在此基础上，有些学者提出了中枢吸气发生器和吸气切断机制模型(图5-9)。该模型认为：在延髓有一个中枢吸气发生器和由多种神经元组成的吸气切断机制。当延髓吸气发生器兴奋时，引起吸气。同时吸气发生器可通过三条途径使吸气切断机制兴奋：①直接兴奋吸气切断机制；②通过呼吸调整中枢的活动兴奋吸气切断机制；③在某些动物中，正常呼吸节律的形成还通过肺牵张感受器兴奋经传入冲动兴奋吸气切断机制。当吸气切断机制兴奋时，可通过负反馈抑制吸气，使吸气停止转化为呼气。

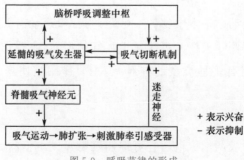

图5-9 呼吸节律的形成

二、呼吸运动的反射性调节

(一)化学感受性呼吸反射

当血中的化学物质发生变化时,通过兴奋,化学感受器引起呼吸活动的改变,称为化学感受性呼吸反射。当血液、脑组织液或脑脊液中 O_2、CO_2、H^+ 的水平发生变化时,可通过化学感受性反射调节呼吸运动,以维持内环境中 O_2、CO_2、H^+ 含量的相对稳定,保证组织细胞的代谢活动正常进行。

1. 化学感受器

化学感受器可根据存在的部位不同,分为外周性化学感受器和中枢性化学感受器,其敏感刺激是 O_2、CO_2、H^+ 含量的变化(图5-10)。

(1)外周性化学感受器:是指颈动脉体和主动脉体,其中颈动脉体对呼吸的调节作用要大于主动脉体。它主要感受血液中 PO_2、PCO_2 和血中 H^+ 浓度的变化。当 PO_2 降低、PCO_2 升高和 H^+ 浓度升高时,可使外周性化学感受器兴奋,产生的传入冲动分别沿窦神经和迷走神经上传入延髓,使呼吸中枢兴奋,反射地引起呼吸加深加快。

(2)中枢性化学感受器:位于延髓腹外侧的浅表部位,主要感受脑脊液和局部组织液中 H^+ 浓度的变化。当脑脊液和局部组织液中 H^+ 浓度升高时,可使中枢性化学感受器兴奋,产生传入冲动兴奋呼吸中枢,引起呼吸加深加快。中枢化学感受器对缺氧不敏感。

2. CO_2 对呼吸的影响

CO_2 对呼吸有很强的刺激作用,血中一定水平的 CO_2 对维持呼吸中枢的兴奋性是必要的,故 CO_2 是维持呼吸中枢兴奋性的必要生理刺激。

当空气中 CO_2 浓度在 7% 的范围内时,吸入气中 CO_2 升高,可使肺泡气和动脉血中的 PCO_2 随之升高,可通过兴奋化学感受器,使呼吸加深加快,肺通气量增大。此时机体通过增大肺通气量排除体内过多的 CO_2,使肺泡和动脉血中 PCO_2 维持在近正常水平。但当空气中 CO_2 浓度超过 7% 时,吸入气中 CO_2 增多,可导致体内 CO_2 堆积,引起呼吸抑制,出现呼吸困难、头痛、头昏甚至昏迷等 CO_2 中毒症状。

CO_2 兴奋呼吸的作用是通过刺激中枢和外周性化学感受器实现的,其中以兴奋中枢性化学感受器为主要途径。吸入气中 CO_2 增多,使血中 PCO_2 升高,血中 CO_2 可迅速通过血-脑屏障进入脑脊液中,在碳酸酐酶的作用下,CO_2 与 H_2O 结合生成 H_2CO_3,再电离出 H^+,使脑脊液中 H^+ 浓度增高,兴奋中枢化学感受器,使延髓呼吸中枢兴奋,引起呼吸加深加快,肺通气量增大;血液中 CO_2 增多也可直接兴奋外周化学感受器,反射性引起呼吸加深加快,肺通气量增大,此途径为次要途径。

3. 低 O_2 对呼吸的影响

低 O_2 对呼吸的调节作用有双重性,血中 PO_2 降低对外周化学感受器具有兴奋作用;而对呼吸中枢的直接作用是抑制效应。

轻度低 O_2（PO_2 降至 60 mmHg 以下时）,可使肺泡气和动脉血中的 PO_2 随之降低,通过兴奋化学感受器反射性引起呼吸加深加快,肺通气量增大。此作用主要是通过兴奋外周化学感受器引起的。此时低 O_2 对外周化学感受器的兴奋作用要大于对呼吸中枢的直接抑制作用。

重度缺 O_2(PO_2 降至 40 mmHg 以下时),对呼吸具有抑制作用,呼吸变浅变慢。此作用主要是通过缺氧对呼吸中枢的直接抑制作用引起的,此时缺 O_2 对呼吸中枢的直接抑制作用要大于对外周化学感受器的兴奋作用。

4. 血液中 H^+ 对呼吸的影响

血液中 H^+ 升高可引起呼吸加深加快,肺通气量增大。反之,血液中 H^+ 降低对呼吸具有抑制作用。血中 H^+ 浓度升高,可通过兴奋化学感受器反射性引起呼吸运动加强,其作用主要是通过兴奋外周化学感受器引起的,因血 H^+ 不易通过血脑屏障,对中枢性化学感受器兴奋作用很小。

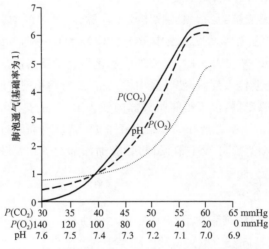

图 5-10 动脉血中 PCO_2、PO_2 和 pH 对肺泡通气的影响

(二)机械感受性呼吸反射

1. 肺牵张反射

肺牵张反射是指因肺的扩张引起吸气抑制而肺的缩小引起吸气兴奋的反射。肺牵张反射的感受器是位于气管和支气管平滑肌内的牵张感受器,传入神经为迷走神经,神经中枢是延髓的呼吸中枢。吸气时,肺扩张可牵拉呼吸道,使肺牵张感受器兴奋,产生的传入冲动沿着迷走神经上传到延髓呼吸中枢,抑制吸气神经元的活动,使吸气停止,转化为呼气。呼气时,肺回缩对呼吸道的牵拉消失,肺牵张感受器的传入冲动减少,其对延髓吸气神经元的抑制解除,引起吸气神经元兴奋,产生吸气。

肺牵张反射的生理意义在于防止吸气过长、过深,促使吸气转化为呼气。此作用与脑桥呼吸调整中枢的作用相似。人的肺牵张反射的敏感性最低,对呼吸的调节作用小,故平静呼吸时,一般不参与呼吸运动的调节。但在病理情况下,如通气阻力过大时,因呼气阻力更大导致肺过度扩张,对呼吸道的牵拉较强,使肺牵张感受器兴奋,通过肺牵张反射,可使呼吸变浅、变快,以阻止吸气过度,加速吸气和呼气交替,调节呼吸频率及深度。在动物实验中,切断双侧迷走神经后,动物会吸气延长,呼吸加深变慢。

2. 呼吸肌本体感受性反射

呼吸肌本体感受性反射是指呼吸肌本体感受器受到刺激所引起的反射性呼吸变化。呼吸肌属于骨骼肌,其内有本体感受器肌梭或腱器官,呼吸肌收缩使肌肉张力和长度发生变化时,可引起呼吸肌的本体感受器兴奋产生传入冲动,兴奋脊髓的前角 α 运动神经元,反射性引起呼吸肌的收缩加强,调节呼吸深度和频率。呼吸肌本体感受性反射不参与正常呼吸调节,其生理意义在于:当呼吸气道阻力增加时,可通过呼吸肌本体感受性反射,增强呼吸肌收缩力量,克服呼吸阻力,实现有效肺通气。

(三)防御性呼吸反射

防御性呼吸反射是指当呼吸道黏膜受到机械和化学刺激时,所引起的一些有保护作用的呼吸反射,包括咳嗽反射和喷嚏反射。

1. 咳嗽反射

咳嗽反射是常见的防御性呼吸反射,它的感受器位于咽、喉、气管和支气管黏膜上,当呼吸道黏膜受到异物和有害刺激时,可引起呼吸道黏膜上的感受器兴奋,其传入冲动经迷走神经上传到延髓,从而反射性引起一系列协调有序的效应:咳嗽时先深吸气后,声门关闭,随后呼气肌强烈收缩,使肺内压迅速升高,然后声门突然打开,气体快速由肺冲出,同时将肺和呼吸道内异物或分泌物排出。此反射的生理意义在于:利用咳嗽时产生的快速的高压气流将呼吸道内的分泌物和异物清出呼吸道。

2. 喷嚏反射

喷嚏反射是因鼻黏膜受到刺激引起的,它的感受器位于鼻黏膜上,当鼻黏膜受到刺激时,可引起黏膜上的感受器兴奋,其传入冲动经三叉神经上传到延髓,从而反射性引起一系列协调有序的效应:打喷嚏时先深吸气后,声门关闭,随后呼气肌强烈收缩,使肺内压迅速升高,然后在声门突然打开的同时,悬雍垂下降,舌压向软腭,使肺内气体由鼻腔冲出。此反射的生理意义在于:利用产生的快速的高压气流清除鼻腔内异物或分泌物。

▌知 识 链 接 ▐

关于吸氧

吸氧治疗是纠正缺氧的针对性措施,临床上以增加吸氧浓度,提高肺泡氧分压、氧饱和度和含量,保证细胞组织的氧供应。吸氧治疗的给氧方式有两种:一种是低浓度吸氧,另一种是高浓度吸氧。

低浓度吸氧(吸氧浓度低于 50%):一般用于慢性支气管炎、肺气肿、肺心病等慢性阻塞性肺病,在慢性呼吸衰竭失去代偿时,吸氧必须考虑血氧分压的增加,血氧分压太高会削弱颈动脉窦对呼吸中枢的反射性刺激,从而减少通气量,有加重二氧化碳潴留的可能。所以要谨慎用氧,一般采用低浓度持续吸氧,必要时加用机械呼吸治疗。

高浓度吸氧(吸氧浓度大于 50%):在急性呼吸衰竭(如呼吸、心搏骤停)、急性呼吸窘迫综合征、急性中毒(如一氧化碳中毒、煤气中毒)、呼吸抑制等时,必须分秒必争地使用高浓度氧或纯氧进行抢救,但不宜长期使用,以防氧中毒或其他并发症。

最美大学生丁慧车站跪地救人

2020年7月19日,辽宁锦州。一名81岁老人在动车站突然休克倒地。锦州医科大学医疗学院大二学生丁慧听到广播求助后赶到,为老人做心肺复苏,其间错过乘坐列车。事后老人家属拿两千元酬谢被其婉拒,说"这是学医的应该做的。"丁慧同学人美心善,展现了当代大学生朝气蓬勃、勇立潮头的时代风采。从她身上,我们看到了救死扶伤、敢于担当、见义勇为的奉献精神。她没有选择登上回家的列车,而是选择救人,事后多次拒绝家属酬金,离开时更没有留下姓名和电话,一句"应该做的",树起了新时代青年的思想道德标杆。

‖ 本章重难点小结 ‖

一、本章提要

通过本章学习,使同学们了解以及掌握呼吸的相关内容,具体包括以下内容:

1.掌握呼吸的概念、呼吸全过程的四个环节以及呼吸的意义;掌握肺通气的原理,熟悉胸膜腔内压的形成及生理意义,熟悉肺通气的评价指标;掌握肺换气的原理,熟悉影响气体交换的因素;掌握气体在血液中的运输形式;熟悉化学感受性反射对呼吸运动的调节作用等。

2.能熟练使用肺活量计测定肺通气功能,并会分析结果出现的异常原因;根据通气血流比值数值判断肺通气效果;明确低氧和紫绀之间的关系,可及时对CO中毒患者进行正确处理;能在教师指导下分组完成哺乳动物呼吸运动调节实验,会分析实验结果等。

3.了解氧解离曲线的特点及生理意义,呼吸中枢和呼吸节律的形成以及肺牵张反射的意义。

二、本章重难点

1.重点:肺通气的原理、肺换气的影响因素和O_2、CO_2、H^+对呼吸的影响。

2.难点:肺通气的原理、氧解离曲线的应用以及O_2、CO_2、H^+对呼吸的影响。

需要认真研读课本内容,加深理解并掌握相关内容。

课后习题

一、名词解释

1.呼吸运动	2.潮气量	3.肺活量	4.用力呼气量
5.肺泡通气量	6.通气/血流比值	7.血氧饱和度	

二、填空题

1.肺通气的原动力来自＿＿＿＿＿＿＿＿。肺通气的阻力有＿＿＿＿＿＿＿＿和＿＿＿＿＿＿＿＿两种。

2.表面活性物质是由＿＿＿＿＿＿＿＿分泌的。其主要化学成分是＿＿＿＿＿＿＿＿,作用是＿＿＿＿＿＿＿＿。

3. CO_2 在血液中运输的主要形式是 _____，另外还有 _____ 和 _____ 两种形式。

4. 呼吸的无效腔越大，则肺泡通气量越 _____。

5. 调节呼吸运动的外周化学感受器是 _____ 和 _____。

三、选择题

1. 吸气末肺内压（　　）。

A. 大于大气压　B. 等于大气压　C. 等于胸内压　D. 小于大气压　E. 小于胸内压

2. 胸膜腔内压等于（　　）。

A. 大气压＋肺内压　　　　　　B. 大气压＋肺回缩力

C. 大气压－非弹性阻力　　　　D. 肺内压－肺回缩力

E. 大气压－肺内压

3. 关于肺泡表面活性物质，下述不正确的有（　　）。

A. 能降低肺的顺应性　　　　　B. 能降低肺泡表面张力

C. 由肺泡Ⅰ型上皮细胞分泌　　D. 成分为二软脂酰卵磷脂

E. 能增加肺泡表面张力

4. 肺总容量等于（　　）。

A. 余气量加肺活量　　　　　　B. 功能余气量加肺活量

C. 功能余气量加潮气量　　　　D. 肺活量加潮气量

E. 时间肺活量加潮气量

5. 每分通气量和肺泡通气量之差为（　　）。

A. 无效腔气量×呼吸频率　　　B. 潮气量×呼吸频率

C. 余气量×呼吸频率　　　　　D. 功能余气量×呼吸频率

E.（潮气量－无效腔气量）×呼吸频率

6. 正常人安静时通气血流比值为（　　）。

A. 0.84　　　B. 0.94　　　C. 1.0　　　D. 2.0　　　E. 0.48

7. 呼吸的基本中枢位于（　　）。

A. 脑桥　　　B. 脊髓　　　C. 延髓　　　D. 中脑　　　E. 大脑

8. CO_2 对呼吸运动的调节作用，主要通过刺激（　　）。

A. 延髓化学感受器　　　　　　B. 颈动脉体化学感受器

C. 脑桥呼吸调整中枢　　　　　D. 延髓呼气神经元

E. 主动脉体化学感受器

9. 低氧对呼吸的刺激主要是通过（　　）。

A. 刺激颈动脉体和主动脉体化学感受器　　B. 直接刺激中枢的呼吸神经元

C. 刺激中枢化学敏感区　　　　　　　　　D. 刺激颈动脉窦和主动脉弓感受器

E. 刺激脑桥呼吸调整中枢

10. 切断兔双侧迷走神经后，呼吸的改变是（　　）。

A. 呼吸幅度减小　　　　　B. 吸气相延长　　　　　C. 呼吸频率加快

D. 血液 CO_2 张力暂时增强　　E. 呼吸频率变慢，幅度减小

四、问答题

1.呼吸过程中肺内压有何变化?

2.简述气体交换的原理与过程。

五、案例分析

案例:患者,男性,75 岁。慢性咳嗽咳痰 10 年,近两年来出现咳嗽伴气短,偶有踝部水肿。今因感冒后发热,体温达 39 ℃,咳嗽,咳大量脓痰、气急。诊断:慢性支气管炎合并慢性阻塞性肺气肿。

思考问题:在护理措施中,护理人员给予患者低流量(1～2 L/min)、持续吸氧(12～15 h 以上),为什么不给予高流量的氧气?

课后习题参考答案

(李琳)

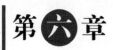

消化和吸收

[学习目标]

　　1.掌握消化和吸收的概念、胃液的成分及作用、胃排空及意义、胃和小肠的运动形式及意义、胰液的成分及作用、小肠在吸收中的重要地位及原因、神经系统对消化道的调节作用。

　　2.熟悉胆汁的成分及作用,小肠液的性质、成分及作用,排便反射的过程,小肠内主要营养物质的吸收过程。

　　3.了解唾液的成分及作用、咀嚼与吞咽的过程、消化道平滑肌的一般生理特性、大肠液的成分及作用、大肠的运动形式、几种主要胃肠激素的作用。

　　4.培养学生勤于思考、勇于探索、善于发现的职业素养,树立远大理想,增强职业荣誉感、使命感。

第一节　概　述

　　人体正常的新陈代谢,不仅要通过呼吸从外界获取充足的氧气,还需要不断地摄取各种营养物质,这些营养物质都是通过消化系统从食物中摄取的。结构复杂的大分子营养物质,如蛋白质、脂肪、糖等,不能被人体直接吸收利用,必须在消化道内分解成结构简单的小分子可溶性物质,如氨基酸、脂肪酸和葡萄糖等,才能被人体吸收。

　　食物在消化道内被分解为可被吸收的小分子物质的过程,称为消化(digestion)。消化包括两种方式:①机械性消化(mechanical digestion),即通过消化道的肌肉运动,将食物磨碎,并将其与消化液充分混合、搅拌,同时向消化道远端推送的过程。②化学性消化(chemical digestion),即通过消化液中的各种消化酶的作用,将食物中的大分子物质分解为可被吸收的小分子物质的过程。上述两种消化方式互相促进、同时进行。经过消化后的小分子物质通过消化道黏膜上皮细胞进入血液或淋巴液的过程,称为吸收(absorption)。消化和吸收是相辅相成、紧密联系的两个过程。不能被消化和吸收的食物残渣,最终会形成粪便排出体外。消化系统的主要生理功能就是消化食物和吸收营养物质。此外,消化系统还有重要的免疫和内分泌功能。

一、消化道平滑肌的生理特性

　　消化道肌肉的舒缩运动,不仅可以完成食物的机械消化,还可以促进其化学性消化和吸收。除口腔、咽、食管上段及肛门外括约肌的肌肉是骨骼肌外,消化道中其他部位的肌肉均为平滑肌。

（一）消化道平滑肌的一般生理特性

消化道平滑肌除具有肌组织的一般特性，还具有其自身特点，表现为：

1. 兴奋性低、收缩缓慢

消化道平滑肌的电兴奋性较骨骼肌和心肌低。平滑肌细胞的钙离子回收速度缓慢，所以其收缩的潜伏期、收缩期和舒张期的时程均很长，且变异性大。

2. 伸展性

大消化道平滑肌能根据需求具有较大的伸展性，其中胃的伸展性最明显。进食后，胃可容纳数倍于自己原初体积的食物，大量食物可暂时储存于胃内而不发生明显的压力变化。

3. 具有紧张性

消化道平滑肌保持一种微弱的持续收缩状态，即紧张性。紧张性能使消化道保持一定的位置和形态，并使消化管腔内保持一定的基础压力。消化道的各种收缩运动也是在紧张性的基础上进行的。

4. 自动节律性

在适宜的生理溶液中，离体的消化道平滑肌在无外来刺激情况下仍能维持良好的节律性运动，但变异性较大，较心肌缓慢且不规则。

5. 对不同性质刺激的敏感性不同

消化道平滑肌对电刺激不敏感，用单个电刺激通常不能引起平滑肌收缩，但对温度、化学和牵张刺激却很敏感，如温度升高，酸、碱、钡盐和钙盐及一些生物活性物质，微量的乙酰胆碱或轻度牵拉均能引起消化道平滑肌明显收缩，而肾上腺素则使其舒张。消化道平滑肌对不同性质刺激的不同敏感性是引起内容物推进或排空的自然刺激因素。

（二）消化道平滑肌的电生理特性

消化道平滑肌的生物电活动比骨骼肌和心肌都复杂，其电变化可表现为三种形式，即静息电位、慢波电位和动作电位。

1. 静息电位

同神经纤维和骨骼肌一样，消化道平滑肌细胞也存在静息电位，但其电位较低、波动较大且不稳定，变化范围为 -50 mV～-60 mV。静息电位的产生机制主要是 K^+ 外流形成，此外，Na^+、Ca^{2+}、Cl^- 等也起一定作用。

2. 慢波电位

在静息电位基础上，消化道平滑肌可自动产生周期性轻度的去极化和复极化，形成缓慢的节律性电位波动，称为慢波电位，又称基本电节律（basic electrical rhythm，BER），幅度为 $5\sim15$ mV，持续数秒至十几秒。慢波电位的频率因部位而异，人胃为 3 次/min，十二指肠为 $11\sim12$ 次/min，回肠末端为 $8\sim9$ 次/min。慢波电位本身并不能引起肌肉收缩，但它可产生去极化，使膜电位接近阈电位水平，一旦达到阈电位，就可以触发产生动作电位进而引起肌肉收缩。慢波电位产生的离子机制尚未阐明，可能与细胞膜上 Na^+-K^+ 泵活性的周期性减弱或停止有关。

3. 动作电位

消化道平滑肌的动作电位是在慢波电位的基础上产生的，当慢波电位去极化达到阈电位(约−40 mV)时,便可以产生动作电位。每次动作电位持续时间为10～20 ms,常叠加在慢波电位的峰顶上,幅度为60～70 mV,可为单个,也可成簇出现(1～10 次/min)。动作电位的去极化主要是大量Ca^{2+}内流引起的,复极化与K^+外流有关。

慢波电位、动作电位和平滑肌收缩三者紧密联系,平滑肌在慢波电位去极化基础上产生动作电位,动作电位一旦产生即可引起肌肉收缩,动作电位频率越高,引起的平滑肌收缩也会越强(图6-1)。因此,动作电位的数目影响平滑肌收缩的张力;慢波电位是平滑肌收缩的起步电位,决定着肌收缩的频率、传播方向和速度。神经、体液及药物等因素可以影响慢波电位的形成和细胞内Ca^{2+}浓度,进而影响消化道平滑肌的自律性及收缩的张力,来达到改变机械性消化的方式及强度的目的。

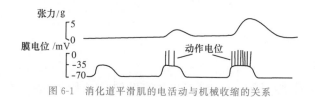

图 6-1　消化道平滑肌的电活动与机械收缩的关系

二、消化道的神经支配及其作用

消化道主要受源于中枢的自主神经和位于消化壁内的内在神经丛两部分调节,它们相互协调,统一作用。

(一)自主神经系统

支配胃肠道的自主神经包括交感神经和副交感神经,其中副交感神经的影响较强。消化道中除口腔、咽、食管上端肌肉及肛门外括约肌为骨骼肌,受躯体神经支配外,其余部分主要受自主神经支配。

1. 交感神经

交感神经从脊髓的胸腰段($T_5～L_2$)侧角发出,经腹腔神经节、腹下神经节或肠系膜神经节更换神经元后,节后纤维终止于壁内神经丛或分布到胃肠道腺体、胃肠平滑肌和血管平滑肌。交感神经兴奋时,节后纤维末梢释放去甲肾上腺素,其作用是抑制胃肠道运动、减少腺体分泌及减少血流量,但却加强胃肠括约肌的紧张性(如胆总管括约肌、回盲部括约肌及肛门内括约肌),也可以刺激某些唾液腺的分泌(如舌下腺)。

2. 副交感神经

副交感神经主要包括迷走神经和盆神经,均为节前纤维。迷走神经纤维支配至横结肠及其以上的消化道,盆神经纤维支配降结肠及其以下的消化道,它们进入消化道后与壁内神经丛的神经元形成突触,节后纤维分布到消化道平滑肌和腺体。副交感神经兴奋时,节后纤维末梢主要释放的是乙酰胆碱,其作用是增强胃肠道运动,腺体分泌增加,但却减弱胃肠括约肌的紧张性。

(二)内在神经系统

内在神经系统,也称壁内神经丛,包括黏膜下神经丛和肌间神经丛(图6-2)。前者位于消化道黏膜下层,主要调节腺细胞和上皮细胞的功能;后者分布在纵行肌和环行肌之间,主要调节平滑肌的运动。壁内神经丛由存在于消化道管壁内的神经元及其纤维组成,包括感觉神经元、运动神经元和中间神经元。壁内神经元通过神经纤维,可将胃肠壁内的各种感受器和效应器形成一个完整而独立的局部反射系统,称为"肠脑"。但在正常情况下,壁内神经丛常受到外来神经的调节。

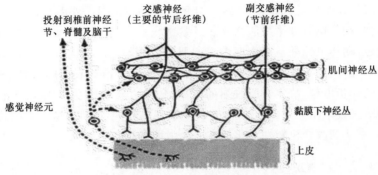

图 6-2　胃肠道神经支配

三、胃肠激素

胃肠黏膜层内的 40 多种内分泌细胞均可分泌肽类物质(表 6-1),称为胃肠激素(gastrointestinal hormone),目前已发现的有 30 余种。其中,对消化器官功能影响较大的胃肠激素主要有促胃液素、促胰液素和缩胆囊素。由于胃肠道的内分泌细胞总数远远超过体内其他所有内分泌细胞的总和,所以消化道不仅是消化器官,还是体内最大最复杂的内分泌器官。

表 6-1　　　　　　　　主要胃肠激素分泌细胞的名称及分布部位

胃肠激素	分布部位	分泌细胞
促胃液素	胃窦、十二指肠	G 细胞
促胰液素	小肠上部	S 细胞
缩胆囊素	小肠上部	I 细胞
胰高血糖素	胰岛	A 细胞
胰岛素	胰岛	B 细胞
生长抑素	胰岛、胃、小肠、结肠	D 细胞
抑胃肽	小肠上部	K 细胞
胃动素	小肠	Mo 细胞
神经降压素	回肠	N 细胞
胰多肽	胰岛、胰腺外分泌部、胃、小肠、大肠	PP 细胞

胃肠激素主要有三方面的作用:①调节消化腺分泌和消化道运动(表 6-2)。②调节其他激素释放。例如,由小肠上部内分泌细胞释放的抑胃肽可强烈刺激胰岛素分泌。有研究表明,口服葡萄糖的作用效果远远超过直接静脉注射同等剂量的葡萄糖,这是因为口服葡萄糖可通过升高血糖和促进分泌抑胃肽两种刺激来引起血浆胰岛素水平升高。③营养作用。例如,促胃液素能刺激胃泌酸区黏膜和十二指肠黏膜的生长和代谢。临床上,患胃泌素瘤的病人血清促胃液素水平增高伴胃黏膜肥厚增生;而切除了胃窦的病人,血清促胃液素水平下降伴胃黏膜萎缩。

表 6-2　　　　　　　　主要胃肠激素的生理作用及引起释放的因素

激素	引起释放的主要因素	主要生理作用
促胃液素	迷走神经兴奋、胃幽门部扩张刺激、蛋白质及其分解产物	促进胃液(以胃酸和胃蛋白酶原为主)胰液、胆汁分泌,加强胃肠运动和胆囊收缩,促进消化道黏膜生长

激素	引起释放的主要因素	主要生理作用
促胰液素	小肠上部的盐酸、蛋白质分解产物、脂肪酸	促进胰液和胆汁（以 H_2O 和 HCO_3^- 为主）、小肠液分泌，胆囊收缩，抑制胃肠运动和胃液分泌
缩胆囊素	小肠上部蛋白质分解产物、脂肪酸	促进胃液、胰液（以消化酶为主）、胆汁、小肠液分泌，加强胃肠运动和胆囊收缩

第二节　口腔内消化

人体的消化过程从口腔开始。食物在口腔中被咀嚼、磨碎并与唾液充分混合，形成食团后被吞咽。食物在口腔内停留的时间较短，为 15～20 s，却能改变整个消化系统的功能状态。

一、唾液及其作用

唾液是口腔中三对大唾液腺（腮腺、颌下腺和舌下腺）及众多散在的小唾液腺分泌的混合液体。

（一）唾液的性质和成分

唾液是无色、无味、近中性（pH 6.6～7.1）的低渗或等渗液体。正常成年人每日唾液分泌量为 1.0～1.5 L，其中水分占 99%。唾液中的有机物主要为黏蛋白、唾液淀粉酶、免疫球蛋白（IgA、IgG、IgM 等）、溶菌酶及激肽释放酶等；无机物有 Na^+、K^+、Ca^{2+}、HCO_3^-、Cl^-、SCN^- 及气体分子等。

（二）唾液的作用

唾液的主要作用有：①湿润口腔和溶解食物，以利于咀嚼、吞咽并引起味觉。②清洁和保护口腔。清除食物残渣，减少细菌繁殖，冲洗、中和有害物质；唾液中的溶菌酶具有杀菌的作用。③消化淀粉。唾液淀粉酶（最适 pH 为 7.0）可将食物中的淀粉水解为麦芽糖。④排泄作用。进入体内的某些重金属（如铅、汞）、氰化物及某些致病微生物（如狂犬病毒）可部分随唾液排出。铅、汞中毒的患者由于排出的铅、汞较多，牙龈上分别会呈现出棕色及蓝色的线。

二、咀嚼和吞咽

食物在口腔内的消化以机械性消化为主，是通过咀嚼与吞咽来实现的。

（一）咀嚼

咀嚼（mastication）是一种受大脑意识控制的随意运动，是由各咀嚼肌协调有序舒缩而实现的复杂反射活动。咀嚼的主要作用是：切割、研磨和搅拌食物，并与唾液充分混合形成食团（bolus），以利于吞咽，减少了大块粗糙食物对胃肠黏膜的机械性损伤；食物与唾液充分混合，有利于唾液淀粉酶对淀粉的化学性消化；反射性加强胃、肠、胰、肝和胆囊等消化器官的活动，有利于食物的进一步消化和吸收。进食过快或牙齿缺失的人，因食物在口腔内消化不足、不能被充分研磨而加重胃肠负担。

(二)吞咽

吞咽(deglutition)是指口腔内的食团经咽、食管到达胃内的过程,它是一系列复杂的神经反射性动作。根据食团经过的部位不同,可将吞咽动作分为三期(图6-3):

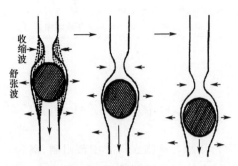

收缩波
舒张波

图6-3 吞咽过程

第一期(口腔期):食团由口腔至咽。此期是受大脑皮质控制的随意动作,主要依靠舌的翻卷运动将食团挤至咽部。舌的运动对这一时期的吞咽动作至关重要。

第二期(咽期):食团由咽至食管上端。此期通过一系列的急速反射动作实现,历时约0.1 s。食团刺激软腭及咽部的触觉感受器,冲动传至吞咽中枢,立刻引起一系列肌肉反射性收缩,使软腭上升,咽后壁前凸,封闭鼻咽通路;声带内收关闭声门,喉头升高并向前紧贴会厌,封闭咽与气管的通路,呼吸暂停,避免食物进入呼吸道;同时喉头前移,咽-食管括约肌舒张,咽上缩肌收缩,使咽与食管间通道开放,食团被挤入食管。

第三期(食管期):食团由食管下端下行至胃。当食团进入食管后,反射性通过食管蠕动将食团推送入胃。蠕动(peristalsis)是消化道平滑肌共有的一种基本运动形式,是由平滑肌顺序收缩而形成的一种向前推进内容物的波形运动。蠕动的特点是:食团前端出现舒张波;食团后端出现收缩波,从而不断挤压食团,沿食管下行。

吞咽的反射中枢在延髓,如果患某些神经系统疾病(如偏瘫)或处于昏迷、深度麻醉状态时,吞咽反射就会发生障碍,食物(尤其是流食)和上呼吸道分泌物易误入气管,造成病人误吸,在临床工作中应避免发生。

知识链接

食管癌的早期症状

食管癌的典型症状就是进行性吞咽困难,也是绝大多数患者就诊时的主要症状。食管癌患者一旦出现进行性吞咽困难,常标志着已经进入中晚期病程,所以警惕食管癌的早期症状是早期发现疾病的关键。

食管癌的早期症状一般有:①咽部干燥紧缩感,常伴有胸骨后闷胀、背部疼痛、嗳气等。②轻度下咽时哽噎感,时轻时重,不影响正常进食,多在情绪波动时发生或加重。可自行消失,但时常复发。③进食或饮水时胸骨后紧缩感,或异物附着在食管壁上的感觉,或感觉食物通过缓慢并滞留。④吞咽时胸骨后烧灼感,或针刺样或牵拉样疼痛,当咽下过热、粗糙或有刺激性食物时尤为明显,可反复出现。

第三节 胃内消化

胃是消化道中最膨大的部分,成人胃容量一般为 1.0～2.0 L,具有暂时储存食物和初步消化食物两方面的功能。进入胃内的食物受到胃壁肌肉运动的机械性消化和胃液的化学性消化,形成食糜。然后,食糜借助胃的运动少量、间歇地进入十二指肠。

一、胃液的分泌

(一)胃液的性质、成分和作用

胃液是由贲门腺、泌酸腺、幽门腺和胃黏膜的上皮细胞共同分泌的混合液体。纯净的胃液是一种无色的酸性液体,其 pH 为 0.9～1.5,正常成人每日分泌量为 1.5～2.5 L。除大量水分以外,胃液的主要成分包括盐酸、胃蛋白酶原、内因子、黏液和碳酸氢盐等。

1.盐酸

盐酸也称胃酸,是由泌酸腺中的壁细胞分泌的强酸性液体。胃液中的盐酸大部分是游离状态,称为游离酸;小部分与蛋白质结合生成盐酸蛋白盐,称为结合酸,两者合称为胃液总酸。正常成人空腹时的总酸排出量(基础酸排出量)为 0～5 mmol/h。在食物、某些药物(如胃泌素或组胺)或强烈的精神刺激下,盐酸排出量明显增加,可达 20～25 mmol/h。一般认为,盐酸最大排出量与壁细胞数量及功能状态有关。

(1)盐酸分泌的机制:胃液中 H^+ 浓度可高达 150 mmol/L,比血浆中的 H^+ 浓度高 300 万～400 万倍,因此,盐酸的分泌是依靠壁细胞分泌小管膜上的质子泵完成的,是逆浓度差的耗能的主动转运过程。壁细胞分泌的 H^+ 来源于胞质中 H_2O 的解离,生成 H^+ 和 OH^-。H^+ 依靠位于壁细胞顶端分泌小管膜上的 H^+-K^+-ATP 酶(质子泵)主动转运至分泌小管腔内。在碳酸酐酶(carbonic anhydrase,CA)的催化下,OH^- 与 CO_2 在胞浆内生成 HCO_3^-,细胞内的 HCO_3^- 与来自血浆的 Cl^- 再通过壁细胞基底侧膜上的 Cl^--HCO_3^- 逆向转运体进行交换。Cl^- 经 Cl^- 通道分泌至分泌小管腔内,与 H^+ 形成 HCl,当需要时,HCl 则由壁细胞分泌入胃腔(图 6-4)。质子泵抑制剂(如奥美拉唑)和碳酸酐酶抑制剂(如乙酰唑胺)等药物可抑制胃酸分泌。

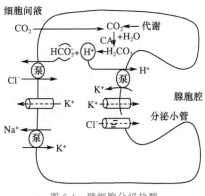

图 6-4 壁细胞分泌盐酸

（2）盐酸的生理作用：①激活胃蛋白酶原，使之变为有活性的胃蛋白酶，并为其分解蛋白质提供适宜的酸性环境；②使蛋白质变性，易于分解被消化；③可杀灭随食物进入胃内的细菌；④随食糜进入小肠后，引起促胰液素、胆囊收缩素的释放，从而间接促进胰液、胆汁和小肠液的分泌；⑤盐酸造成的强酸性环境，利于其与钙和铁结合形成可溶性盐，促进小肠内铁和钙的吸收。

盐酸分泌过多会侵蚀胃和十二指肠黏膜，是溃疡病发生的重要原因之一，因此，抑酸是治疗胃溃疡的主要方法。近年研究表明，幽门螺杆菌感染是胃溃疡、慢性胃炎和胃癌的主要原因。

2. 胃蛋白酶原

胃蛋白酶原是由泌酸腺的主细胞分泌的，本身无生物活性。在盐酸的作用下，胃蛋白酶原被水解为有活性的胃蛋白酶（最适 pH 为 2.0～3.5）才可发挥作用，胃蛋白酶本身也可激活胃蛋白酶原。胃蛋白酶是胃液中最重要的消化酶，可将食物中的蛋白质水解为䏡和胨，以及少量的多肽和氨基酸。故可服用稀盐酸和胃蛋白酶，来治疗胃酸分泌不足所引起的消化不良。

3. 内因子

内因子是由泌酸腺中壁细胞分泌的一种糖蛋白。内因子与进入胃内的维生素 B_{12} 结合形成内因子-维生素 B_{12} 复合物，避免维生素 B_{12} 被小肠内水解酶破坏，并促进其在回肠的吸收。内因子分泌不足，可造成机体缺乏维生素 B_{12}，导致巨幼红细胞性贫血。

4. 黏液和碳酸氢盐

胃腔中的黏液主要成分为糖蛋白，由胃黏膜表面上皮细胞、颈黏液细胞、贲门腺及幽门腺共同分泌。黏液呈凝胶状，具有很高的黏滞性，覆盖在胃黏膜表面，可一定程度上减少粗糙食物对胃黏膜的机械损伤。

黏液和 HCO_3^- 联合作用可形成一个胃黏膜免受损伤的防御屏障，称为黏液-碳酸氢盐屏障（mucus-bicarbonate barrier）（图 6-5），厚为 0.5～1.0 mm。当 H^+ 从黏膜表面向深层扩散时，就会与胃黏膜上皮细胞分泌的 HCO_3^- 相遇并发生中和，形成 H_2CO_3，使胃黏膜层中出现一个 pH 梯度，即靠近胃腔侧 pH＜2.0，而靠近上皮侧的 pH≈7.0。因此，黏液-碳酸氢盐屏障可在一定程度上有效保护胃黏膜免受 H^+ 的直接侵蚀，也可防止胃蛋白酶原被激活而消化胃黏膜。酒精、胆盐、非类固醇抗炎药物（如阿司匹林）等可破坏此屏障，造成胃炎、胃溃疡等疾病。

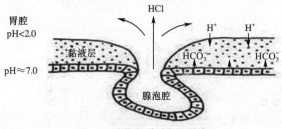

图 6-5　胃黏液-碳酸氢盐屏障

（二）胃液分泌的调节

1. 消化期胃液分泌的调节

根据食物刺激部位的不同，人为地将消化期胃液分泌分为三个期：头期、胃期和肠期。实际上,这三个时期几乎是同时开始、相互重叠的。

(1)头期胃液分泌:指食物入胃前,进食动作刺激头面部感受器(如眼、鼻、耳、咽、口腔等)所引起的胃液分泌。引起头期胃液分泌的机制包括条件反射和非条件反射。条件反射是由和食物相关的气味、形象、声音等刺激嗅、视、听觉等器官的感受器引起;非条件反射是当咀嚼或吞咽时,食物刺激口腔和咽喉等处的机械和化学感受器引起。迷走神经是上述两种反射共同的传出神经。

头期胃液分泌的特点:分泌量大,约占消化期胃液分泌总量的30%,酸度高,胃蛋白酶原含量多,消化力强,分泌时间长,易受食欲和情绪的影响。

(2)胃期胃液分泌:指食物入胃后,对胃产生机械和化学刺激,继续引起的胃液分泌。胃期胃液分泌机制为:①食物刺激胃底、胃体部的机械感受器,通过迷走-迷走长反射和内在神经丛的短反射,引起胃腺分泌;②食物扩张刺激胃底、胃体和胃幽门部感受器,通过壁内神经丛的反射或作用于G细胞,引起促胃液素释放,间接促进胃酸的分泌;③食物的蛋白质消化产物直接刺激G细胞,引起促胃液素释放,促进胃酸的分泌。

胃期胃液分泌的特点:分泌量大,约占消化期胃液分泌总量的60%,酸度高,但胃蛋白酶原含量较头期少,消化力比头期弱。

(3)肠期胃液分泌:指食物进入小肠上段(十二指肠)后继续引起胃液的少量分泌。肠期胃液分泌机制是通过食物的机械和化学性刺激,促进十二指肠黏膜中的G细胞释放胃泌素,引起胃酸分泌。

肠期胃液分泌的特点:分泌量少,约占消化期胃液分泌总量的10%,酸度低,胃蛋白酶原含量低,消化力弱。

2. 胃液分泌的兴奋和抑制因素

(1)刺激盐酸分泌的主要因素:①组胺。胃黏膜肥大细胞或肠嗜铬样细胞常恒定释放少量组胺,通过旁分泌的方式与位于壁细胞上的H_2受体结合,刺激胃酸剧烈分泌。②促胃液素。促胃液素是胃窦部和十二指肠黏膜G细胞分泌的一种肽类激素,可刺激壁细胞上的特异性受体,引起胃酸分泌。③乙酰胆碱。乙酰胆碱是支配胃的大部分迷走神经节后神经末梢释放的神经递质,与壁细胞上的胆碱能受体(M型)结合,刺激胃酸的分泌。乙酰胆碱可被M受体阻断剂(阿托品)阻断。

(2)抑制盐酸分泌的主要因素:在头期和胃期抑制盐酸分泌主要因素有胃黏膜释放的前列腺素(PG)和盐酸,在肠期主要有盐酸、脂肪和高渗溶液。盐酸是胃腺分泌的产物,对胃酸的分泌具有负反馈性调节;进入十二指肠的脂肪和高渗溶液抑制胃酸分泌,主要通过刺激小肠黏膜产生某些抑制性激素实现的。

知识链接

幽门螺旋杆菌的感染

正常情况下,胃壁有一系列完善的自我保护机制,能抵御经口而入的上千种微生物的侵袭,所以胃壁不能被食物中的各种微生物破坏。1982年,在胃黏膜上皮细胞表面存在幽门螺旋杆菌,科学家认为幽门螺旋杆菌几乎是能够破坏胃壁自我保护系统的唯一元凶。经研究,构成幽门螺旋杆菌感染的基本病理变化(包括各种类型的急、慢性胃炎)的因素有:幽门螺旋杆菌穿透黏液层,定居在胃上皮细胞表面;对胃上皮细胞等起破坏作用的毒素因子;各种炎症细胞及炎症介质;免疫反应物质等。科学家Goodwin提出"屋漏"学说,用屋顶的破坏给屋内造成灾难性的后果来形容幽门螺旋杆菌对胃黏膜屏障的破坏。

二、胃的运动

(一)胃的运动形式及意义

1. 容受性舒张

咀嚼和吞咽时,食物对口腔、咽、食管等处的刺激可通过迷走神经反射性引起胃底和胃体平滑肌舒张,使胃容量增大,称为容受性舒张(receptive relaxation),是胃特有的运动形式。其生理作用就是容纳和储存大量食物,使胃内压不会明显升高,有利于食物在胃内充分消化。

2. 紧张性收缩

消化道平滑肌经常保持一定程度微弱的收缩状态,称为紧张性收缩(tonic contraction),其生理作用是使胃保持正常的位置和形态,防止胃下垂或胃扩张。紧张性收缩还有助于胃液渗入食物内部,以利于胃排空。

3. 蠕动

食物入胃约 5 min 后,即开始胃的蠕动,其频率约为 3 次/分。蠕动波起自胃体中部,以逐渐增强的方式到达幽门。每个蠕动波约需 1 min,每次可将 1～2 mL 食糜推入十二指肠。随后幽门关闭,胃窦内压升高,可将部分胃内容物反向推回胃窦近端和胃体,这样经过反复地来回推进与推回,有利于尚未变成食糜的固体食物在胃内被磨碎并与胃液充分混合(图 6-6)。胃的蠕动的生理作用是充分搅拌和粉碎食物,促进食物与胃液充分混合,以利于化学性消化,并将胃内的食糜向十二指肠方向推进。

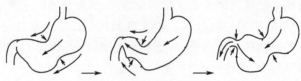

图 6-6　胃的蠕动

(二)胃排空及其控制

食糜由胃排入十二指肠的过程,称为胃排空(gastric emptying)。一般食物入胃后约 5 min 即开始胃排空,其速度与食糜的物理性状和化学组成有关。稀的、流体食物比稠的、固体食物排空快;小颗粒食物比大块食物排空快;等渗溶液食物比非等渗溶液食物排空快。三种主要营养物质中,糖类排空最快,蛋白质类次之,脂肪类最慢。混合性食物由胃完全排空需 4～6 h。

胃排空的直接动力是胃和十二指肠之间的压力差。胃的运动是胃排空的基本动力,幽门及十二指肠的收缩是胃排空的阻力。当大量食物入胃后,胃内容物对胃的扩张性刺激可反射性加快胃排空,此外,胃扩张及食物中的蛋白质及其消化产物还可促进促胃液素等体液因素的释放,加快胃排空。相反,当食糜进入十二指肠后,食糜内的脂肪、胃酸及渗透压等因素均可刺激十二指肠壁的机械和化学感受器,反射性地抑制胃排空,称为肠-胃反射。同时,进入十二指肠的脂肪、胃酸还可促进促胰液素、抑胃肽等多种激素的分泌,延缓胃排空,具有这种抑制胃排空作用的激素统称为肠抑胃素(enterogas-trone)。

(三)呕吐

呕吐(vomiting)是将胃内容物甚至肠内容物从口腔强力驱出体外的一种防御性反射。呕吐的中枢位于延髓,与呼吸、心血管等中枢有密切关系,所以呕吐时常伴随呼吸急促、心跳加快等自主神经兴奋的症状。脑部疾病(如脑水肿、脑肿瘤等)造成颅内压增高,可直接刺激呕吐中枢引起剧烈呕吐,中枢性催吐药(如吗啡等)通过刺激呕吐中枢附近的化学感受器也可引起呕吐。临床上,常用采取催吐的方法协助食物中毒或服毒的病人排出毒素,但长期剧烈呕吐会造成大量消化液的丢失,导致酸碱平衡失调和水盐代谢紊乱。

第四节 小肠内消化

食物由胃进入十二指肠后即开始小肠内消化,是整个消化过程中最重要的阶段。在小肠内,食物经过胰液、胆汁和小肠液的化学性消化和小肠运动的机械性消化后,最终变为可被吸收的小分子物质,到此消化过程基本完成,而且营养物质也主要是在小肠内被吸收的。因此,小肠是消化和吸收最主要的部位。

一、胰液的分泌

(一)胰液的性质、成分

胰液是由胰腺的腺泡细胞和小导管管壁上皮细胞分泌,经胰导管排入十二指肠的无色、无味的碱性等渗液体,pH 为 7.8～8.4,具有很强的消化能力。正常成人每日胰液分泌量为 1.0～2.0 L。胰液中的无机物除了大量水分外,主要包括 Na^+、K^+、HCO_3^- 和 Cl^-;有机物主要包括各种消化酶,如胰淀粉酶、胰脂肪酶、胰蛋白酶原和糜蛋白酶原等。

(二)胰液的作用

1. HCO_3^-

HCO_3^- 的存在是胰液呈碱性的主要原因,主要作用是中和进入十二指肠的胃酸,保护肠黏膜免受强酸性食糜的侵蚀。另外,HCO_3^- 也为小肠内多种消化酶的活动提供最适宜的碱性环境(pH 为 7.0～8.0)。

2. 胰淀粉酶

胰淀粉酶可将淀粉水解为糊精、麦芽糖及麦芽寡糖,最适 pH 为 6.7～7.0。

3. 胰脂肪酶

胰脂肪酶可将脂肪分解为脂肪酸、甘油一酯和甘油,最适 pH 为 7.5～8.5。胰脂肪酶只有在辅脂酶存在下才能分解脂肪。辅脂酶是胰腺分泌的另一种小分子蛋白质,可固定胰脂肪酶,防止胆盐将胰脂肪酶从脂肪表面清除出去。此外,胰液中还有一定量的胆固醇酯酶和磷脂酶,分别能水解胆固醇和磷脂。

4.胰蛋白酶原和糜蛋白酶原

小肠液中的肠激酶可激活胰蛋白酶原变为胰蛋白酶,胰蛋白酶又可激活糜蛋白酶原转变为糜蛋白酶。胰蛋白酶和糜蛋白酶都能将蛋白质分解为䏡和胨,两种酶共同作用可将蛋白质消化为小分子的多肽和氨基酸。

总之,胰液中含有水解三种主要营养物质的消化酶,因此在所有消化液中消化力最强、最重要。胰液分泌障碍,会严重影响蛋白质和脂肪的消化和吸收,造成营养不良,发生胰性腹泻,也可影响脂溶性维生素 A、D、E、K 等的吸收,但对糖的消化和吸收影响不大。

知识链接

急性胰腺炎

胰腺腺泡细胞可分泌少量的胰蛋白酶抑制物,与胰蛋白酶结合形成无活性的复合物,在生理情况下防止少量胰蛋白酶原激活后自我消化胰腺,但在病理情况下大量胰蛋白酶原活化就会导致胰腺自身消化。具体而言,胰蛋白酶抑制物量小、作用小,当暴饮暴食时,胰液分泌增多,胰管内压升高,胰腺小导管和胰腺腺泡破裂,大量溢入胰腺间质的胰蛋白酶原被组织液激活,大大超过胰蛋白酶抑制因子的作用能力,就会造成胰腺的自身消化而发生急性胰腺炎。

(三)胰液分泌的调节

胰液的分泌受神经和体液的双重调节,但以体液调节为主。

1.神经调节

食物的颜色、形象、气味以及食物对消化道均可刺激口腔、食道、胃和小肠,通过神经反射(包括条件反射和非条件反射)引起胰液分泌。反射的传出神经是迷走神经,其末梢释放的递质是乙酰胆碱。

2.体液调节

调节胰液分泌的体液因素主要有促胰液素和缩胆囊素。促胰液素主要刺激胰腺小导管上皮细胞,使其分泌水和 HCO_3^-,但酶的含量不高。缩胆囊素可促进胰腺腺泡细胞分泌多种消化液,也可促进胆囊平滑肌收缩,有利于胆囊胆汁的排出。

二、胆汁的分泌和排出

(一)胆汁的性质、成分

胆汁是一种浓稠而味苦的有色液体,每日分泌量为 0.8~1.0 L。胆汁的颜色取决于胆色素的种类和浓度,由肝细胞分泌后直接排入十二指肠的胆汁呈金黄色或橘棕色,称为肝胆汁,pH 约为 7.4;在胆囊中贮存过的胆汁,因水分和碳酸氢盐被吸收而变得黏稠,颜色加深至深绿色,并呈弱酸性,称为胆囊胆汁,pH 约为 6.8。

胆汁的成分复杂,主要的无机成分有水分和 Na^+、K^+、HCO_3^- 等,主要的有机物有胆盐、胆汁酸、胆色素、脂肪酸、卵磷脂、胆固醇和黏蛋白等。

(二)胆汁的作用

胆汁中不含消化酶,但其中的胆盐对脂肪的消化和吸收具有重要的意义。①乳化脂肪:胆汁中的胆盐、胆固醇和卵磷脂均可作为乳化剂,降低脂肪的表面张力,使其裂解为脂肪微滴,分散在肠腔内,从而增加了胰脂肪酶的接触面积,加速脂肪的分解消化。②促进脂肪吸收:胆盐与脂肪酸、甘油一酯和胆固醇等结合,形成水溶性复合物(混合微胶粒),使上述不溶于水的脂肪消化产物通过肠上皮表面静水层到达肠黏膜表面,利于脂肪的吸收。③促进脂溶性维生素吸收:胆汁促进脂溶性维生素(如维生素 A、D、E、K 等)的吸收。④利胆作用:胆盐可直接刺激肝细胞分泌胆汁。

(三)胆汁分泌的排放和调节

食物是促进胆汁分泌和排放的自然刺激物。高蛋白食物(如蛋黄、肉等)引起胆汁排放量最多,高脂肪或混合性食物次之,糖类食物的作用最小。在消化期,肝脏及胆囊内的胆汁可直接排入十二指肠;在非消化期,肝细胞分泌的胆汁大部分贮存于胆囊内,胆汁会浓缩很多。胆汁的分泌和排放受神经和体液因素的双重调节,并且以体液调节为主。

1. 神经调节

进食动作或食物对胃、小肠的刺激通过迷走神经,引起肝胆汁的少量分泌和轻度胆囊的收缩。通过释放促胃液素,迷走神经还可间接刺激胆汁的分泌和胆囊的收缩。

2. 体液调节

(1)促胃液素:可通过血液循环刺激肝细胞和胆囊,促进肝胆汁的分泌和胆囊的收缩。此外,也可刺激胃酸分泌,间接促进十二指肠黏膜释放促胰液素引起胆汁分泌。

(2)促胰液素:主要作用于胆管系统,所以,可增加胆汁中水和 HCO_3^- 的分泌量,而胆盐的分泌不增加。

(3)缩胆囊素:可强烈收缩胆囊及舒张 Oddi 括约肌,促进大量胆囊胆汁的排放。

(4)胆盐:通过肝-肠循环返回肝脏的胆盐,可刺激肝胆汁大量分泌。在临床上常把胆盐作为一种重要的利胆剂。

▌ 知识链接 ▐

胆道疾病

形成结石的原因之一,就是胆固醇分泌过多或胆盐、卵磷脂合成减少而造成的胆固醇沉积。维持适当比例的胆盐、胆固醇和卵磷脂可保持胆汁胆固醇成为溶解状态。临床上,多采用胆道造影进行胆道检查,多采用微创手术切除胆囊或摘取胆结石,大大减轻了患者的痛苦。胆囊并不是人体必需的器官,所以胆囊切除者仍能维持正常的营养及生命,胆囊切除后的患者甚至能耐受油煎食物,但仍应避免高脂肪饮食。

 思政案例

中国第一具结构完整的人体肝脏血管模型
——中国肝胆外科之父吴孟超院士事迹

1959 年 2 月,吴孟超买来了乒乓球剪碎了放入丙酮,等待着它的溶解。第二天,瓶中的乒乓球果然溶为液状。后来,他又从乒乓球厂买来了赛璐珞,在里面加入红、蓝、白、黄几种颜色，分别从肝动脉、肝静脉、门静脉和胆管注入，使得肝脏内部纵横交错的粗细血管全部充满。等待凝固后，再用盐酸腐蚀肝表面组织，最后用刻刀一点点镂空，剔除干净，肝脏血管构架清楚地呈现出来，由粗到细，枝杈般向外延伸开来，各个"枝杈"颜色不同，像珊瑚。经过四个多月的艰苦努力，中国第一具结构完整的人体肝脏血管模型终于灌注出来。至1959年底，吴孟超共制作肝脏标本108个、肝脏固定标本60个。通过制作标本，吴孟超对肝脏内部构造以及血管走向了如指掌，烂熟于心，这为他日后施行肝脏手术打下了坚实的基础。吴孟超是最先提出中国人肝脏解剖"五叶四段"的新见解的人，创立了肝脏外科的关键理论和技术体系，一生的光荣事迹不胜枚举；2005年获"国家最高科学技术奖"，2012年2月被评为"2011年度感动中国人物"。

三、小肠液的分泌

(一)小肠液的性质、成分

小肠液由十二指肠腺和小肠腺分泌，是一种弱碱性的等渗液体，pH为7.6～8.0，正常成人每日分泌量为1～3 L。小肠液中除水、无机盐外，还有肠激酶和黏液蛋白。在小肠黏膜上皮细胞表面含有多种消化酶，如肽酶、脂肪酶和蔗糖酶、麦芽糖酶等。

(二)小肠液的作用

小肠液的主要生理作用：①小肠液的分泌量较大，可稀释小肠内的消化产物，降低肠腔内的渗透压，有利于营养物质的吸收。②小肠内的肠激酶可激活胰蛋白酶原，促进蛋白质的消化。③保护十二指肠黏膜免受胃酸侵蚀。

(三)小肠液分泌的调节

调节小肠分泌的主要机制是食物及其消化产物对肠黏膜的局部机械和化学刺激，通过壁内神经丛引起的肠神经系统局部反射。小肠黏膜对扩张刺激最为敏感，小肠内食糜量越多，小肠液分泌量也就越多。体液因素中，某些胃肠激素(如促胃液素、促胰液素、缩胆囊素和血管活性肠肽等)也可刺激小肠液分泌。

四、小肠的运动

(一)小肠的运动形式及意义

1.分节运动

分节运动(segmentation contraction)是一种以小肠壁环行肌为主的收缩和舒张节律性运动，是小肠特有的运动形式。表现为在食糜所在的一段肠管上，环行肌在一定距离间隔的许多点同时收缩，把食糜分割成许多节段。数秒后，原收缩处舒张，原舒张处收缩，使原来的食糜节段分为两半，而相邻的两半组合成一个新的节段，如此反复交替进行(图6-7)。空腹时几乎不出现分节运动，进食后才出现并增强。

分节运动的生理作用：①增强食糜与肠壁的紧密接触，有利于吸收；②使食糜与消化液充分混合，有利于化学性消化；③挤压肠壁，促进血液和淋巴液回流，有利于吸收。

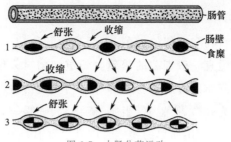

图 6-7　小肠分节运动

2. 紧张性收缩

紧张性收缩有助于小肠维持一定的形状和基础压力,是小肠其他形式运动的基础。小肠的紧张性收缩增强,有助于食糜在肠腔内的混合和向前推送,促进营养物质的吸收。

3. 蠕动

蠕动可始于小肠的任何部位。蠕动波速度缓慢且推进距离短,通常只进行数厘米后便消失,但蠕动可反复发生,近端的蠕动速度大于远端。蠕动的生理作用就是将经过分节运动的食糜向前推进,到达新肠腔后再次进行分节运动,如此重复进行。

在做吞咽动作或食糜进入十二指肠时,还可见到一种行进速度很快、传播较远的蠕动,称为蠕动冲(peristaltic rush)。蠕动冲可将食糜从小肠始端迅速推送到小肠末端,甚至直达结肠。肠蠕动时,肠腔内容物被推动可产生一种声音,称为肠鸣音。临床上,常通过肠鸣音来判定肠的功能是否正常。

(二)回盲括约肌的功能

回肠末端与盲肠交界处的环行肌明显增厚,称为回盲括约肌。静息状态下,回盲括约肌保持轻微的收缩状态,阻止回肠内容物排放入结肠;进食后,食物入胃,可通过胃-回肠反射增强回肠的蠕动,当蠕动波到达回肠末端时,回盲括约肌舒张,使3～4 mL的回肠内容物被送入结肠。回盲括约肌的作用为:①防止回肠内容物过快进入大肠,延长食糜在小肠内停留的时间,有利于小肠内容物的完全消化和吸收;②具有活瓣样作用,阻止大肠内容物倒流入回肠。

第五节　大肠的功能

人类大肠内没有重要的消化活动,其主要功能是吸收水分、电解质及结肠内微生物合成的维生素 B、K;参与机体对水和电解质平衡的调节;暂时储存食物残渣;形成并排出粪便。

一、大肠液的分泌

(一)大肠液及其作用

大肠液由大肠黏膜表面的柱状上皮细胞及杯状细胞分泌,富含黏液和碳酸氢盐,其 pH 为 8.3～8.4。大肠液的生理作用为润滑粪便,保护肠黏膜。

（二）大肠内细菌的活动

大肠内有大量来自食物和空气的细菌，主要是大肠杆菌、葡萄球菌等，这是因为大肠内的温度和酸碱度极适宜一般细菌的繁殖。肠道细菌对人体的作用，包括有益和有害两方面。细菌对糖和脂肪的分解称为发酵，产生乳酸、乙酸、脂肪酸、CO_2和沼气等；细菌对蛋白质的分解称为腐败，产生氨、组胺、硫化氢、吲哚等，其中某些成分可参与解毒。此外，大肠内细菌可以利用简单的物质合成维生素B族和维生素K，它们在肠内被吸收并为机体所利用。如果长期使用肠道抗生素，可导致维生素B族和维生素K缺乏，引起血液凝固障碍、消化不良等。

二、大肠的运动和排便

（一）大肠的运动形式

1.袋状往返运动

袋状往返运动是由环行肌的不规则收缩引起，多见于空腹时，可使结肠袋中的内容物向前、后两个方向做短距离位移，但并不向前推进，促进水和无机盐的吸收。

2.分节或多袋推进运动

此运动是一个结肠袋或一段结肠收缩，将其内容物缓慢推送到下一肠段的运动形式，多见于进食后或副交感神经兴奋时，由环行肌的规则收缩引起。

3.蠕动

大肠的蠕动由一些稳定向前的收缩波组成，主要作用是将肠内容物向前推送。大肠内还有一种收缩力强、行进速度快且传播距离远的蠕动，称为集团蠕动（mass peristalsis），常发生于清晨或进食后。它开始于横结肠，可将部分大肠内容物推送到大肠下段或直肠，产生便意。

（二）排便

排便是一种反射活动。正常人的直肠内通常没有粪便，当直肠对粪便的压力刺激达到阈值时才可引起便意。当粪便进入直肠后，刺激直肠壁内的感受器，冲动经盆神经和腹下神经传入脊髓腰骶段（初级排便中枢），同时上传到大脑皮层（高级排便中枢）引起便意。排便中枢兴奋后，在许可情况下，盆神经传出冲动增加，收缩降结肠、乙状结肠和直肠，舒张肛门内括约肌，同时，阴部神经传出冲动减少，舒张肛门外括约肌，使粪便排出体外（图6-8）。在排便时，腹肌和膈肌收缩使腹压增高也会进一步促进粪便排出。如果条件不允许，大脑就会发出冲动，抑制初级排便中枢的活动，抑制排便。如果粪便在大肠内停留时间过久，水分被吸收过多而变得干硬，这是产生便秘的原因之一。此外，排便时过度用力可造成心血管应激，诱发具有心血管疾病的个体发生中风或心脏病。这是因为排便动作可引起胸内压升高，导致血压一过性升高，随后因静脉回心血量减少，又会导致血压下降。

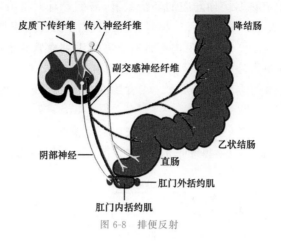

图 6-8　排便反射

第六节　吸　收

一、概述

正常人体所必需的营养物质和水、电解质、无机盐等都是经过消化道吸收入人体的,所以,吸收对于维持人体正常生命活动至关重要。

消化管各部位的吸收能力和吸收速度相差很大,这主要取决于消化道各部位的组织结构、食物在各部位停留时间及被消化的程度。在口腔和食管内,营养物质几乎不被吸收;胃黏膜仅吸收酒精、少量的水分和某些药物;小肠是吸收的主要部位,大部分营养物质被十二指肠和空肠吸收,回肠主要吸收胆盐和维生素 B_{12};大肠主要吸收水分和盐类(图 6-9)。

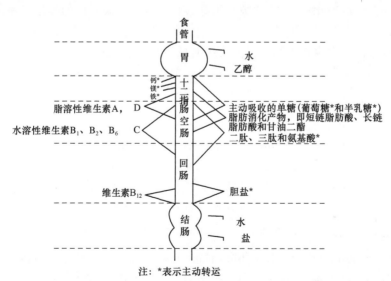

注:*表示主动转运

图 6-9　各种主要营养物质在小肠的吸收部位

小肠是吸收的主要部位,这是因为:①小肠的吸收面积大。正常成人的小肠长为

4～5 m,且其黏膜上有许多突向肠腔的环行皱襞,皱褶上有大量绒毛,绒毛表面的柱状上皮细胞顶端又有大量的微绒毛,这样使小肠黏膜的吸收面积增大约 600 倍,可达200 m² 以上(图 6-10)。②小肠绒毛内部含有丰富的毛细血管和毛细淋巴管,绒毛节律性的伸缩和摆动,促进血液和淋巴液的回流,有利于吸收。③食物在小肠内停留时间长(3～8 h),有利于营养物质被充分吸收。④食物在小肠内已被消化分解为适于吸收的小分子物质。

小肠内水、电解质和食物水解产物的吸收途径有多种,包括跨细胞途径和细胞旁途径。营养物质的吸收机制包括单纯扩散、易化扩散、主动转运及胞饮等。

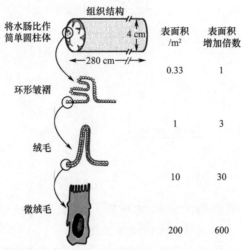

图 6-10 小肠黏膜结构与面积增加关系

二、主要营养物质的吸收

(一)糖的吸收

糖类需要分解转化成单糖,才被小肠黏膜吸收入血。肠腔内的单糖主要是葡萄糖。葡萄糖的吸收是逆浓度差的主动转运过程,属继发性主动转运,其能量来源于钠泵。有一种转运蛋白存在于肠黏膜上皮细胞的刷状缘上,能选择性地把单糖从刷状缘的肠腔面转运入细胞,然后扩散入血。转运蛋白每次能把一分子单糖和两个 Na^+ 同时转运入细胞。

(二)蛋白质的吸收

蛋白质经消化分解为氨基酸后,几乎被小肠吸收。氨基酸的吸收机制与单糖相似,也属于继发性主动转运,通过毛细血管进入血液,当小肠吸收氨基酸后,肝门静脉血液中的氨基酸含量就会增加。此外,小肠刷状缘还可将肠腔中的二肽和三肽以继发性主动转运的方式转运入胞内,进一步被分解为氨基酸,再进入血液循环。

(三)脂肪和胆固醇的吸收

小肠内,脂肪的消化产物有脂肪酸、甘油、甘油一酯和胆固醇等。中、短链脂肪酸和其组成的甘油一酯均溶于水,可以通过扩散直接经过十二指肠和空肠上皮细胞进入血液。长链脂肪酸及甘油一酯在内质网中大部分被重新合成甘油三酯,并与细胞中生成的载脂蛋白结合成乳糜微粒(chylomicron),以出胞的方式离开细胞,经细胞间隙扩散入淋巴液。综上,脂肪的吸收有血液和淋巴两种途径,由于膳食中的动、植物油中以长链脂肪酸较多,所以脂肪的吸收途径以淋巴为主。

(四)无机盐的吸收

单价碱性盐类(如钠、钾、胺盐)的吸收很快,多价碱性盐吸收很慢,凡能与钙结合形成沉淀的盐(如硫酸盐等)则不能被吸收。

1.钠的吸收

正常成人肠内容物中95％～99％的钠被吸收入血液。小肠黏膜对钠的吸收是主动的,其动力来自于小肠上皮细胞基底侧膜上的钠泵。钠泵不断将细胞内的Na^+泵入组织间隙,使肠腔内的Na^+浓度高于细胞内Na^+浓度,因此,肠腔内的Na^+通过肠上皮细胞刷状缘扩散入细胞内,然后又通过细胞膜上的钠泵活动,逆电-化学梯度进入血液。

2.铁的吸收

正常成人每日吸收的铁约为1 mg,仅为每日食物中铁含量的10％。铁的吸收能力与机体对铁的需要有关,机体缺铁时对铁的能力增强。食物中的铁绝大部分为Fe^{3+},不易被吸收,需还原为Fe^{2+}才能被吸收。维生素C和盐酸能将Fe^{3+}还原为Fe^{2+},从而促进铁的吸收。临床上常采用硫酸亚铁配合维生素C或稀盐酸给贫血的病人补铁。

铁的主要吸收部位在十二指肠和空肠上段,是耗能的主动过程。肠黏膜上皮细胞顶端膜释放转铁蛋白与肠腔中的铁离子结合成复合物,以入胞的方式进入细胞。进入胞内的铁,一部分在细胞基底膜以主动转运形式进入血液,其余大部分则与胞内的铁蛋白结合,暂时贮存在胞内,以防止铁吸收过量。

3.钙的吸收

食物中的钙只有小部分转变为可溶性的离子状态才能被吸收。机体吸收钙的量随机体需要量的增加而增加。十二指肠吸收钙的能力最强,为主动转运过程。维生素D能促进钙的吸收,胃酸、食物中的脂肪酸也有助于钙的吸收,而食物中的草酸能与Ca^{2+}形成不溶性的化合物,妨碍钙的吸收。进入肠黏膜细胞的钙通过位于细胞基膜的钙泵被主动转运入血液。

‖ 知 识 链 接 ‖

钙的吸收

人体对钙吸收的影响因素主要有如下几方面:①维生素D。维生素D是调节钙吸收最重要的体液因素,可以促进钙的吸收,能够保持血液中钙和磷的比例,使钙和磷沉积于骨骼中。②年龄。随着年龄增加,钙的吸收就会下降。③体内的钙量。缺钙时,钙的吸收量高,但如果摄入过多的钙,会通过汗、尿排出体外。④高脂肪。高脂肪膳食或对脂肪吸收不良,脂肪酸就与钙结合,生成不溶性的钙皂而影响钙的吸收。⑤某些疾病和情绪状态。腹泻、吸收不良、抑郁、紧张及愤怒等,均会影响钙的吸收。⑥某些蔬菜。富含草酸的蔬菜(如茭白、竹笋、菠菜等)可将钙结合为难溶解的草酸钙而影响钙的吸收,故在食用此类蔬菜前应先用热水焯来破坏大部分的草酸。⑦其他。食物的多样化可促进钙的吸收。

4.负离子的吸收

小肠内吸收的负离子(主要包括 HCO_3^- 和 Cl^-)依靠 Na^+ 吸收造成的电位梯度而被动吸收。但有证据表明,负离子还可独立地进行跨膜移动。

(五)水的吸收

正常成人每日摄取水 $1\sim2$ L,消化腺分泌的体液为 $6\sim7$ L,人体每日由胃肠道吸收的液体量可高达 8 L。水是靠各种溶质(特别是 NaCl)吸收造成的渗透压差而被动吸收的,其主要的吸收部位在小肠。

(六)维生素的吸收

食物中的维生素分为水溶性和脂溶性两种。大多数水溶性维生素主要以易化扩散的方式在小肠上段被吸收入血,但维生素 B_{12} 须与内因子结合形成复合物才能在回肠被吸收;脂溶性维生素 A、D、E、K 的吸收与脂肪的吸收机制相似,即先与胆盐结合形成水溶性复合物,随后进入小肠黏膜细胞与胆盐分离,再穿透细胞膜进入血液和淋巴液。

本章重难点小结

一、本章提要

通过本节学习,使同学们了解机体各部分消化道的消化和吸收过程及其调节。具体包括以下内容:

1.掌握消化和吸收的概念,胃液的成分及作用,胃排空及意义,胃和小肠的运动形式及意义,胰液的成分及作用,小肠在吸收中的重要地位及原因,神经系统对消化道的调节作用。熟悉胆汁的成分及作用,小肠液的性质、成分及作用,排便反射的过程,小肠内主要营养物质的吸收过程。

2.具有分析机体消化系统各部位消化和吸收的过程及其调节的能力,运用胃肠运动的调节知识解释不同条件调节胃肠运动的现象及具有运用理论知识在老师的指导下设计哺乳动物胃肠运动的实验,完成不同条件刺激下对胃肠运动的影响等。

3.了解唾液的成分及作用,咀嚼与吞咽的过程,消化道平滑肌的一般生理特性,大肠液的成分及作用,大肠的运动形式,几种主要胃肠激素的作用。

二、本章重难点

1.重点:胃和小肠的机械性消化过程;胃液、胰液和胆汁的化学性消化过程;吸收的主要部位及原因;几种主要营养物质的吸收过程;消化运动的神经调节。

2.难点:胃液及胰液的生理作用。

课后习题

一、名词解释

1.消化　　　2.吸收　　　3.胃排空　　　4.容受性舒张　　　5.分节运动

二、填空题

1.食物消化的方式分为_____和_____。

2.胃液的主要成分有_____、_____、_____和_____。

3.胃酸可促进小肠对_____和_____的吸收。

4.胃的运动形式_____、_____、_____,其中_____是胃特有的运动形式。

5.胃排空的动力是_____和_____之间的压力差。抑制因素是_____。

6.三种营养物质中,_____的排空速度最慢,_____排空速度最快。

7.胰液的主要成分有_____、_____和_____。

8.胆汁中无_____,但对_____的消化吸收有作用,这主要靠_____的参与。

9.小肠的运动形式有_____、_____和_____,其中_____是小肠的特有运动形式。

10.小肠中的消化液有_____、_____、_____。

三、选择题

1.交感和副交感神经起协同作用的器官是(　　)。
A.心　　　　　B.支气管　　　C.唾液腺　　　D.膀胱　　　　E.胃肠

2.交感神经兴奋可使(　　)。
A.胃肠运动受抑制　　　　　B.胆囊收缩增强　　　　　C.内括约肌舒张
D.胃液分泌增加　　　　　E.唾液分泌减少

3.交感神经兴奋对胃肠的作用是(　　)。
A.胃肠运动增强,消化腺的分泌增加　　B.胃肠运动增强,消化腺的分泌减少
C.胃的排空速度减慢,腺体分泌增加　　D.胃的排空速度减慢,唾液腺分泌减少
E.胃肠运动减弱

4.迷走神经兴奋时引起(　　)。
A.胃肠平滑肌活动增强,消化腺分泌减少
B.胃肠平滑肌活动减弱,消化腺分泌增加
C.胃肠平滑肌活动增强,消化腺分泌增加
D.胃肠平滑肌活动减弱,消化腺分泌减少
E.胃肠平滑肌活动变化不明显,消化腺分泌增加

5.下列哪项不是胃肠道激素(　　)。
A.胃泌素　　　B.促胰液素　　C.抑胃肽　　　D.胆色素　　　E.缩胆囊素

6.唾液中除唾液淀粉酶以外,还有(　　)。
A.凝乳酶　　　B.蛋白水解酶　C.溶菌酶　　　D.寡糖酶　　　E.肽酶

7.消化管共同具有的运动形式是(　　)。
A.咀嚼　　　　B.蠕动　　　　C.容受性舒张　D.集团蠕动　　E.分节运动

8.胃液成分中与红细胞生成有关的物质是(　　)。
A.HCL　　　　B.内因子　　　C.无机盐　　　D.黏液　　　　E.胃蛋白酶

9.胃液中能促进小肠对铁和钙吸收的是(　　)。
A.盐酸　　　　B.胃蛋白酶　　C.内因子　　　D.黏液　　　　E.水

10.胃蛋白酶作用的最适pH是(　　)。
A.1.5　　　　B.3.0　　　　C.4.0　　　　D.4.5　　　　E.7.0

11.胃蛋白酶的作用是(　　)。
A.中和胃酸　　　　　　　　B.水解蛋白质　　　　　　　C.促进胃黏膜增生
D.促进胃酸合成与分泌　　　E.促进机械消化过程

12.胃腺的壁细胞可分泌(   )。

A.盐酸　　　 B.水　　　　 C.胃蛋白酶原　　 D.黏液　　 E.胃蛋白酶

13.HCO_3^-的作用是(   )。

A.中和胃酸　　　　　　 B.水解蛋白质　　　　　 C.促进胃黏膜增生

D.促进胃酸合成与分泌　 E.促进机械消化过程

14.胃排空的动力是(   )。

A.胃的运动　　　　　　 B.胃内容物的体积　　 C.十二指肠内食糜的刺激

D.幽门括约肌的收缩　　 E.幽门括约肌

15.胰液中的消化酶不包括(   )。

A.胰淀粉酶　　　　　　 B.胰脂肪酶　　　　　　　 C.胰蛋白酶原

D.糜蛋白酶原　　　　　 E.肠激酶

16.胰液的作用是(   )。

A.分解蛋白质　 B.分解脂肪　　 C.分解淀粉　　 D.中和胃酸　　 E.以上都是

17.胆汁中具有消化作用的成分是(   )。

A.胆色素　　 B.胆盐　　　 C.胆固醇　　 D.卵磷脂　　 E.磷酸盐

18.下列哪项不是胆汁的作用(   )。

A.作为乳化剂,降低脂肪表面张力　　　　 B.分解脂肪为脂肪酸和甘油一酯

C.作为脂肪分解产物的运载工具　　　　　 D.可中和一部分胃酸

E.可促进脂溶性维生素的吸收

19.胆盐的主要作用是(   )。

A.中和胃酸　　　　　　 B.激活胰蛋白酶原　　　 C.杀菌

D.促进脂肪的消化和吸收　 E.促进蛋白质消化和吸收

20.能水解淀粉的消化液是(   )。

A.唾液和胰液　　　　　 B.唾液和胃液　　　　　　 C.胃液和胰液

D.胆汁和小肠液　　　　 E.胰液和胆汁

21.对脂肪、蛋白质消化作用最强的是(   )。

A.小肠液　　 B.胰液　　　 C.胆汁　　　 D.胃液　　 E.唾液

22.参与脂肪分解的消化液有(   )。

A.唾液、胰液　 B.唾液、胃液　 C.胰液、胆汁　 D.唾液、胆汁　 E.胰液、胃液

23.长期大量使用肠道抗菌药可导致缺乏的维生素是(   )。

A.B族和A　 B.B族和C　 C.B族和D　 D.B族和K　 E.A和K

24.有关大肠的功能错误的是(   )。

A.储存食物残渣并形成粪便　　　　　　 B.大肠中的消化酶分解食物残渣

C.大肠液保护肠黏膜并润滑粪便

D.肠内细菌可利用简单物质合成维生素B族和维生素K

E.有集团蠕动

25.排便反射的初级中枢在(   )。

A.脊髓　　 B.延髓　　　 C.中脑　　 D.脑桥　　 E.大脑皮层

26.胆盐和维生素B_{12}的吸收部位是(   )。

A.胃　　　 B.十二指肠　 C.空肠　　 D.回肠　　 E.大肠

27.葡萄糖、氨基酸在小肠的吸收过程是(   )。

A.渗透和滤过　 B.单纯扩散　 C.易化扩散　 D.入胞作用　 E.主动转运

28.糖的吸收形式主要是(　　)。

A.淀粉　　　　B.多糖　　　　C.寡糖　　　　D.麦芽糖　　　　E.单糖

29.最重要的消化吸收部位是(　　)。

A.口腔　　　　B.胃　　　　C.小肠　　　　D.大肠　　　　E.食管

30.水分及营养物质吸收的主要部位是在(　　)。

A.食管及胃　　B.十二指肠　　C.空肠　　　　D.大肠　　　　E.回肠

四、问答题

1.胃液的成分及其作用有哪些？

2.简述消化道的神经支配及其作用。

3.胃的运动形式有哪几种？有何意义？

4.小肠的运动形式有哪些？有何意义？

5.为什么说小肠是营养物质吸收的主要部位？

五、案例分析

患者,男,32岁,反复上腹疼痛、反酸、嗳气2年,加重5天。空腹时疼痛明显,进餐后稍缓解,凌晨1点左右常从睡眠中痛醒。查体:脐右上腹局部压痛。诊断:十二指肠球部溃疡。

思考问题：

(1)盐酸的生理作用。

(2)黏液-碳酸氢盐屏障的生理作用。

课后习题参考答案

（杨艳梅）

第七章

能量代谢和体温

[学习目标]

1.掌握基础代谢率的概念、测定条件、临床意义,体温的概念、正常值范围及生理变化规律。

2.熟悉影响能量代谢的因素、与能量代谢相关的概念、机体主要的产热和散热部位及散热的形式。

3.了解能量的来源和去路、能量的测定原理和方法、体温调节的调定点学说。

4.培养学生高尚的医德、为患者负责的态度;培养学生自主思考,能根据实际情况具体分析和处理问题的能力。

新陈代谢是生命的基本特征之一,包括合成代谢和分解代谢两个方面。前者是指机体不断从外界摄取营养物质来满足自身需要,并储存能量;后者则是分解自身物质,释放能量用以维持体温和完成其他生理功能。由此可见,物质代谢和能量代谢密不可分。通常把物质代谢过程中所伴随的能量的释放、转移、贮存和利用,称为能量代谢(energy metabolism)。

第一节　能量代谢

一、能量的来源和去路

细胞的新陈代谢需要多种营养物质,人体所能利用的能量来源于食物中的糖类、脂类、蛋白质中蕴藏的化学能。这些营养物质在体内通过有氧氧化或无氧酵解(糖酵解)释放能量,同时产生代谢产物。此过程中产生的大部分能量以高能磷酸键的形式储存在三磷酸腺苷(adenosine triphosphate,ATP)中。ATP广泛存在于人体的所有活细胞内,既是体内的能量贮存库,也是机体直接的能量来源。生理条件下,1 mol 的 ATP 分子断裂一个高能磷酸键可释放 51.6 kJ(约 12 kcal)的热量。

除 ATP 外,体内另外一种主要的高能磷酸化合物是存在于肌肉和脑组织中的磷酸肌酸(creatine phosphate,CP),CP 不是细胞活动的直接供能者,它是 ATP 的储存库,可与 ATP 之间进行能量转移,当细胞内 ATP 生成过剩时,就用于合成 CP 以建立起能量贮存库;当 ATP 被消耗后,CP 中的能量可迅速转移给 ADP,以补充 ATP 的不足。

(一)能量的来源

1.糖类

糖类的生理功能主要是供能。机体所需能量的 50%～70% 来源于糖类。糖类主要从谷类和薯类食物中获得。糖类经过消化最终分解产物80%为葡萄糖,吸收入血后,除维持正常血糖浓度外,另有部分以糖原的形式贮存于肝和肌肉中。糖类主要通过有氧氧化释放能量,在氧供不足时,则通过无氧酵解供能。糖酵解是人体的能源物质唯一不需要氧的供能途径,在人体处于缺氧状态时极为重要。

体内储存的糖原仅够维持24 h所需,连续饥饿24～72 h后,血糖水平开始下降。这时,人体启动将脂类和蛋白质分解产物转化成葡萄糖的机制,即糖异生。如果糖异生原料来源和代谢过程出现障碍,在饥饿一周到几周的状态下,人体将转向依赖脂肪氧化分解作为主要能量来源。

2.脂类

脂类的生理功能主要是储能和供能。脂类氧化分解所提供的能量约占人体所需的30%。1克脂肪在体内完全氧化时会释放出37.8 kJ能量,比1克糖类(15.8 kJ)或蛋白质(16.8 kJ)所释放的能量多两倍以上。

人体内的脂肪约占体重的20%,在不发生其他并发症的情况下,依照不同能量消耗水平,储存的脂类可满足10余天至2个月所需。

3.蛋白质

蛋白质主要用于构成组织细胞的自身成分,维持生理功能,实现组织的自我更新,为机体提供能量则是次要功能。

蛋白质占人体体重的16%～20%。食物中的蛋白质主要存在于瘦肉、蛋类、奶、豆类和鱼类中。

长期饥饿的情况下,甘油三酯存储被耗竭,人体能量来源仅剩蛋白质分解一途径。蛋白质分解加速,重要脏器的结构、功能被破坏、丧失。

(二)能量的去路

糖、脂肪、蛋白质等能源物质在体内氧化时所释放的能量,其中的50%以上直接转化为热能,用来维持体温;余下不足50%的这部分能量以高能磷酸键的形式贮存于ATP分子中,以完成各种生理功能,如肌肉收缩,腺体分泌,物质转运等(图7-1)。

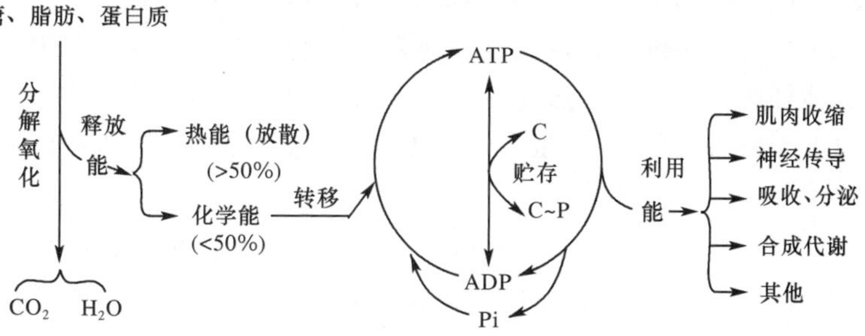

图7-1 体内能量的释放、转移、贮存和利用

知识链接
关于脂肪的误解

脂肪比你想象中重要。

脂肪是细胞的组成成分。缺少脂肪,细胞的再生、修复都会出现问题。

女性体脂率过低,使得雌激素水平紊乱,会导致月经失调、怀孕困难。

脂肪可以滋润皮肤,促进脂溶性维生素的吸收。如果日常膳食中长期缺乏脂肪性成分,容易导致 Vit A、Vit D 的缺乏,使皮肤干燥无弹性,枯发脱发,出现夜盲以及干眼症等。

脂肪是热的不良导体,在寒冷环境下还可以减少热量损失,维持体温。

脂肪可以缓冲外界压力,保护内脏。在跌落、冲撞等意外发生的时候让我们的器官免受伤害。

美国膳食指南咨询委员会发布的 2015 年版《美国居民膳食指南》报告中提出:最近的科学研究表明,膳食胆固醇与血清胆固醇水平以及临床人群的心血管事件没有明显的联系,因此不再限制胆固醇摄入。并提出"人们应该优化膳食脂肪的结构而不是减少脂肪的总摄入量",也就是说,脂肪的种类更重要,饱和脂肪酸摄入不应超过脂肪摄入总量的 10%。曾经建议的低脂高碳水化合物的饮食方式在预防或治疗包括心脏病、中风、癌症、糖尿病以及肥胖等公众关注的重大健康问题方面缺乏令人信服的证据,同时不鼓励大众消费低脂或脱脂的产品,以及大量的精制谷物和额外添加的糖。

近年来,越来越多的随机实验证实:用健康脂肪来提高脂肪供能占比以取代碳水化合物或者蛋白功能的饮食方式,降低了心血管疾病的风险。医学杂志《柳叶刀》2017 年最新的一项研究表明:碳水化合物的高摄入量(即供能比达到 60% 以上)会增加死亡风险。

二、能量代谢

机体的能量代谢遵循能量守恒定律,即在整个能量转化过程中,食物中的化学能最终全部转化为热能和所做外功。因此,在避免做外功的情况下,通过测定机体在单位时间内散发的总热量,就可以计算出能量代谢率。在临床实践中,测定机体在单位时间内散发的总热量,常采用简便、易行的间接测热法,用测定的一定时间内的耗氧量乘以 20.20 kJ/L,即可得到这段时间内的产热量。

(一)与能量代谢测定有关的几个基本概念

1. 食物的热价

1 g 食物氧化(或在体外燃烧)时所释放的能量称为该食物的热价(thermal equivalent of food),分为生物热价和物理热价。前者指食物在体内经生物氧化释放的热量,后者指食物在体外燃烧时释放的热量。糖类、脂类的生物热价和物理热价相等,而蛋白质的生物热价低于物理热价,说明蛋白质在体内不能被完全氧化。(表 7-1)

2. 食物的氧热价

通常把某种食物氧化时消耗 1 L 氧所产生的热能称为该种食物的氧热价(thermal equivalent of oxygen)。氧热价在能量代谢的测定中有着重要意义,即可根据机体在一定时间内的耗氧量计算出能量代谢率。

3. 呼吸商

机体从外界摄取 O_2 供物质氧化分解所需,同时将代谢终产物 CO_2 排出体外。单位时间内机体呼出的 CO_2 的量与吸入的 O_2 的量的比值称为该物质的呼吸商(respiratory quotient,RQ)。

4. 非蛋白呼吸商

在正常情况下,体内能量主要来自糖和脂肪的氧化,而蛋白质的代谢可忽略不计。

为计算方便,常根据糖和脂肪按不同比例氧化时所产生的二氧化碳量和耗氧量计算出相应的呼吸商。这样计算出的呼吸商称为非蛋白呼吸商(no-protein respiratory quotient,NPRQ)。

表 7-1 三种营养物质氧化时的热价、氧热价和呼吸商

营养物质	热价(kJ/g)		耗氧量 (L/g)	CO_2 产量 (L/g)	呼吸商 (RQ)	氧热价 (kJ/L)
	物理热价	生物热价				
糖	17.2	17.2	0.83	0.83	1.00	20.94
脂肪	39.8	39.8	2.03	1.43	0.71	19.68
蛋白质	23.4	18.0	0.95	0.76	0.80	18.84

(二)影响能量代谢的因素

1.肌肉活动

肌肉活动是影响能量代谢最显著的因素。机体活动的轻微增加就会提高代谢率。人在劳动或运动时,耗氧量可达安静时的10～20倍。肌肉活动的强度通常用单位时间内机体的产热量来表示,因此能量代谢率可作为评价劳动强度或运动强度的指标(表 7-2)。

表 7-2 劳动或运动时的能量代谢率 单位:$kJ/(m^2 \cdot min)$

机体的状态	产热量	机体的状态	产热量
静卧	2.73	扫地	11.36
开会	3.40	打排球	17.04
擦窗	8.30	打篮球	24.22
洗衣	9.89	踢足球	24.96

2.环境温度

能量代谢率与环境温度的关系曲线呈"U"形。环境温度在 20～30 ℃时,在裸体或着薄衣的情况下,机体能量代谢率最为稳定。

当环境温度低于 20 ℃时,机体通过寒战等保暖机制使代谢率升高,以维持正常体温;当环境温度超过 30 ℃后,体内生化反应速度加快,代谢率也增加。

3.食物的特殊动力效应

进食后,即使处于安静状态,机体的产热量也要比进食前有所增加。食物的这种刺激机体产生额外热量的现象称为食物的特殊动力效应(specific dynamic action,SDA)。大约进食后 1 h 开始,持续 7～8 h。

蛋白质的食物特殊动力效应为 30%,糖和脂肪的分别为 6%和 4%,可见蛋白质的食物特殊动力效应最为显著。食物特殊动力效应产生的机制,目前还不十分清楚。

4.精神活动

当处于精神紧张状态时,骨骼肌紧张性增加和交感-肾上腺系统活动加强,使机体产热量增加。

5.其他影响能量代谢的因素

男性略高于女性,幼儿高于成人,并随年龄的增长而逐渐下降。甲状腺激素可显著增加机体的能量代谢率。另外,雄激素、生长激素、发热及交感神经兴奋等均可提高机体的能量代谢率。睡眠及营养不良时,机体的能量代谢率降低。

（三）基础代谢

基础代谢是指人体处于基础状态下的能量代谢。所谓基础状态，是指：①受试者空腹，排除食物的特殊动力效应的影响，一般要求在禁食 12～14 h 后；②静卧一定时间后，使肌肉处于松弛状态，以排除肌肉活动影响；③清晨、清醒、安静，尽量让被试者排除精神紧张、焦虑和恐惧等心理；④环境温度保持在 20～25 ℃。这种状态下，体内能量消耗只用于维持基本的生命活动，能量代谢比较稳定，因此基础代谢率常用来评价机体的能量代谢水平。睡眠状态下，机体的能量代谢率更低，但做梦时可增高。

单位时间内的基础代谢称为基础代谢率（basal metabolic rate，BMR）。BMR 一般用单位时间内每平方米体表面积的产热量来衡量，通常以 kJ/（m^2 · h）来表示。BMR 与体表面积基本上成正比，而与体重不成比例（表 7-3）。

表 7-3	我国正常人基础代谢率的平均值				单位：kJ/（m^2·h）	
年龄（岁）	11～15	16～17	18～19	20～30	31～40	41～50	51 以上
男性	195.5	193.4	166.2	157.8	158.7	154.0	149.0
女性	172.5	181.7	154.0	146.5	141.7	142.4	138.6

一般来说，BMR 的实际测定值和上述正常平均值比较，如相差在 ±10％～±15％ 以内，都属正常。当相差超过 ±20％ 时，才有可能是病理性变化。在各种疾病中，甲状腺功能亢进时，BMR 可比正常值高 25％～80％；甲状腺功能低下时，BMR 可比正常值低 20％～40％。因此，BMR 的测定是临床诊断甲状腺疾病的辅助方法。

第二节 | 体 温

体温相对恒定是内环境稳态的指标之一。机体的新陈代谢过程是以酶促反应为基础的，而酶必须在适宜的温度条件下才会发挥最大催化活性。体温过高、过低会降低酶的活性，甚至使酶失活，导致生物化学反应障碍，影响正常生理功能的进行。

一、正常体温范围及生理波动

（一）正常体温范围

机体的温度分为体表温度和体核温度。体表温度容易受环境和衣着影响，不稳定，机体各部位的差异也较大。体核温度是机体深部的温度，比体表温度高，比较稳定。生理学通常将机体深部的平均温度称为体温（body temperature）。

虽然体温是相对稳定的，但由于代谢水平的不同，各内脏器官的温度略有差异，安静时肝脏代谢最为活跃，温度最高；运动时，骨骼肌的温度最高。由于血液循环而使深部各器官的温度趋于一致。因为人体深部温度不易测试，所以临床上通常用直肠、口腔和腋窝的温度来代表体温。

直肠温度的正常值为 36.9～37.9 ℃，比较接近体核温度，测量时需将温度计插入 6 cm 以上，测量时间为 1～3 min。口腔温度的正常值为 36.7～37.7 ℃，测量时间为 3～5 min，容易受呼吸、进食的影响。腋窝是临床上采用比较广泛的测温部位，但腋窝皮肤表面温度较低，必须使上臂紧贴胸廓，使腋窝密闭形成人工体腔，机体深处的热量才能逐渐传导过来。测量时必须保证足够的测量时间,一般在 10 min 左右,并保持腋窝处干燥。腋窝温度的正常值为 36.0～37.4 ℃。

(二)体温的生理波动

恒温动物的体温是相对稳定的,但并不是一成不变的。在生理情况下,体温受昼夜、年龄、性别等因素的影响而有所变化。

1. 日节律

正常人(新生儿除外)的体温按昼夜变化呈周期性波动,清晨 2～6 时体温最低,午后 1～6 时最高。波动幅度一般不超过 1 ℃。体温的这种昼夜周期性波动称为体温的日节律(circadian rhythm)。

体内还有许多生理活动按一定的时间顺序发生变化,如血细胞数、血压值、激素分泌等,机体功能活动的周期节律性变化的特性,称为生物节律。动物实验提示,下丘脑视交叉上核可能是生物节律的控制中心。

2. 性别

成年女子的体温平均比男子高约 0.3 ℃。女子的基础体温随月经周期而发生变动,在月经期和月经后的前半期较低,排卵日最低,排卵后体温升高。临床上测量女性基础体温,有助于了解有无排卵和排卵日期(图 7-2)。

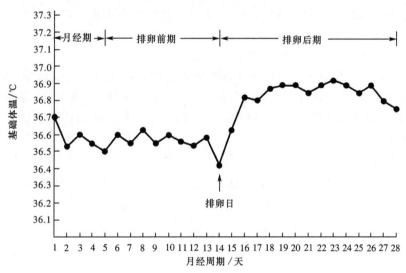

图 7-2　女性基础体温曲线

3. 年龄

体温高低与能量代谢水平有关。年龄增长,代谢水平下降,体温逐渐偏低。新生儿体温稍高于成年人,老年人体温比成年人低一些。新生儿,尤其是早产儿,因其体温调节中枢发育还不完善,而老年人由于调节能力减弱,体温均容易受环境因素的影响。因此,在护理工作中,应该注意老年人和新生儿的体温特点,病房内注意保持适宜的温度。

4. 肌肉活动

肌肉活动时代谢增强,产热量明显增加,导致体温升高。因此,临床上测量体温时应先让受试者安静一段时间后进行。测定小孩体温时应避免哭闹。

5. 其他因素

激动、精神紧张、进食及甲状腺激素增多等因素都会使体温升高。麻醉药会扩张皮肤血管使散热增加，所以对麻醉手术病人应注意术中及术后的保温护理。

二、产热和散热

正常体温的相对稳定能够得以维持，是在体温调节中枢的控制下，产热和散热过程保持动态平衡的结果。

（一）产热

1. 产热部位

机体热量是伴随着代谢过程而产生的。安静状态下，肝脏作为人体代谢最旺盛的器官，产热量最大。机体运动或在寒冷环境中骨骼肌发生紧张性收缩时，骨骼肌的产热量成为体内热量的主要来源。

2. 产热形式

机体有多种产热形式，如基础代谢产热、骨骼肌运动产热、食物特殊动力效应等，在寒冷环境中主要依靠战栗产热（shivering thermogenesis）和非战栗产热（non-shivering thermogenesis）。

（1）战栗产热：机体受寒冷刺激时，首先出现寒冷性肌紧张或称战栗前肌紧张（pre-shivering tone），此时代谢率即已增加，如果寒冷刺激继续作用，便在此基础上产生战栗来增加产热量。战栗是骨骼肌发生不随意的节律性收缩，其节律为 9～11 次/min，屈肌和伸肌同时收缩，不做外功，因此产热量大。

（2）非战栗产热：机体热量的另一重要来源是棕色脂肪，约占非战栗产热的 70%。主要分布在肩胛骨间、颈背部。其含量在机体生长发育过程中不断变化，婴幼儿期占比最高，随着年龄增长，逐渐减少。由于新生儿不能发生战栗，所以棕色脂肪参与的非战栗产热显得尤其重要。

3. 产热的调节

体液因素：肾上腺素和去甲肾上腺素可刺激产热，作用迅速，持续时间短；甲状腺激素是刺激机体产热的重要内分泌因素，其作用特点是缓慢但持久。

神经因素：寒冷刺激可使交感神经产生兴奋，一方面增强肾上腺髓质的活动，使肾上腺素和去甲肾上腺素释放增多，增加产热；另一方面增加褐色脂肪组织的产热量。

（二）散热

1. 散热部位

人体散热的主要部位是皮肤，其次也可通过呼吸道、消化道、泌尿道散发热量。

2. 散热方式

当皮肤温度高于环境温度时，主要通过辐射、传导和对流方式散热，散热量大小主要取决于皮肤与外界环境之间的温度差。当环境温度等于或高于皮肤温度时，辐射、传导和对流方式散热效果甚微，主要依靠蒸发散热来调节体温。

（1）辐射散热：是机体以热射线的形式将热量传给外界温度较低物体的一种散热方式。在不着衣、机体安静状态下，约占总散热量的 60%。散热量多少主要取决于皮肤与环境间的温度差，其次是皮肤的散热面积。

（2）传导散热：是机体的热量直接传给与之接触的温度较低的物体的一种散热方式。经这种方式发散的热量取决于皮肤温度与接触物体之间的温度差、接触面积及物体的导热性能。水的导热性能较好，临床上根据这个道理给高热病人用冰帽、冰袋降温。

（3）对流散热：是通过气体流动来交换热量的一种散热方式。对流散热量的多少，除取决于皮肤与周围环境之间的温度差和机体的有效散热面积外，受风速的影响较大。风速大，散热量多，风速小则散热量少。

（4）蒸发散热：是利用水分从体表汽化时吸收热量而散发体热的一种形式。一般每蒸发 1 g 水分可带走 2.4 kJ 热量，是一种十分有效的散热方式。当环境温度等于或高于皮肤温度时，前三种散热方式不但不发挥作用，反而从外界吸收热量。此时，蒸发便成为机体唯一有效的散热方式。临床上用酒精给高热病人擦浴，就是利用了蒸发散热的原理。

蒸发散热分为不感蒸发（不显汗）和可感蒸发（发汗）两种。

机体每刻都有一定量的水分通过皮肤及口腔、呼吸道黏膜蒸发掉而不为人们所觉察，这种水分蒸发叫不感蒸发。不感蒸发与汗腺活动无关，不受体温调节的控制。24 小时人体不感蒸发量约 1 000 mL。婴幼儿不感蒸发的速率比成人高，更容易发生脱水，因此在炎热的夏季，应注意多给婴幼儿补充水分。临床给患者补液时，应注意补充这部分不感蒸发的量。

发汗是汗腺主动分泌汗液的过程，又称可感蒸发。汗液蒸发可以有效地带走热量。人在安静状态下，当环境温度达 30 ℃ 左右时便开始发汗；在空气湿度大、衣着较多时，气温达 25 ℃ 时便可发汗；在进行劳动或运动时，即使温度在 20 ℃ 以下，也可发汗。某些先天性汗腺缺失的病人，虽然他们可以和正常人一样耐受寒冷，但在热带地区或气温高于皮肤温度时，因为缺乏汗腺，他们常因缺失蒸发散热而中暑。

▌ 知 识 链 接 ▐

关于中暑

中暑是指在高温和热辐射的长时间作用下，机体体温调节出现障碍，水、电解质代谢紊乱及神经系统功能损害的症状的统称。中暑分为先兆中暑、轻症中暑、重症中暑。

前两者中暑患者口渴、食欲不振、头昏头痛、多汗、疲乏虚弱、恶心呕吐、心悸、脸色干红或苍白、注意力涣散、动作不协调、体温正常或升高。

重症中暑包括热痉挛、热衰竭、热射病。热痉挛是突然发生活动中或者活动后痛性肌肉痉挛，通常发生在下肢背部肌肉或腹部。可能与体内钠缺失和过度通气有关。热衰竭是大量出汗导致体液和电解质丢失过多，常发生在炎热环境中工作或者运动没有补充足够水分的人中，也发生于不适应高温潮湿环境的人中。表现为：大汗、极度口渴、乏力头痛、恶心呕吐、体温高，可有明显脱水征，无明显中枢神经系统损伤表现。热射病是致命性急症，表现为：高热、皮肤干燥、意识模糊、惊厥或无反应、周围循环衰竭或休克。

治疗原则："搬、降、补"。即脱离高温高湿环境，迅速进行有效降温，合理补充水和电解质。

三、体温调节

爬行类、两栖类、鱼类等低等动物对体温的调节能力比较原始，其体温随环境温度的变化而变化，称为"变温动物"；鸟类和哺乳动物可通过下丘脑的调控维持较为恒定的体温,称之为"恒温动物"。恒温动物在体温调节机构的控制下,通过调节机体的产热和散热过程,使体温维持在一个相对稳定的水平。这种调节过程是自主性的,称为自主性体温调节,是体温调节的主要方式。还有一种行为性体温调节,是机体在感受到内外环境温度变化时,通过改变姿势和行为,以维持体温恒定的一种方式。如随环境冷热变化增减衣物等人为的保温或降温措施,是对自主性体温调节的补充。

(一)温度感受器

温度感受器分为外周温度感受器和中枢温度感受器。

1. 外周温度感受器

外周温度感受器存在于人体皮肤、黏膜和内脏中,是对温度敏感的游离神经末梢,包括冷感受器和热感受器。对机体外周部位的温度起监测作用。

2. 中枢温度感受器

中枢温度感受器主要分布于脊髓、延髓、脑干网状结构以及下丘脑内,是对温度变化敏感的神经元,分为热敏神经元和冷敏神经元。影响体温调控的主要区域位于视前区-下丘脑前部(preoptic-anterior hypothalamus area,PO/AH)。

(二)体温调节中枢

调节体温的中枢存在于从脊髓到大脑皮质的整个中枢神经系统中,但是体温调节的基本中枢位于下丘脑。实验表明,PO/AH 是体温调节中枢整合的关键部位。

(三)体温调定点学说

体温调定点学说认为,体温的调节就像是一个恒温器的调节,由温度敏感性神经元在 PO/AH 设定了一个调定点,即规定数值(如 37 ℃),机体通过反馈控制系统调节产热和散热量,以维持体温的恒定。例如细菌感染所致的发热,就是致热原的作用使调定点上移(如 39 ℃)。此时机体通过寒战、皮肤血管收缩等方式使产热增加,散热减少,直到体温上升到 39 ℃。如果致热因素不消除,机体的产热和散热过程就在此温度水平上保持相对的平衡。当致热因素解除后,体温调定点下移(如 37 ℃),机体通过发汗等方式使散热大于产热,直至体温回落到 37 ℃。发热时体温调节功能并无障碍。(图 7-3)

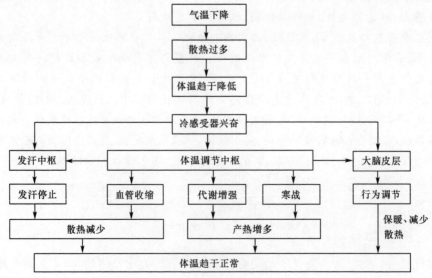

图 7-3 体温调节过程图

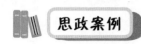 **思政案例**

当儿科医生遇到自己孩子发烧

第一天

女儿还不到一岁的时候,有一天突然发烧,体温迅速窜到39℃多,平时活泼可爱的她突然一下萎靡不振,小脸红彤彤的,趴在大人怀里昏昏欲睡,一家人顿时紧张起来。自己虽然是个小儿外科医生,一般的腹泻、感冒什么的还是应付得来,嘱咐多给她喂水,烧得太高了就给她喝点布洛芬。

第二天

孩子还是没有好转的迹象,如果不吃退烧药,体温基本都在38.5℃以上,一吃退烧药,体温降下来,她又有精神玩闹了,药效一退,体温又往上窜。我密切观察着她的情况,好在是除了发热,其他都挺好,能吃能睡。但家里人有点扛不住了。孩子外婆说:"孩子总这样烧是不行的,会烧坏脑子,不能总是在家自己弄点药吃,还是去医院打一下针吧。"妻子也在一旁紧张地说:"你自己是搞外科的,孩子发烧的你也看得不多,还是去找个内科医生看看吧。"拗不过她们的轮番轰炸,无奈,带着去找了个内科医生。医生看了看说,喉咙不红,肺部听起来也没事,应该还是病毒感染,再继续观察就好了。听到这样的话,家人坦然多了,虽然这些话我在家说过无数遍,但内科医生说一遍似乎抵我说十遍。

第三天

虽然孩子还是烧,但血也查了,内科医生也看了,家人也安宁了一天。

第四天

孩子仍然是高烧不退,孩子外婆再也不淡定了,说不能再拖下去了,一定要带孩子去打针。我说再耐心一点吧,孩子虽然烧,但其他情况还好,很多病毒感染都要烧三五天,打针也解决不了什么问题。但她看到孩子发烧的样子,已经什么都听不进去了。争吵一番后,我以我对孩子有监护权为由坚持不去医院,就差没签字表示后果自负。

第五天

孩子依然高烧,孩子妈妈和外婆已经不和我说话了,在她们眼里,我俨然已是残害自己孩子的罪人。我自己倒没有动摇,因为看着孩子仍然没有什么别的症状,坚信发烧也会有个尽头。果不其然,还没吃退烧药,到了中午,孩子体温就逐渐下降了,到了下午就已经正常了,然后全身出现了大片大片的疹子,热退疹出,幼儿急疹,一种病毒感染引起的自限性疾病。我长出一口气。孩子妈妈不言语了,孩子外婆幽幽地说,没想到幼儿急疹能烧这么厉害。

▌ 本章重难点小结 ▌

一、本章提要

通过本节学习,使同学们了解能量代谢和体温调节的相关知识,学会测量体温和常用的降温措施。具体包括以下内容:

能量的来源和去路;影响能量代谢的因素;基础代谢率的概念;基础代谢率的测定

条件和临床意义;体温的概念、正常值范围和生理变化规律;机体主要的产热和散热部位;散热的形式;热价、氧热价、呼吸商的概念;体温调定点学说。

二、本章重难点

基础代谢率的测定条件和临床意义;体温的正常范围和生理变化规律。

课后习题

一、名词解释

1.BMR　　2.体温　　3.热价　　4.氧热价　　　5.呼吸商　　6.食物特殊动力效应

二、填空题

1.体温通常是指_____。体温调节中枢位于_____。

2.体温的常测部位有_____、_____、_____。其中_____温最高,_____温最低。

3.常温下,机体的散热方式主要有_____、_____、_____。当环境温度等于或高于皮肤温度时,主要的散热方式为_____。

4.安静状态下,人体的产热器官主要是_____;主要的散热器官是_____。

运动时的主要产热器官是_____。

5.蒸发散热可分为_____和_____。

三、选择题

1.正常人的直肠温度、腋窝温度、口腔温度高低应当是( )。

A.口腔温度＞腋窝温度＞直肠温度　　　B.直肠温度＞口腔温度＞腋窝温度

C.直肠温度＞腋窝温度＞口腔温度　　　D.腋窝温度＞口腔温度＞直肠温度

E.口腔温度＞直肠温度＞腋窝温度

2.人体体温日节律变化中,体温最低的时间是( )。

A.上午8～10时　　　　B.下午3～4时　　　　　　　C.清晨2～6时

D.夜间1～12时　　　　E.傍晚7～8时

3.女性月经周期中,体温最低的时间是( )。

A.月经期　　B.排卵前　　C.排卵后　　D.排卵日　　E.分泌期

4.影响能量代谢最主要的因素是( )。

A.环境温度　　B.进食　　　C.精神情绪　　D.肌肉活动　　E.体温

5.给高热病人用冰袋、冰帽降温的原理是( )。

A.增加辐射散热　　　　　B.增加对流散热　　　　　　C.增加传导散热

D.增加蒸发散热　　　　　E.增加不感蒸发

6.当环境温度高于30 ℃时,人体能量代谢水平( )。

A.降低　　　B.升高　　　C.不变　　　D.先升高后降低

E.先降低后升高

7.测定基础代谢率要求的条件不包括哪一项( )。

A.空腹　　　　　B.无体力活动　　　　C.环境温度20 ℃～25 ℃

D.深睡状态　　　E.精神安宁

8.患哪种疾病时,BMR 明显升高(　　)。

A. 糖尿病　　　　B. 冠心病　　　　C. 癌症　　　　　D. 甲亢　　　　E. 高血压

9.影响体温发生生理性变动的因素不包括(　　)。

A. 环境温度　　　B. 性别　　　　　C. 年龄　　　　　D. 体重　　　　E. 日节律

四、问答题

1.人体体温临床常见测量部位有哪些?其正常范围分别是多少?

2.根据散热原理,如何给高热患者降温?

五、案例分析

患者,男,28 岁,建筑工人。主诉:头痛、头晕、全身乏力,伴有恶心、呕吐,继之瘫软在地 2 小时入院。

5 小时前患者在酷暑下进行建筑作业时,突感头痛头晕、胸闷、全身乏力,并伴有大量出汗,恶心、呕吐继之瘫软在地,后出现轻度意识障碍而送医院就诊。

门诊体格检查:体温 41 ℃,脉搏 110 次/min,呼吸 19 次/min,血压 140/85 mmHg,面色潮红,表情痛苦,有轻度意识障碍,瞳孔等大等圆,对光反射正常,全身浅表淋巴结无肿大。心肺正常,腹软,无压痛,肝脾无肿大,余无阳性体征。

血常规检查:Hb150 g/L,RBC 450×10^{12}/L,WBC 5×10^9/L,N 67%,L 30%,M 3%。

临床诊断:中暑

思考问题:结合散热的相关知识分析该患者出现体温升高甚至意识障碍的原因;应该采取什么降温护理措施?

课后习题参考答案

(张进、张文霞)

第八章

肾的排泄

[学习目标]

1.掌握尿液生成的基本过程,肾小球的滤过作用,肾小球滤过率、球管平衡、渗透性利尿和水利尿的概念。

2.熟悉肾小管和集合管的重吸收及分泌作用,尿生成的调节,多尿、少尿、无尿及排尿反射。

3.了解尿液的浓缩和稀释。

4.培养学生的爱国精神、进取精神和敬业精神;引导学生要始终把人民立场作为根本政治立场,把人民利益摆在至高无上的地位。

机体在新陈代谢过程中产生的代谢终产物、过剩的物质以及进入体内的异物等,经血液循环通过相应的途径排出体外,这一生理过程称为排泄。机体的主要排泄途径有泌尿道、呼吸道、消化道、皮肤汗腺等。其中,肾脏排出的代谢终产物种类最多、数量最大,是人体最重要的排泄器官。(表8-1)

表 8-1 人体的排泄途径及排泄物

排泄途径	排泄形式	排泄物
皮肤及汗腺	汗液	水、盐类、少量尿素等
肺	气体	CO_2、水、挥发性物质等
消化管	粪便	胆色素、水、无机盐、毒物等
唾液腺	唾液	重金属、抗生素等
肾	尿液	水、尿素、尿酸、肌酐、无机盐、药物、毒物等

肾还具有以下功能:①调节功能:调节水、电解质和酸碱平衡,调节体液渗透压和电解质浓度,调节动脉血压,维持内环境的稳态;②内分泌功能:分泌激素如肾素、促红细胞生成素等。

第一节 肾脏的结构概述

一、肾的结构特点

(一)肾单位和集合管

肾脏是实质性器官,分为皮质和髓质两部分。皮质位于表层,富有血管,主要由肾单位构成。髓质位于深部,血管较少,由肾锥体构成。肾锥体底部朝向皮髓交界,顶部朝向肾窦，终止于肾乳头。在肾单位和集合管生成的尿液，在肾乳头开口处依次进入肾小盏、肾大盏、肾盂，最后经输尿管进入膀胱，可经尿道排出体外。

肾单位是肾脏结构和功能的基本单位，它与集合管共同完成泌尿功能。每个肾单位包括肾小体和肾小管两部分，肾小体由肾小球和肾小囊组成。肾小球是入球小动脉和出球小动脉之间的一组毛细血管网。肾小囊分为脏层和壁层，脏层和肾小球毛细血管网构成滤过膜，壁层则延续形成肾小管。肾小管包括近端小管、髓袢细段、远端小管。其中远端小管的末端与集合管相连，每条集合管接收约13条远端小管输送来的小管液。集合管不属于肾单位，但在尿液的生成过程中，特别是在尿液浓缩和稀释过程中起着重要的作用。（图8-1）

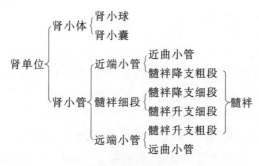

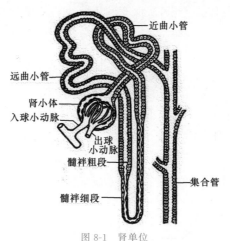

图 8-1　肾单位

肾单位按其结构及所在部位不同，可分为皮质肾单位和近髓肾单位。（表8-2）

表 8-2　　　　　　　　　　　　皮质肾单位和近髓肾单位的区别

	皮质肾单位	近髓肾单位
分布	肾皮质的外层和上层	肾皮质的近髓层
占肾单位总数(%)	85~90	10~15
肾小球体积	较小	较大
入、出球小动脉口径	入球小动脉＞出球小动脉	差异甚小
出球小动脉分支	形成的毛细血管网几乎缠绕在皮质部肾小管周围	形成肾小管周围毛细血管网和"U"形直小血管
髓袢	短，只达外髓层	长，深入内髓层，甚至达乳头部
球旁器	有，肾素含量多	几乎无

（二）球旁器

球旁器又称近球小体,主要分布在皮质肾单位,由球旁细胞、致密斑和球外系膜细胞三者组成。球旁细胞又称颗粒细胞,能分泌肾素。致密斑能感受小管液中 Na^+ 含量的变化,调节肾素的释放。球外系膜细胞又称间质细胞,分布在出球小动脉、入球小动脉和致密斑三者之间,具有吞噬和收缩等功能。

二、肾的血液循环特点

肾血流量非常丰富,正常成人安静时每分钟约有 1.2 L 血液流过两侧肾,相当于心输出量的 20% 左右。肾脏不同部位供血不均,约 94% 的血流供应肾皮质,约 5% 供应外髓部,剩余不到 1% 供应内髓。

肾脏由肾动脉供血,其分支依次形成叶间动脉、弓形动脉、小叶间动脉、入球小动脉。入球小动脉分支成肾小球毛细血管网,后者汇集成出球小动脉。出球小动脉再次分支形成肾小管周围毛细血管网,随后集合成小叶间静脉、弓形静脉、叶间静脉,最后汇入肾静脉。所以,肾血液供应要经过两次毛细血管网,然后才汇合成静脉。

肾小球毛细血管网介于入球小动脉和出球小动脉之间,入球小动脉的口径比出球小动脉的粗 1 倍,故入球小动脉的血流阻力小,而出球小动脉口径小则血流阻力大。因此,肾小球内血压较高,有利于肾小球滤过;而肾小管周围毛细血管网的血压较低,且因水分滤出而具有较高的胶体渗透压,从而有利于肾小管的重吸收。

第二节 尿的生成过程

泌尿过程包括三个基本步骤:肾小球的滤过,肾小管和集合管的选择性重吸收,肾小管和集合管的分泌。（图 8-2）

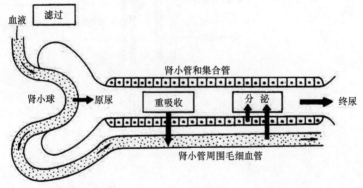

图 8-2 尿的生成过程

一、肾小球的滤过

当血液流经肾小球毛细血管网时,除蛋白质分子以外的血浆成分在有效滤过压的作用下经滤过膜进入肾小囊腔而形成原尿。用微穿刺的方法获取肾小囊腔内的超滤液对其进行分析,结果表明,超滤液中所含各种晶体物质成分和浓度与血浆基本相似,证明原尿是血浆的超滤液而非分泌物。

单位时间内(每分钟)两侧肾生成的超滤液量,称为肾小球滤过率(glomerular filtration rate,GFR)。在体表面积为 $1.73~m^2$ 的个体,肾小球滤过率约为 125 mL/min。肾小球滤过率与肾血浆流量的比值称为滤过分数(filtration fraction,FF)。肾血浆流量指每分钟流经两肾的血流量。正常人安静时为 660 mL/min,肾小球滤过率为 125 mL/min,则滤过分数约为 19%。这说明在静息情况下,流经肾的血液约有 1/5 经肾小球滤过形成了原尿。肾小球滤过率和滤过分数可作为衡量肾功能的指标。

知识链接

谈虎色变的尿毒症

慢性肾衰竭(CRF)晚期,也称为尿毒症期。慢性肾衰不是独立的一种疾病,是各种病因造成慢性进行性肾脏实质损害,致使肾脏明显萎缩,丧失基本功能,临床出现以代谢产物潴留,水、电解质、酸碱平衡失调,全身各系统受累为主要表现的临床综合征。

按照肾功能损害的不同程度和特点,传统上常将慢性肾衰竭按肾功能水平分为以下几个时期:

1. 肾功能代偿期

GFR≥正常值的 50%,血尿素氮(BUN)和血肌酐(Scr)不升高,体内代谢平衡,不出现症状(Scr 在 $133\sim177~\mu mol/L$)。

2. 肾功能不全期

GFR<正常值的 50%,Scr 上升至 $177~\mu mol/L$ 以上,BUN 水平升高>7.0 mmol/L。患者有乏力、食欲不振、夜尿多、轻度贫血等症状。

3. 肾功能衰竭期

内生肌酐清除率(Ccr)下降到 20 mL/min 以下,BUN 水平高于 $17.9\sim21.4$ mmol/L,Scr 升至 $442~\mu mol/L$ 以上。患者出现贫血、血磷升高、血钙下降、代谢性酸中毒,水、电解质紊乱。

3. 尿毒症终末期

Ccr 在 10 mL/min 以下,Scr 升至 $707~\mu mol/L$ 以上。

(1)代谢性酸中毒:食欲不振,呼吸深长,虚弱无力。

(2)水钠代谢紊乱:主要为水钠潴留,或低血容量和低钠血症。多表现为不同程度皮下水肿和体腔积液。

(3)钾代谢紊乱:多见于高钾血症,也可出现低血钾。

(4)钙磷代谢紊乱:多为血磷升高,血钙缺乏。

(5)蛋白质、脂肪、糖类、维生素代谢紊乱:蛋白质代谢产物蓄积(氮质血症);多见于糖耐量降低和高脂血症。

(6)心血管病变:尿毒症患者出现心血管不良事件比普通人群高约 $15\sim20$ 倍。

(7)呼吸系统症状:呼出的气体有氨味。

(8)血液系统:肾性贫血和出血倾向。

消化系统、神经肌肉骨骼系统均有不同症状表现。

尿毒症期需要进行肾脏替代治疗,包括肾脏移植和透析(血液透析和腹膜透析)。

血液透析:是将体内血液引流至体外,经由透析器,血液与机体浓度相似的电解质溶液(透析液)通过弥散、对流、吸附进行物质交换,清除体内代谢废物,维持电解质和酸碱平衡,同时清除体内多余水分,并将净化后的血液回输的过程。

腹膜透析:利用人体自身的腹膜作为透析膜的一种透析方式。通过灌入腹腔的透析液与腹膜另一侧的毛细血管内的血浆成分进行溶质和水分的交换,清除体内潴留的代谢产物和过多水分,同时通过透析液补充机体所必需的物质。

二、肾小管和集合管的重吸收

原尿进入肾小管后称为小管液。肾小管和集合管的重吸收是指小管液在流经肾小管和集合管时,其中大部分水和溶质经肾小管和集合管上皮细胞重新进入肾小管周围毛细血管网的过程。小管液在流经肾小管和集合管后,形成终尿。

人体两侧肾每天生成的原尿达 180 L,而终尿为 1.5 L 左右。这表明,滤过液中约 99% 的水被肾小管和集合管重吸收。对不同的物质,肾小管和集合管有选择性地重吸收,且重吸收有一定的限度。

(一)重吸收的部位

肾小管和集合管都具有重吸收功能,其中近端小管的重吸收物质种类最多、数量最大,是重吸收的主要部位。小管液中的葡萄糖、氨基酸等营养物质,几乎全部在近端小管重吸收;HCO_3^-、水和 Na^+、K^+、Cl^- 等也在此被大部分重吸收。余下的水和盐类绝大部分在髓袢、远曲小管和集合管重吸收,少量随尿排出。远曲小管和集合管的重吸收量较少、种类也少,但它们对水的重吸收量可随机体水的出入量而发生调节,是影响尿量的主要因素。

(二)重吸收的方式

重吸收的方式有跨膜转运和细胞旁转运两种,以前者为主。跨膜转运,按照是否消耗能量分为主动重吸收和被动重吸收。在小管上皮细胞之间靠管腔侧膜处有紧密连接,小管液中的物质也可通过这里重吸收,称为细胞旁转运,它是跨膜转运的补充。

▎知 识 链 接▎

跨膜转运

主动重吸收:根据能量来源不同,主动重吸收又分为原发性主动重吸收和继发性主动重吸收两种。原发性主动重吸收转运过程中所需能量主要由细胞膜上的 Na^+-K^+ 依赖式 ATP 酶(钠泵)水解 ATP 直接提供,能逆着电化学梯度转运 Na^+ 和 K^+;继发性主动重吸收所需能量是间接从钠泵活动形成的 Na^+ 跨膜电化学势能中得来,例如近端小管的 Na^+-H^+ 逆向转运。

肾小管上皮还存在一种转运体能同时转运两种或两种以上的物质。如果几种物质以同一方向从膜的一侧向另一侧转运,称同向转运,如近端小管 Na^+ 和葡萄糖的转运;反之则称为逆向转运,如近端小管 Na^+-H^+ 交换。

被动重吸收:被动重吸收不需消耗能量,其重吸收的多少,除靠浓度差、电位差及渗透压差作用外,还取决于肾小管上皮细胞对重吸收物质的通透性。Cl^-、尿素、HCO_3^- 及水在肾小管和集合管主要进行的是被动重吸收。

（三）重吸收的特点

1.选择性

肾小管和集合管对溶质的重吸收具有选择性：对葡萄糖、氨基酸是完全重吸收；对Na^+、K^+、HCO_3^-是大部分重吸收；肌酐则不能被重吸收。这样既保留了对机体有用的物质，又能清除有害和过剩的物质，实现血液净化。

2.有限性

各种物质在肾小管和集合管的重吸收都有一个最大限度，若血浆中某物质浓度过高，致使小管液中该物质的浓度超出了肾小管上皮细胞对其最大重吸收限度时，此物质就会在尿液中出现。通常把尿中刚开始出现该物质时，该物质在血浆中的最低浓度，称为肾阈值（renal threshold）。最具有代表性的例子就是肾小管对葡萄糖的重吸收，当血液中葡萄糖的浓度高于$8.9 \sim 10.1 \text{ mmol/L}(1.6 \sim 1.8 \text{ g/L})$时，超出了肾小管重吸收葡萄糖的能力，未被重吸收的葡萄糖随尿排出，尿中出现葡萄糖即尿糖。通常将这种尿中开始出现葡萄糖时的最低血糖浓度称为肾糖阈（renal threshold for glucose）。随着血糖浓度的升高，原尿中葡萄糖的含量进一步增加，对葡萄糖的重吸收达到极限的肾小管增多，尿糖也随之增加，当全部近端小管对葡萄糖的重吸收能力均达极限，尿糖排出量与滤过膜滤出的增加量相等时，此血糖浓度称为葡萄糖吸收极限量（Tm-G）。

（四）主要物质的重吸收

1. NaCl 和水的重吸收

小管液中 NaCl 的重吸收率为99％。除髓袢降支细段外，肾小管各段和集合管对NaCl 均有重吸收的能力。其中，在近端小管的重吸收量为65％～70％，在髓袢重吸收量约为20％。约12％在远端小管和集合管被重吸收，并受醛固酮的调节。

水的重吸收量约占滤过量的99％。除髓袢升支不能重吸收水外，其余各段均能发生重吸收。

近端小管是水重吸收的主要部位，重吸收的量占滤过量的65％～70％，与机体是否缺水无直接关系，属于必需性重吸收。

远端小管和集合管对水的重吸收量占滤过量的20％～30％，属于调节性重吸收，受血管升压素的影响，依机体需水情况而增减。当机体缺水时，血管升压素分泌增加，集合管对水的重吸收增多，尿量就减少；当机体摄水过多时，血管升压素分泌减少，水的重吸收减少，尿量增多。故远端小管和集合管中水的重吸收，对维持机体的水平衡和血浆晶体渗透压有重要意义。

NaCl 的重吸收是以钠泵介导的主动重吸收为主，水的重吸收则是被动的渗透过程。

▌ 知识链接 ▐

NaCl 在肾小管和集合管各段的重吸收方式

近端小管前半段对Na^+的重吸收与葡萄糖、氨基酸以及HCO_3^-的重吸收密切相关。在近端小管的前半段，小管液中的Na^+在主动重吸收建立起的浓度梯度的作用下，与葡萄糖或氨基酸等经同向转运体，进入肾小管上皮细胞内；另一方面，小管液中

Na^+也与小管上皮细胞内的H^+,由Na^+-H^+交换体进行逆向转运,Na^+进入小管上皮细胞内,H^+被分泌到小管液中。通过以上两种方式进入细胞内的Na^+,都被小管上皮细胞膜上的钠泵转运到细胞间隙,造成细胞间隙中的Na^+浓度升高,渗透压升高。水通过渗透作用从小管腔进入细胞间隙,使细胞间隙的静水压升高,促使Na^+和水进入毛细血管内而被重吸收(图8-3A)。

在近端小管的后半段,除与前半段一样有部分继发性主动转运外,主要是通过细胞旁路重吸收。由于前半段HCO_3^-重吸收的速率明显大于Cl^-重吸收速率,Cl^-被留在小管液中,使近端小管液中的Cl^-浓度高于管周组织,形成Cl^-的电-化学梯度。后半段Cl^-顺浓度梯度经细胞旁路(即紧密连接)重吸收回血(图8-3B)。Cl^-被动重吸收造成小管液中正离子增多,导致管腔内带正电荷而管腔外带负电荷。在电位差推动下,Na^+顺电位梯度被动重吸收。

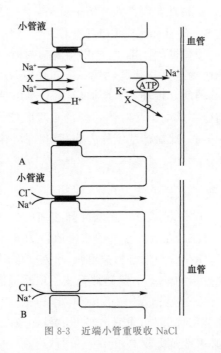

图8-3 近端小管重吸收NaCl

总的来说,近端小管前半段Na^+重吸收属于依靠Na^+泵提供能量的主动重吸收,约占NaCl重吸收量的2/3,包括Na^+与葡萄糖、氨基酸的同向转运,HCO_3^-的重吸收和H^+的分泌;近端小管后半段主要是Cl^-顺浓度差、Na^+顺电位差被动重吸收,约占NaCl重吸收量的1/3。

髓袢各段对NaCl的重吸收比较复杂:髓袢降支细段对水的通透性高,但对NaCl不易通透。水分不断被重吸收,使小管液中NaCl浓度升高,造成管内外浓度差,而引起髓袢升支细段小管液中的Na^+和Cl^-顺浓度差扩散至管周组织液,形成被动重吸收;髓袢升支粗段对NaCl的重吸收,是小管膜上同向转运体以Na^+:$2Cl^-$:K^+的方式主动重吸收的(图8-4)。髓袢升支粗段中的NaCl被上皮细胞重吸收入管周组织液,造成小管液渗透压下降而管周组织液渗透压增高。可见,髓袢升支细段被动重吸收NaCl,髓袢升支粗段则为主动重吸收NaCl。远曲小管和集合管对NaCl的重吸收量约为滤过量的12%。Na^+在此处的重吸收是逆电-化学梯度进行的,属主动重吸收过程,伴随有H^+、K^+的分泌。Cl^-的被动重吸收,主要受醛固酮的调节,醛固酮可根据机体对NaCl

的需求进行调节。也有人认为,远曲小管初段 Na^+ 是通过 Na^+-Cl^- 同向转运体进入小管上皮细胞,然后由 Na^+ 泵主动重吸收的。

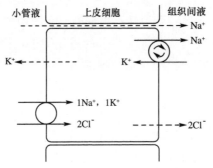

图 8-4　髓袢升支粗段重吸收 Na^+、K^+、Cl^-

除髓袢降支细段外,肾小管各段和集合管都有重吸收 NaCl 的能力;除髓袢升支对水几乎不通透外,肾小管各段和集合管都对水具有重吸收能力。

2. HCO_3^- 的重吸收

HCO_3^- 的重吸收量占滤过量的 99％ 以上,其中约有 80％ 在近端小管重吸收,剩余的大多在远端小管和集合管被重吸收。

HCO_3^- 是以 CO_2 的形式,与 Na^+-H^+ 交换相耦联进行重吸收的。小管液中的 HCO_3^- 先与肾小管分泌的 H^+ 结合生成 H_2CO_3,再分解为 CO_2 和水。CO_2 以单纯扩散的形式进入肾小管管壁上皮细胞内,在碳酸酐酶的作用下和水又生成 H_2CO_3,H_2CO_3 电离出 H^+ 和 HCO_3^-,H^+ 与 Na^+ 交换再进入小管液中,HCO_3^- 与 Na^+ 形成 $NaHCO_3$ 被重吸收回血(图 8-5)。

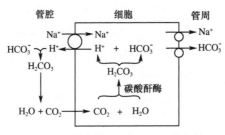

图 8-5　近端小管重吸收 HCO_3^- 的机制

3. K^+ 的重吸收

原尿中的 K^+ 有 65％～70％ 在近端小管主动重吸收,约 20％ 在髓袢被重吸收;其余的在远端小管和集合管被重吸收。小管液中的 K^+ 逆浓度差主动转运入细胞,然后扩散至管周组织液并入血。

终尿中的 K^+ 主要是由远端小管和集合管分泌的,其分泌量的多少取决于体内血 K^+ 的浓度,受醛固酮的调节。

4. 葡萄糖和氨基酸的重吸收

原尿中葡萄糖和氨基酸的浓度和血液中浓度相等,近端小管以后的小管液中葡萄糖和氨基酸的浓度接近零,终尿中不含葡萄糖和氨基酸。这说明在正常情况下,小管液在流经近端小管时,其中的葡萄糖和氨基酸几乎被重吸收入血。实验表明,葡萄糖和氨基酸的重吸收部位仅限于近端小管(近曲小管为主),其余各段肾小管没有重吸收葡萄糖的能力。葡萄糖和氨基酸的重吸收都是继发性主动转运过程。小管液中葡萄糖和Na^+与管腔膜上的同向转运体结合后转运入细胞。在细胞内,Na^+、葡萄糖和转运体分离,Na^+被泵入组织液,葡萄糖则和管周膜上的载体结合,易化扩散至管周组织液再入血。小管液中氨基酸的重吸收机制与葡萄糖的重吸收相似,只是其通过的转运体的结构不同。

5.其他物质的重吸收

HPO_4^{2-}、SO_4^{2-} 的重吸收可能也是与 Na^+ 结合于同一转运体进行协同转运而被重吸收的。正常时,由肾小管滤出的微量蛋白质则通过肾小管上皮细胞的吞饮作用而被重吸收。尿素则在近端小管和髓袢升支细段及内髓部集合管内,顺浓度差扩散而被动重吸收。

三、肾小管和集合管的分泌

肾小管和集合管的分泌是指肾小管和集合管管壁上皮细胞将自身代谢产生的物质分泌到小管液中去的过程,而肾小管和集合管上皮细胞将血液中的某种物质排入小管液的过程称为排泄。分泌和排泄的物质都是通过肾小管上皮细胞排入小管腔,故一般不做严格区分,统称为分泌。

(一)H^+ 的分泌

除髓袢细段外,各段肾小管和集合管的上皮细胞均有分泌 H^+ 的功能,但主要在近端小管分泌。H^+ 的分泌有两种机制:Na^+-H^+ 交换和 H^+ 泵主动分泌 H^+,但以前者为主。

上皮细胞中的 CO_2,在碳酸酐酶的催化下,与水生成 H_2CO_3,后者又解离成 H^+ 和 HCO_3^-。细胞中的 H^+ 和小管液中 Na^+ 与细胞膜上的转运体结合,通过 Na^+-H^+ 交换,Na^+ 进入细胞,H^+ 被分泌到小管液中。与 H^+ 同时在细胞内生成的 HCO_3^- 和重吸收的 Na^+ 生成 $NaHCO_3$ 回血。由此可见,在 Na^+-H^+ 交换过程中,每分泌 1 个 H^+,可重吸收 1 个 Na^+ 和一个 HCO_3^- 回血。因此,H^+ 的分泌可促进 HCO_3^- 的重吸收,起到排酸保碱的作用,维持体内酸碱平衡。(图 8-6)

(二)K^+ 的分泌

原尿中的 K^+ 绝大部分被肾小管各段和集合管重吸收入血。终尿中的 K^+ 主要是由远端小管和集合管分泌的。

K^+ 的分泌以 Na^+-K^+ 交换的形式进行。Na^+-K^+ 交换是指在小管液中的 Na^+ 被主动重吸收入细胞内的同时,形成的电位差促使 K^+ 被分泌到小管液中。(图 8-6)

在远端小管和集合管中,由于 Na^+-K^+ 交换和 Na^+-H^+ 交换都是 Na^+ 依赖性的,K^+ 的分泌和 H^+ 的分泌两者之间存在竞争性抑制。即 Na^+-H^+ 交换增强时,Na^+-K^+ 交换减少;而 Na^+-H^+ 交换减少时,Na^+-K^+ 交换则增强。因此,机体酸中毒时,肾小管分泌的 H^+ 增多,Na^+-H^+ 交换增加,使 Na^+-K^+ 交换减少,故 H^+ 的排出增多,K^+ 排出减少而引起血 K^+ 升高。反之亦然。

机体 K^+ 的代谢特点是:多吃多排,少吃少排,不吃也排,故临床上要注意适量补 K^+。

(三)NH_3 的分泌

NH_3 来自谷氨酰胺脱氨基反应,主要由远端小管和集合管分泌。NH_3 具有脂溶性,能通过细胞膜向 pH 较低的小管液自由扩散。进入小管液的 NH_3 能与小管液中的 H^+ 结合生成 NH_4^+,并进一步与小管液中的强酸盐(如 NaCl 等)的负离子结合,生成铵盐(NH_4Cl 等)并随尿排出。强酸盐的正离子(如 Na^+)则与 H^+ 交换,和细胞内 HCO_3^- 一起被重吸收。NH_3 的分泌,不仅促进了排 H^+,也促进了 $NaHCO_3$ 的重吸收,间接起到了排酸保碱的作用。(图 8-6)

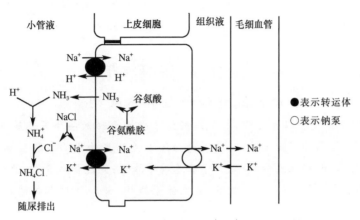

图 8-6 远端小管和集合管分泌 H^+、K^+、NH_3 的机制

(四)其他物质的排泄

体内的某些代谢产物如肌酐和进入体内的物质如青霉素、酚红等,它们均可在近端小管被直接排入小管腔中,通过尿液而排出体外。肌酐还可从肾小球滤过,每日随尿排出的肌酐量大于滤过的量,当肾小管功能受损或肾小球滤过率减少时,血肌酐含量均可增多。因此,血肌酐水平是判定肾功能的一个重要指标。

第三节 尿生成的影响因素

凡是可以影响尿液生成基本过程的因素都能调节尿的生成。

一、影响肾小球滤过的因素

(一)肾血浆流量

肾血浆流量主要影响滤过平衡的位置,而不是改变有效滤过压,它决定了有滤过作用的毛细血管长度。肾血浆流量增加,肾小球毛细血管的血浆胶体渗透压上升速率和有效滤过压下降速率减慢,滤过平衡就靠近出球小动脉端,产生滤过作用的毛细血管长度加长,肾小球滤过率增大,尿量增多;反之,肾血浆流量减少时,滤过平衡点靠近入球小动脉端,肾小球滤过率减少。

实验表明,在安静状态下,当肾动脉灌注压在 80～180 mmHg(10.7～24.0 kPa)范围内变动时,肾血流量能保持基本不变。通常把这种不依赖神经和体液因素的作用,肾血流量在一定血压变动范围内保持相对稳定的现象称为肾血流量的自身调节。肾血流量的这种自身调节可防止肾排泄因血压波动而出现大幅度波动。

肾血流量主要取决于肾血管阻力,尤其是入球小动脉的阻力。

目前认为肾血流量的自身调节是通过肾入球小动脉平滑肌的舒缩实现的。当肾动脉灌注压升高时,入球小动脉血管平滑肌受到牵拉刺激而紧张性增强,入球小动脉收缩,血管阻力增大,肾血流量就不会随动脉血压升高而增多;反之当肾动脉灌注压降低时,入球小动脉舒张,阻力减小,肾血流量不致减少,以保持肾血流量相对稳定。当动脉血压低于 80 mmHg 或高于 180 mmHg 时,由于入球小动脉血管平滑肌舒缩达到极限,即超过了肾自身调节能力,肾血流量就会随血压的改变而发生明显变化。

▌ 知识链接 ▐

肾血流量的神经和体液调节

肾血管主要受交感神经支配,其节后纤维末梢主要释放去甲肾上腺素。正常人在安静状态下,肾交感神经紧张性较低,对肾血流量无明显的影响。肾交感神经兴奋时,收缩入球小动脉,使肾血流量减少,肾小球滤过率降低;促进释放肾素,使血液中血管紧张素、醛固酮浓度增加,引起血管收缩,肾血流量减少,并加强对水和钠的重吸收,最终使尿量减少。

肾交感神经活动受许多因素影响。例如,外伤所致血容量减少,强烈的伤害性刺激或者情绪激动,剧烈运动时,交感神经活动增强,肾血流量减少,以适应机体在紧急情况下血液重新分配的需要;反之,当血容量增加或心肺容量感受器、动脉压力感受器受刺激时,将反射性抑制交感神经的活动,使肾血流量增加。

(二)滤过膜

滤过膜作为肾小球滤过的结构基础,由内层毛细血管内皮细胞层、中层基膜层和外层肾小囊脏层上皮细胞层组成(表8-3)。滤过膜每层结构上还覆盖有带负电荷的糖蛋白,阻止带负电荷的物质通过,组成滤过膜的电学屏障。

表 8-3 　　　　　　　　　滤过膜的组成与机械屏障

组成		机械屏障作用
内层	毛细血管内皮细胞层	其上有直径 70～90 nm 的小孔,小分子溶质和小分子蛋白质可通过,血细胞不能通过
中层	基膜层	其上的网孔直径为 2～8 nm,决定了滤过分子的大小,蛋白质很难通过,是机械屏障的主要部位
外层	肾小囊脏层上皮细胞层	上皮细胞上覆盖的裂孔膜上有直径 4～11 nm 的微孔,对血浆蛋白有阻止作用

1.滤过膜面积

正常成人两肾有效滤过面积约为 1.5 m²,滤过面积保持相对稳定,这样大的滤过面积有利于血浆的滤过。

当肾小球发生病理改变时,可使有效滤过面积减少,滤过率降低,出现少尿或无尿。

2.滤过膜的通透性

滤过膜的通透性是肾小球滤过的前提条件,它取决于被滤过物质的分子量大小和所带电荷。一般来说,血浆中的水分和小分子物质如尿素、葡萄糖、Na^+、K^+等无机盐离子可自由通过,红细胞和血浆蛋白则不能通过。

在一些病理情况下,如炎症、缺氧或中毒等,滤过膜的通透性发生改变,导致机械屏障和电学屏障作用减弱,原本不能滤过的血浆蛋白和血细胞被漏出,而出现蛋白尿或血尿。

(三)有效滤过压

有效滤过压(effective filtration pressure,EFP)是肾小球滤过的动力,是促进滤过的动力与对抗滤过的阻力之间的差值,由四个因素构成,其中动力部分是肾小球毛细血管血压和肾小囊内液的胶体渗透压,阻力部分由血浆胶体渗透压和肾小囊内液的静水压(简称囊内压)组成。

由于原尿中的蛋白含量极低,其肾小囊内液胶体渗透压可忽略不计,因此:

$$有效滤过压＝肾小球毛细血管血压－(血浆胶体渗透压＋肾小囊内压)$$
$$入球小动脉端的有效滤过压＝45－(25＋10)＝10\ mmHg$$
$$出球小动脉端的有效滤过压＝45－(35＋10)＝0\ mmHg$$

由此可见,在肾小球毛细血管的入球端到出球端,有效滤过压随血浆胶体渗透压的增高而逐渐降低,原尿的生成逐渐减少。当有效滤过压降到零时,滤过作用停止。尽管肾小球毛细血管全长都具有滤过功能,但并非全程都有超滤液生成,只有从入球小动脉端到有效滤过压下降到零的这一段毛细血管才产生了滤过作用。滤过平衡越靠近入球小动脉端,有滤过作用的毛细血管长度就越短,肾小球滤过率降低;滤过平衡靠近出球小动脉端,有滤过作用的毛细血管长度延长,肾小球滤过率升高。

1.肾小球毛细血管血压

当人体动脉血压波动在 $80\sim180\ mmHg$ 范围内,因肾血流量的自身调节,肾小球毛细血管血压保持相对稳定,肾小球滤过率基本不变。如超出此范围,肾小球毛细血管血压、有效滤过压和肾小球滤过率会发生相应改变。如血容量减少,动脉血压显著下降,交感神经活动增强,入球小动脉强烈收缩,肾血流量减少,肾小球毛细血管血压会降低,继而有效滤过压和肾小球滤过率下降,尿量减少,导致少尿甚至无尿。

2.血浆胶体渗透压

一般情况下,正常人的血浆蛋白含量相对稳定,血浆胶体渗透压不会有大的变动,对肾小球滤过率影响不明显。当大量输液时血液被稀释;或病理情况下肝功能受损,血浆蛋白合成减少;或毛细血管通透性增大,血浆蛋白丢失过多,都会导致血浆蛋白浓度降低,血浆胶体渗透压下降,有效滤过压升高,肾小球滤过率增加,尿量也将增加。

3.肾小囊内压

生理情况下,肾小囊内压比较稳定。病理情况下,如输尿管结石、肿瘤压迫等引起输尿管梗阻,小管液或终尿不能排出,可致肾盂内压升高,肾小囊内压升高,继而有效滤过压下降,肾小球滤过率降低,出现少尿或无尿。

二、影响肾小管、集合管重吸收的因素

(一)球-管平衡

无论肾小球滤过率增多或减少,近端小管对滤液的重吸收量始终占肾小球滤过率的 65%～70%,这种现象称为球-管平衡(glomerulo tubular balance)。这种多滤过多吸收、少滤过少吸收的平衡关系,与近端小管对 Na^+ 和水的定比重吸收有关。

在某些情况下,球管平衡状态可被打破。如渗透性利尿时,小管液中溶质浓度升高,妨碍了水的重吸收,近端小管的重吸收率将明显低于 65%～70%,使尿量增加。

球-管平衡的生理意义在于使尿中排出的水和溶质不致因肾小球滤过率的增减而发生大幅度的变动,从而保持尿量和尿钠的相对稳定。

(二)渗透性利尿

小管液中的溶质浓度所形成的渗透压,是对抗肾小管重吸收水的力量。由于小管内溶质浓度升高,渗透压升高,水的重吸收减少而使尿量增多的现象称为渗透性利尿(osmotic diuresis)。渗透性利尿不仅尿量增多,NaCl 的排出量也增多。糖尿病患者或正常人进食大量葡萄糖后,肾小球滤过的葡萄糖量超过近端小管对糖的最大转运量,使得小管液中的葡萄糖浓度升高,渗透压升高,妨碍了水和 NaCl 的重吸收,使尿量增加,尿中出现葡萄糖。临床应用的利尿脱水剂如甘露醇、山梨醇可被肾小球滤过而不易被肾小管重吸收,从而引起小管内溶质浓度升高,以达利尿消肿的目的。

(三)体液因素

1. 血管升压素(vasopressin, VP)

血管升压素又称抗利尿激素(antidiuretic hormone, ADH),主要由下丘脑视上核和室旁核内分泌神经元分泌,在神经垂体贮存并释放入血。抗利尿激素的主要生理作用是能提高远端小管和集合管上皮细胞对水的通透性,促进水的重吸收,尿液被浓缩使尿量减少,从而发挥抗利尿作用。

血浆晶体渗透压、循环血量是调节血管升压素释放的有效刺激因素。当大量出汗,严重腹泻或呕吐时,体内水分大量丢失,导致血浆晶体渗透压增高,循环血量减少,反射性引起血管升压素释放增多,水重吸收增多,尿量减少,以维持体内水平衡。大失血时,可因循环血量减少,引起血管升压素释放增多,出现尿量减少。

当大量饮清水时,由于血液稀释,血浆晶体渗透压降低,循环血量增多,反射性引起血管升压素释放减少,水重吸收减少,尿量增多。这种一次性大量饮清水后,导致血管升压素释放减少而引起的尿量增多,称为水利尿(water diuresis)。大量输液时,可因循环血量增多引起血管升压素释放减少,出现尿量增多。

此外,剧烈的疼痛、应激性刺激、恶心呕吐、睡眠、低血糖以及血管紧张素Ⅱ等,均可促进血管升压素释放;而心房钠尿肽、寒冷、酒精则可抑制其释放。在临床上,由于下丘

脑、下丘脑-垂体束或神经垂体病变,引起血管升压素合成、释放障碍,患者尿量增多,每日可达 10 L 以上,称为尿崩症(diabetes insipidus)。

2. 醛固酮

醛固酮(aldosterone)是肾上腺皮质球状带分泌的一种盐皮质激素。主要作用是促进远端小管和集合管对 Na^+ 的主动重吸收和促进 K^+ 的分泌。由于 Na^+ 的重吸收同时伴有 Cl^- 和水的重吸收,所以,醛固酮有保 Na^+、保水和排 K^+ 的作用,使尿量减少。它对保持体内 Na^+、K^+ 正常浓度,维持血容量的相对稳定具有重要作用。

醛固酮的分泌受肾素-血管紧张素-醛固酮系统(renin-angiotensin-aldosterone system,RAAS)和血 K^+、血 Na^+ 浓度的调节。

(1)肾素-血管紧张素-醛固酮系统

肾素主要由球旁细胞分泌,是一种蛋白水解酶,它可催化血浆中的血管紧张素原转化为血管紧张素 I,血管紧张素 I 对血管的直接作用较弱。血管紧张素 I 在血液和组织中的转换酶作用下,降解成血管紧张素 II,血管紧张素 II 在氨基肽酶的作用下,降解成血管紧张素 III。血管紧张素 II 和血管紧张素 III 都具有收缩血管和刺激醛固酮分泌的作用,但血管紧张素 II 的缩血管作用较强,血管紧张素 III 主要刺激醛固酮的分泌,使 Na^+ 和水的重吸收增多,尿量减少。

(2)血 Na^+ 和血 K^+ 的浓度

当血 K^+ 浓度升高或血 Na^+ 浓度降低时,可直接刺激肾上腺皮质球状带,使醛固酮分泌增加;反之,血 K^+ 浓度降低或血 Na^+ 浓度升高,则醛固酮分泌减少。相对而言,醛固酮的分泌对血 K^+ 浓度变化更敏感。

3. 心房钠尿肽

心房钠尿肽(atrial natriuretic peptide,ANP)是由心房肌细胞合成和分泌的一种多肽激素,具有强大的利尿、利钠、降血压的作用,主要通过抑制肾小管和集合管对 NaCl 和水的重吸收而发挥作用。血压升高、循环血量增多使心房扩张和钠摄入过多时,均可刺激心房钠尿肽的分泌,维持水电解质平衡。

第四节　尿液的浓缩和稀释

肾脏在生成尿的过程中,还可根据机体水平衡的需要对尿进行浓缩或稀释。尿液的浓缩和稀释是根据尿的渗透压与血浆渗透压相比较而言的。生理情况下,当机体缺水时,尿量减少,尿的渗透压高于血浆渗透压,称为高渗尿(hyperosmotic urine),表示尿液被浓缩;如果机体水过剩,尿的渗透压低于血浆渗透压,称为低渗尿(hypoosmotic urine),表示尿被稀释;如果肾稀释和浓缩尿的功能受损,则无论机体缺水还是水过多,终尿的渗透压与血浆渗透压几乎相等,称为等渗尿(isotonic urine)。正常人尿的渗透压可在 $50\sim1200$ $mOsm/(kg. H_2O)$ 范围内变动。

尿的浓缩和稀释过程主要在远端小管和集合管内进行。肾髓质高渗梯度的存在是尿浓缩的基础,血管升压素的释放是决定尿液浓缩程度的关键因素。(图 8-7)

小管液流经集合管时,由于肾髓质的高渗梯度,小管液中的水分在管内外渗透压差作用下被重吸收。当机体缺水时,血浆渗透压升高,血管升压素分泌增多,远端小管和集合管对水的通透性增加,水的重吸收增多,小管液的渗透压明显升高而使尿液被浓缩,导致尿量减少并呈高渗;反之,当机体水过剩时,血浆渗透压降低,血管升压素分泌减少,远端小管和集合管对水的通透性降低,水的重吸收减少,尿液被稀释,导致尿量增多并呈低渗。尿的浓缩或稀释,使尿的排出能很好地适应机体水平衡的需要。

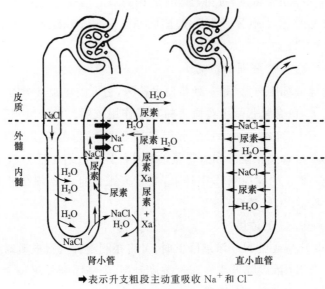

→表示升支粗段主动重吸收 Na^+ 和 Cl^-

图 8-7 尿浓缩机制

第五节 尿液及其排放

一、尿液

(一)尿量

正常成人每昼夜排出的尿量为 $1.0\sim2.0$ L,平均为 1.5 L。正常情况下,摄入的水量和排出量基本平衡。如果每昼夜的尿量持续在 2.5 L 以上,称为多尿(polyuria);持续在 $0.1\sim0.5$ L 范围内,称为少尿(oliguria);若少于 0.1 L,称为无尿(anuria)。多尿可因水分大量丢失而引起脱水,少尿或无尿可造成代谢产物在体内大量堆积,这些异常导致内环境稳态被破坏。

(二)尿的理化性质

1.化学成分

尿由水及溶于其中的固体物质组成。水占 $95\%\sim97\%$,固体物质占 $3\%\sim5\%$,包括有机物和无机物两大类。有机物主要是蛋白质的代谢产物,如尿素、肌酐、肌酸等。

无机物主要是 Na^+、Mg^{2+}、K^+、Cl^-、Ca^{2+} 及草酸盐、磷酸盐等成分。此外,尿中还含有微量蛋白质、还原糖、酮体等,但由于含量极少,用一般检验方法难以测出,故可忽略不计。

2. 颜色

新鲜尿呈淡黄色,透明。尿液的颜色主要来自胆色素的代谢产物,并受一些食物和药物的影响。尿少或存放时间长时,尿的颜色加深且变混浊。摄入胡萝卜素或用黄连素、维生素 B_2 等药物,尿呈深黄色;病理情况下,尿中出现较多的红细胞,尿呈淡红色;尿中有淋巴液时,尿呈乳白色;肝细胞严重受损时,胆红素随尿排出,尿呈深黄色。

3. 酸碱度

尿液的酸碱度变动范围较大,pH 可由 5.0 变动至 8.0。尿的酸碱度受食物和代谢产物的影响。当摄食蛋白质较多时,尿呈酸性;而摄食蔬菜、水果时,尿呈碱性。

4. 密度

尿密度波动在 $1.012 \sim 1.025 \text{ g/cm}^3$,但受饮水量、出汗等因素影响。大量饮水后,尿量增加,尿密度减少;机体缺水时,尿量减少,尿密度升高。若尿比重长期固定在 $1.010 \pm 0.003 \text{ g/cm}^3$,提示肾丧失了浓缩尿的功能。

二、排尿反射

肾脏连续不断地生成尿液,经肾盂、输尿管输送到膀胱。膀胱具有贮存和排出尿液两大功能。当膀胱内尿液增加到 $400 \sim 500 \text{ mL}$ 时,可启动排尿反射,排出尿液。

排尿反射是一种受自主神经和意识双重控制的反射活动,其反射中枢包括骶髓初级排尿中枢和大脑皮层的高级排尿中枢。

当膀胱内尿液充盈达到 $400 \sim 500 \text{ mL}$ 时,膀胱内压将明显升高,即可牵拉刺激膀胱壁上的牵张感受器,冲动沿盆神经传入,到达骶髓的初级排尿中枢,同时,冲动也上行到达大脑皮层等高级排尿中枢,并产生尿意。经大脑皮层意识整合判断,若环境条件不允许,脊髓初级排尿中枢将接受大脑皮层高级排尿中枢的抑制指令,抑制排尿;若环境条件允许,则大脑皮层高级排尿中枢发出兴奋冲动到达脊髓,加强初级排尿中枢的活动,传出冲动通过盆神经传出,引起膀胱逼尿肌收缩,尿道内括约肌松弛,尿液进入后尿道,刺激后尿道壁上感受器,冲动再次传到脊髓排尿中枢,进一步加强膀胱逼尿肌收缩和反射性抑制阴部神经,使尿道外括约肌松弛,于是尿液被排出体外。

排尿是一种正反馈过程,它使排尿反射一再加强,直至尿液排完为止。此外,在排尿过程中,有意识地通过加强腹部肌肉的收缩,对排尿也有促进作用。

婴幼儿因大脑皮层发育尚未完善,对脊髓低位排尿中枢的抑制能力较弱,所以婴幼儿排尿次数多,且易发生夜间遗尿现象。

当脊髓骶段以上损伤或昏迷时,初级排尿中枢与大脑皮质失去联系,使排尿失去意识控制,尿液不自主地流出的现象称为尿失禁。当排尿反射的任一环节发生功能障碍,反射弧遭到破坏,可导致膀胱内尿液充盈不能排出,称为尿潴留。排尿次数过多,而每次尿量不多称为尿频,主要是由于膀胱炎症或机械性的刺激如膀胱结石,生理性尿频常见原因有饮水过多、精神紧张或气候改变等。

知识链接

被忽视的"清道夫"

医学杂志《柳叶刀》中一项关于我国慢性肾病的调查结果显示,我国慢性肾病患病率为 10.8％,也就是说,平均每 10 个成年人中就有 1 个人患有慢性肾病。

肾脏在我们体内默默地扮演着"清道夫"的角色,过滤并清除代谢产物。由于肾脏本身具有强大的代偿功能,所以大多数肾病早期症状不明显,往往得不到及时的诊治,使得肾功能逐步恶化。临床上约 20％肾病患者首次就诊病情就已到晚期。

当肾脏出现损伤时,人体会发出一些"求救信号",希望大家能够引起重视,早发现早治疗。

1. 晨起后眼睑或面部水肿,劳累后加重,休息后减轻。

2. 小便时泡沫多,长时间不消失。

3. 肉眼见尿液呈浓茶色、洗肉水样、酱油色,一般持续数日以上。

4. 尿量骤增、骤减。

5. 年龄不到 60 岁,夜尿增多。

6. 精神不振,疲乏无力,食欲减低,恶心呕吐等不适症状。

7. 腰酸腰痛。

8. 不明原因的慢性贫血。

9. 高血压、糖尿病、高尿酸血症等代谢疾病患者,应定期检查尿常规和血生化。

10. 经常尿路感染,未得到规范彻底治疗。

思政案例

"一代国医"——吴阶平院士

吴阶平是中国科学院、中国工程院院士,著名的医学科学家、医学教育家、泌尿外科专家和社会活动家,九三学社的杰出领导人,第八届、第九届全国人民代表大会常务委员会副委员长。

吴阶平是享誉海内外的医学家。在早年参加工作和赴美留学期间,吴阶平就开始对泌尿外科进行深入研究。1949 年,他在北京医学院第一附属医院的外科病房中,以 3 张病床专门收治泌尿外科患者,中国的泌尿外科事业由此正式起步。

此后,他又协助协和医学院重建泌尿外科,在北京医院正式成立独立完整的泌尿外科,协助友谊医院建设泌尿外科,积极推动我国泌尿外科事业发展。他毕生致力于泌尿外科医学研究,先后撰写学术论文 150 余篇,出版专著 21 部,取得一系列重大研究成果,不仅在国内引起轰动,在国际上也产生了重大影响。

他建立泌尿外科研究所,创办《中华泌尿外科》杂志,建立泌尿外科学会,推动了我国泌尿外科专业理论研究和学术交流工作。

吴阶平1981年光荣当选中国科学院学部委员;1995年获国际泌尿外科界公认的最高荣誉——美国泌尿外科学会荣誉会员称号;1997年获香港中文大学荣誉博士,2001年获香港大学荣誉科学博士。他还先后担任发展中国家科学院院士、美国医师学院荣誉院士、英国爱丁堡皇家外科医师学院荣誉院士、比利时皇家医学科学院国外院士、国际外科学会荣誉会员,为推动我国医学事业国际交流做出了卓越贡献。

吴阶平还是著名的医学教育家。1955年,他在北京医学院开始培养研究生。在北京第二医学院工作期间,他坚持基础教学与临床实践相结合,使当时基础相对薄弱的北京第二医学院从一开始就走了一条新路子。他与施锡恩教授合著的《泌尿外科学》,是中国第一本自己的泌尿外科专业参考书。

吴阶平一生勤奋工作、锲而不舍,始终保持为党和人民事业不懈奋斗的进取之心。他在医学、教育、政治、社会活动等多个领域的赫然成就,不仅是依靠个人的天赋,更来自他的辛勤耕耘和不懈努力。

本章重难点小结

一、本章提要

通过本节学习,使同学们了解尿生成的过程和影响因素,以及尿液的排放。具体包括以下内容:

1.掌握尿液生成的环节;肾小球滤过的过程;肾小球滤过率的概念;滤过分数的概念;肾小管、集合管重吸收和分泌的过程;熟悉几种主要物质重吸收和分泌的形式、部位、量;球管平衡的概念;渗透性利尿和水利尿的概念;影响尿生成的因素;多尿、少尿、无尿及排尿反射过程。

2.具有分析多尿、少尿、无尿、蛋白尿、血尿的原因的能力。

3.了解肾脏的结构特点,肾单位的组成。

二、本章重难点

1.重点:尿液生成的环节,肾小球滤过率,球管平衡,渗透性利尿。

2.难点:影响尿生成的因素。

课后习题

一、名词解释

1.肾血流量的自身调节　　2.肾小球滤过率　　3.滤过分数　　4.球-管平衡

5.水利尿　　6.渗透性利尿　　7.多尿　　8.少尿

9.无尿

二、填空题

1.尿生成的环节包括＿＿＿＿,＿＿＿＿和＿＿＿＿。

2.构成有效滤过压的因素中,滤过的动力部分是＿＿＿＿,滤过的阻力部分是＿＿＿＿和＿＿＿＿。

3.重吸收的主要部位是＿＿＿＿。葡萄糖的重吸收部位仅限于＿＿＿＿。

4. 血管升压素作用是_____。

5. 醛固酮的作用是_____。

三、选择题

1. 腰骶部脊髓受损，排尿功能障碍表现为（　　）。

A. 尿失禁　　　B. 尿频　　　　C. 尿潴留　　　D. 多尿　　　　E. 无尿

2. 与肾小球滤过无关的因素是（　　）。

A. 血浆晶渗压　　　　　B. 血浆胶渗压　　　　　　C. 肾血流量

D. 滤过膜的面积　　　　E. 滤过膜的通透性

3. 大量饮清水后，尿量增多的主要原因是（　　）。

A. 肾血流量增加　　　　B. ADH 分泌减少　　　C. 醛固酮分泌减少

D. 血浆胶渗压下降　　　E. 动脉血压升高

4. 肾小球毛细血管血压（　　）。

A. 入球小动脉收缩时升高　　　　　　B. 出球小动脉舒张时升高

C. 比体内其他毛细血管血压高　　　　D. 随动脉血压的变化而变化

E. 稳定不变

5. 给家兔静脉注射 25% 的葡萄糖 10 mL 后尿量增加，原因是（　　）。

A. 血浆晶渗压升高　　　　B. 肾血流量增多

C. 肾小管液溶质浓度增高　　D. GFR 增加

E. 动脉血压升高

四、问答题

1. 试分析尿量减少的可能原因。

2. 试解释为何酸中毒可导致高血钾。

3. 大量饮水、静脉注射 50% 葡萄糖溶液 40 mL、静脉注射大量生理盐水，尿量各会出现什么变化？为什么？

五、案例分析题

王某，男，8 岁，主诉：双侧眼睑浮肿伴呕吐 1 天入院。现病史：1 天前无明显诱因下出现双侧眼睑浮肿，以晨起明显，至下午逐渐减轻，无下肢浮肿，后呕吐胃内容物 1 次，非喷射性，轻微中上腹不适，半天前剧烈活动后再次呕吐 2 次，并排尿次数减少，无血尿。近一周容易疲劳。既往史：20 天前曾患"急性扁桃体炎"，治疗后愈。个人史：无特殊。家族史：无特殊。体格检查：体温：正常，血压：118/78 mmHg，脉搏 100 次/min，体重：25.5 kg。神志清楚，双侧眼睑稍浮肿，咽部充血，心肺腹无异常。双肾区无叩击痛。双下肢无浮肿。

辅助检查：尿常规：尿蛋白+++，潜血++，红细胞 58.6 个/HP，白细胞 463.6 个/HP；血检：BUN21.88，肌酐 144，尿素 611.8。24 小时尿量：1210 mL。B 超：双肾弥漫性病变，双肾稍大，少量腹水。

入院诊断：急性肾小球肾炎。

住院治疗：住院后进行上述各项检查，并予卧床休息，低盐优质低蛋白饮食，监测血压、尿量，用青霉素治疗，适当使用利尿药，患者浮肿渐减轻，入院 11 天后尿常规恢复正常，血中 BUN、肌酐恢复正常。

出院诊断：链球菌感染后急性肾小球肾炎。

学龄期儿童，急性发病，起病前有前驱感染，临床表现比较典型，可诊断急性肾小球肾炎，但患者有大量蛋白尿，注意与肾病综合征鉴别。根据各项辅助检查结果，仍然考虑肾炎可能性大，诊断为链球菌感染后急性肾小球肾炎。按照链球菌感染后急性肾小球肾炎治疗，效果明显。患者红细胞沉降率恢复正常后可以恢复上学，出院后要定期复查尿常规，半年内不能从事体力劳动和体育活动。

思考问题：

患者出现血尿和蛋白尿的原因是什么？

课后习题参考答案

（张进　吴俊）

第九章
感觉器官的功能

[学习目标]

    1.掌握眼的折光系统的组成、眼的生理功能、声波传入内耳的途径。

    2.熟悉感受器的一般生理特性、眼的折光异常。

    3.了解感受器与感觉器官的概念、内耳的位置觉和运动觉、嗅觉和味觉器官。

    4.激发学生的学习热忱,学习科学工作者不畏艰辛、勇于探索、科技强国的信心和勇气;增强学生的民族自信,弘扬爱国主义情怀。

第一节　概　述

    感觉是客观事物在人脑中的主观反映。它是人和动物机体为适应内、外环境的变化所产生的一种功能。当内、外环境发生变化时,刺激机体相应的感受器,后者将刺激转化成神经冲动,通过一定的传入神经路径传至相应的神经中枢,产生感觉。所以,感觉是感受器、传入神经、感觉中枢共同作用的结果。本章主要介绍感受器或感觉器官的生理功能,并重点阐述视觉、听觉和位置觉的感觉功能。

一、感受器与感觉器官

    感受器(receptor)是专门感受体内、体外环境变化的特殊结构或装置。感受器种类繁多,结构各异,可从不同的角度进行分类。根据感受器所接受刺激的性质不同,可分为机械感受器、光感受器、声感受器、化学感受器、温度感受器等。根据感受器所在部位不同,可分为两大类:一类存在于身体内部的器官和组织,感受体内各种变化,称为内感受器,如肺的牵张感受器、下丘脑的渗透压感受器、颈动脉窦的压力感受器以及颈动脉体的化学感受器等;另一类位于体表,感受外环境的各种变化,称为外感受器,如嗅、味、光、声、触、痛、温度等感受器。

    感觉器官不同于感受器。在进化过程中,有些感受器除具有高度分化的感受细胞,还产生了有利于感受刺激的非神经性附属装置,这些感受细胞连同它们的附属结构,就构成了复杂的感觉器官。人和高等动物最主要的感觉器官有视觉器官、听觉器官、前庭器官、嗅觉器官、味觉器官等。

二、感受器的一般生理特性

(一)感受器的适宜刺激

    在人体中分布着种类繁多的感受器。感受器最突出的特性就是它们都有各自最敏感的刺激形式。即当某种刺激作用于相应的感受器时,只需极小的刺激强度(感觉阈值)就可引起相应的感觉。这种对某感受器，敏感性最高的刺激，就是它的适宜刺激（adequate stimulus）。例如，一定波长的光波是视网膜感光细胞的适宜刺激；一定频率的声波是耳蜗毛细胞的适宜刺激；切割产生的机械刺激是皮肤痛觉神经末梢的适宜刺激。但感受器并不只对适宜刺激有反应，非适宜刺激也可引起一定的反应，不过所需强度通常要比适宜刺激大得多。感受器对适宜刺激的高度敏感性是生物长期进化的结果，它有利于机体对内外环境变化做出精确灵敏的反应。

（二）感受器的换能作用

各种感受器都能把所感受的各种形式的刺激能量转变为沿传入神经纤维传导的动作电位，这种作用称为换能作用（transducer function）。因此，感受器可以看成是生物换能器。有关的实验研究表明，当刺激作用于感受器时，一般是先在感受末梢或感受细胞上产生一个局部除极化电位，称为感受器电位（receptor potential）。感受器电位类似于局部兴奋或终板电位的电位变化，它的大小在一定范围内和刺激强度成比例，有总和现象，能以电紧张的形式在细胞膜上扩布一定的距离。当感受器电位达一定强度时，则使感觉神经终末去极化，并以神经冲动的形式传布。只要有一定强度刺激持续作用，就可引起足够强的感受器电位持续存在，在传入纤维上也就可能有连续的神经冲动传向中枢。

（三）感受器的编码作用

感受器在进行换能作用的同时，不仅发生了能量的转换，更重要的是把刺激的质和量等属性信息转移到传入神经动作电位的序列中传入中枢，起到了信息的转移作用，这就是感受器的编码（coding）作用。各感觉中枢根据这些电信号的特定排列组合进行分析综合，才获得了对外界的各种主观感觉。例如，视网膜受到光波刺激时，不但能将光波的能量转换成神经冲动，而且还能把看到物体的大小、形状、颜色等信息蕴含在神经冲动中，编排成不同的序列。但是，不同性质和数量的外界刺激如何在神经动作电位序列中编码，目前尚不清楚。

（四）感受器的适应现象

当同一强度和类型的刺激持续作用于感受器时，随刺激时间延长，感受器的阈值会升高，其感觉传入神经纤维上的冲动频率会逐渐下降，这种现象称为感受器的适应现象（adaptation）。各种感受器都可产生适应现象，但出现的快慢不同，嗅、触觉感受器适应最快，称为快适应感受器（rapidly adapting receptor）；痛觉感受器很难适应，称为慢适应感受器（slowly adapting receptor）。只要伤害性刺激作用于感受器，痛觉则持续产生。快适应有利于机体不断接受新刺激，慢适应则使感受器不断向中枢报告某种刺激的存在，有利于机体对某些生理功能做经常性的调节。感受器发生适应现象的机制尚不清楚，不同种类的感受器产生适应过程的原因也可能不同。

第二节　视觉器官

人类的视觉高度发达，人脑所获得的关于周围环境的信息中，90％以上来源于视觉。所以说，视觉是人类最重要的感觉。人的视觉器官是眼，它的结构很复杂，与视觉功能有关的结构有折光系统和感光系统，具有折光成像和感光换能两种功能。视觉感受器是视网膜上的视锥细胞和视杆细胞，它们的适宜刺激是波长在400～750 nm的光波。外界物体发射或反射出来的光线，经过眼折光系统的折射后，在视网膜上形成清晰的物像，视网膜上的感光细胞接受物像光能的刺激，把它转变成动作电位，沿着视神经传到视觉中枢，并在各级视觉中枢尤其是大脑皮层进行分析处理，才形成视觉。本节只对眼的折光系统、感光系统、与视觉相关的几个现象进行阐述。

一、眼的折光功能

（一）眼折光成像的组成和原理

眼的折光系统是一个非常复杂的光学系统，由角膜、房水、晶状体和玻璃体组成（图9-1）。光线入眼后，主要的折射发生在角膜，经过折光系统的作用使外界物体能清晰地成像在视网膜上。眼的成像原理与凸透镜的成像原理基本相似，但比单片凸透镜要复杂得多，是由四种折光体共同构成的一个折光系统，并且每个折光体的曲率半径和折光系数不一致。为了研究和应用的方便，通常将复杂的折光系统设计成与正常眼折光效果相同，但结构更为简单的等效光学模型，称为简化眼（reduced eye）。简化眼是一种假想的人工模型，假定眼球的前后径为20 mm，内容物是均匀的折光体，折光系数1.33，外界光线进入眼时，只在角膜折射一次。简化眼前表面的曲率半径是5 mm，节点n在角膜后方5 mm处，后主焦点在节点后方15 mm处即视网膜上。此模型与正常安静时的人眼一样，使6 m以外物体发射来的平行光线在视网膜上聚焦，形成清晰的缩小的倒立的实像。利用简化眼可以很方便地计算出远近不同的物体在视网膜上成像的大小（图9-2）。

图 9-1　眼球水平切面

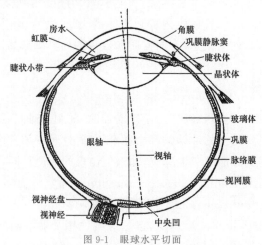

单位：mm　n表示节点

图 9-2　简化眼

（二）眼的调节

从正常人眼来看，来自 6 m 以外的远处物体表面发出的光线都可以近似地认为是平行光，眼不需对平行光进行任何调节，即可成像在视网膜上。通常将人眼不经调节时看清物体的最远距离称为远点（far point），正常眼的远点通常在 6 m 处。正常眼不需任何调节就能将远处物体（6 m 以外）发出的平行光经折射后恰好聚焦在视网膜上，形成清晰的物像。视近物（6 m 以内）时，如果眼不做调节，近物发出的散射光线，经折射后成像于视网膜之后，在视网膜上形成的是模糊不清的物像。为了看清物体，使光线在视网膜上聚焦成像，眼睛就要根据物体的距离和亮度情况进行调节。眼的调节包括晶状体调节、瞳孔调节以及眼球会聚三个方面，其中以晶状体的调节最为重要。

1. 晶状体的调节

晶状体是一个富有弹性的折光透明体，形似双凸透镜。晶状体四周由悬韧带附着于睫状体上，因此晶状体四周受悬韧带的牵张改变其曲率。眼视远物时，睫状肌舒张，悬韧带保持一定的紧张度，晶状体扁平曲率变小，折光力变弱，成像于视网膜上。看近物时引起睫状肌收缩，悬韧带松弛，晶状体靠自身弹性变凸，使眼的折光能力增大，近物发出的辐散光线也能聚焦于视网膜上成像。视物距离愈近，到达眼的光线的辐散程度愈大，睫状肌收缩幅度就愈大，晶状体变凸程度也愈大。人眼看近物时的调节能力，主要取决于晶状体变凸的最大限度，也就是取决于晶状体弹性的大小，一般常用近点（near point）来表示。所谓近点，是指人眼能看清眼前物体的最近距离。近点越近，表示晶状体的弹性越好，也就是眼的调节能力越强。儿童时期过久地注视近物可引起睫状肌疲劳，进而影响眼的调节能力。年龄越大，晶状体弹性越差，眼的调节能力也越弱，近点越远。一般人在 40 岁后眼的调节能力显著减退，表现为近点远移，这种人看远物正常，而看近物不清楚，称为老视（presbyopia），可以用凸透镜矫正，以增强折光能力。

2. 瞳孔的调节

瞳孔调节是通过改变瞳孔的大小而进行的一种调节方式，一般人瞳孔的直径在 1.5～8.0 mm 进行调节。在生理状态下，引起瞳孔调节的情况有两种：一种是由所视物体的远近引起的调节，另一种是由进入眼内光线的强弱引起的调节。

视近物时，动眼神经中副交感神经纤维兴奋引起睫状肌收缩的同时，还引起瞳孔括约肌收缩，使瞳孔缩小，这种现象称为瞳孔近反射（near reflex），也称瞳孔调节反射。这种反射的意义是在视近物时，减少射入眼内光量，保护视网膜，并可减少由折光系统造成的球面像差和色像差，使视网膜成像更清晰。

当用不同强度的光线照射眼球时，瞳孔的大小可随光照强度而改变，称为瞳孔对光反射（light reflex），当强光照射到视网膜时瞳孔缩小，当弱光照射到视网膜时瞳孔扩大。瞳孔对光反射的效应是双侧性的，即一侧眼被照射时，除被照射眼的瞳孔缩小外，另一侧眼的瞳孔也缩小，这种现象称为互感性对光反射或互感反应。瞳孔对光反射的生理意义在于，随着所视物体的明亮程度，改变瞳孔的大小，调节进入眼内的光线，使视网膜上的物像保持适宜的亮度，以便既可以在光线弱时能看清物体，又可以在光线强时使眼睛不致受到损伤。

瞳孔对光反射的中枢在中脑，其反应灵敏，又便于检查，临床上常把它作为判断中枢神经系统病变的部位、全身麻醉的深度和病情危重程度的重要指标。

3. 视轴会聚

当双眼看近物时,会出现两侧视轴同时向鼻侧聚合的现象,称为视轴会聚,也称辐辏反射(convergence reflex)。它是由于眼球的内直肌收缩造成的。其意义在于视近物时,两眼所形成的物像分别落在两眼视网膜的对称位置上,产生单一的清晰的视觉,避免复视。

(三)眼的折光异常

如前所述,正常人的眼睛在安静状态下,看远物时,折光系统不需要进行调节,就可以使来自远处的平行光线聚焦在视网膜上;看近物时,如果物体离眼的距离不小于近点,经过调节也可以看清,这种眼称为正视眼(emmetropia)。若眼的折光能力异常或眼球的形态异常,使平行光线不能聚焦在视网膜上,则称为折光异常的非正视眼(ametropia)或屈光不正(error of refraction),包括近视、远视和散光(图 9-3)。

1. 近视

近视(myopia)多数是由于眼球前后径过长(轴性近视)或折光系统的折光力过强(屈光性近视)引起的。近视眼看远物时,因远物发出的平行光线聚焦在视网膜之前,故物像模糊。但看近物时,由于物体发出的光线呈辐散状,眼不需要调节或只进行较小程度的调节就可在视网膜上成像。近视眼的近点和远点较正视眼小。近视眼的形成,部分是由于先天遗传致眼轴过长,部分是由于后天用眼不当造成的,如阅读光线不合适、姿势不正确、字迹过小或不清等。近视可佩戴适宜的凹透镜加以矫正,使光线适度辐散后进入眼内聚焦在视网膜上。

2. 远视

远视(hyperopia)的发生是由于眼球的前后径过短(轴性远视)或折光系统的折光力太弱(屈光性远视),使物像聚焦在视网膜之后。远视眼不论看近物还是看远物,都需要动用眼的调节功能,因此容易发生疲劳。由于晶状体的调节能力有一定限度,所以远视眼的近点比正视眼远。远视眼不管看近物还是看远物,均需佩戴凸透镜加以矫正。

3. 散光

正常人眼折光系统的折光面都是由球面构成的,折光面的每一个经、纬线的曲度都是一致的,因而从整个折光面折射来的光线都聚焦于视网膜上。散光(astigmatism)多由于角膜表面的经线和纬线曲度不一致,部分也可因晶状体的曲度异常所致。这样,由不同的经、纬线射入的光线,经折射后不能在视网膜上形成焦点。因此,视网膜上所成的像将不清晰或与物体原形不符。矫正散光的方法是佩戴适宜的圆柱形透镜,使角膜某一方位的曲率异常得到矫正。

▎ 知识链接 ▎

近视年老时会不会发生老视?

近视年老时会发生老视。随年龄增长,晶状体的弹性下降,调节力变差,使近点变远。虽然近点变远,因原来近点比常人近,不戴凸透镜也能看清近物;若近视已佩戴凹透镜矫正视力,只需摘掉凹透镜即可看清近物。在常人看来,近视年老时不需佩戴凸透镜即可看清近物,以为不会发生老视,其实只是表象。

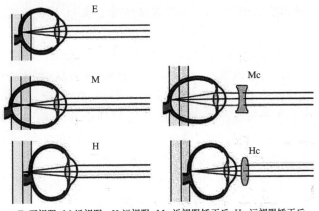

E:正视眼　M:近视眼　H:远视眼　Mc:近视眼矫正后　Hc:远视眼矫正后

图 9-3　眼异常及其矫正

二、眼的感光功能

视网膜是眼的感光系统,它的功能是感受物像光能的刺激,并把物像刺激转变成神经冲动传入视觉中枢。这里主要讨论视网膜的感光和换能作用。

(一)视网膜的感光系统

视网膜是位于眼球最内层的神经组织,按主要的细胞层次,视网膜由外向内分四层,依次是色素细胞层、感光细胞层、双极细胞层和神经节细胞层。视网膜结构十分复杂,细胞种类很多,但具有感光换能作用的是视锥细胞和视杆细胞。它们分别与双极细胞构成突触联系,双极细胞再与神经节细胞形成突触联系。神经节细胞发出的轴突构成了视神经。在视神经穿过视网膜时形成了视神经乳头,由于视神经乳头处不存在感光细胞,因而没有感光功能,即此处的物像不能引起视觉,称为生理性盲点(blind spot)。人视网膜上存在两种感光换能系统:一种是视锥系统,另一种是视杆系统。

1.视锥系统

由视锥细胞(cone cell)和与它有关的传递细胞,如双极细胞及神经节细胞等组成。视锥细胞主要分布在视网膜的中心部分,在中央凹处几乎是视锥细胞,愈向视网膜的周边分布愈少。而且视锥细胞与双极细胞、双极细胞与神经节细胞之间的联系是单线式突触联系,形成了视锥细胞到大脑的专线。视锥细胞对光的敏感性较低,只感受强光刺激,能分辨颜色,具有色觉功能,且视物精确度高。其主要功能是白昼视物,引起昼光觉。以白昼活动为主的动物,如鸡、鸽,其视网膜的感光细胞几乎是视锥细胞。

2.视杆系统

由视杆细胞(rod cell)和与它有关的传递细胞,如双极细胞和神经节细胞组成。视杆细胞主要分布在视网膜的周边部分,它与双极细胞、神经节细胞之间形成了聚合式联系。视杆细胞对光的敏感度高,能在昏暗的环境中感受弱光刺激引起暗光觉。由于视杆细胞不能分辨颜色,只能区别明暗,而且分辨能力低,所以,在弱光下视物只能看见物体的轮廓。以夜间活动为主的动物,如鼠、猫头鹰等,其视网膜的感光细胞以视杆细胞为主。

(二)视网膜的光化学反应

人们研究发现,视杆细胞内的感光色素是视紫红质(rhodopsin)。它是由视蛋白和11-顺视黄醛组成的结合蛋白质。当视紫红质受到光线照射时,它迅速分解成全反型视黄醛和视蛋白,在异构酶的作用下,全反型视黄醛转变成11-顺视黄醛,再与视蛋白重新合成视紫红质。

合成和分解过程的强弱取决于光线的强弱。人在暗光条件下视物时,既有视紫红质的分解,又有它的合成,总的来说,是合成多于分解,光线越暗,合成过程也就越强,视杆细胞内的视紫红质就越多,视网膜对弱光的敏感性越高;相反,人在光亮处视物时,视紫红质的分解过程大于合成过程,光线越强,视紫红质的分解越多,合成越少,视杆细胞内视紫红质的量越少,视网膜对光的敏感性越低,几乎没有感受光刺激的能力。事实上,在光亮处的视觉是由视锥细胞的感光色素来完成的。

在视紫红质的分解与再合成过程中,有一部分视黄醛被消耗,需要由血液中的维生素 A 来补充。维生素 A 又与视黄醛的化学结构相似,经氧化脱氢可转变成视黄醛。因此,如果摄入的维生素 A 长期不足,将导致视紫红质的再合成障碍,会影响人的暗视觉,引起夜盲症;而用维生素 A 可以治疗夜盲症。视紫红质的光化学反应如图 9-4 所示。

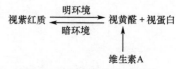

图 9-4 视紫红质的光化学反应

视锥细胞内也含有特殊的感光物质。近来有人发现,在人的视网膜中有三种不同的感光色素,分别存在于三种视锥细胞中。它们最敏感的波长分别为 445 nm、535 nm 和 570 nm,相当于蓝光、绿光、红光的波长,称为三原色学说。这也导致了视锥细胞具有辨别颜色的功能。

三、与视觉有关的生理现象

(一)暗适应与明适应

1. 暗适应

当人从明亮的地方突然进入暗处,最初对任何东西都看不清楚,经过一段时间后,视觉敏感度逐渐升高,在暗处的视觉逐渐恢复,这种现象称为暗适应(dark adaptation)。整个暗适应过程约需 30 min。在暗适应过程中,人眼对光线的敏感度是逐渐升高的。暗适应的过程主要决定于视杆细胞的视紫红质在暗处再合成的速度。在亮处时,由于受到强光的照射,视杆细胞中的视紫红质大量分解,视紫红质的存量减少,到暗处后不足以引起对暗光的感受;而视锥细胞又只感受强光不感受弱光,所以,进入暗环境的开始阶段什么也看不清。等待一段时间后,由于视紫红质的再合成增多,对暗光的感受能力增强,于是在暗处的视力又逐渐恢复。

2. 明适应

当人从暗处突然来到亮处,最初只感到耀眼的光亮,看不清物体,需经一段时间后才能恢复视觉,这种现象称为明适应(light adaptation)。明适应较快,约需 1 min 即可完成。其机制是在暗处视杆细胞内蓄积了大量视紫红质,到亮处时遇强光迅速分解,因而产生耀眼的光感。待视紫红质大量分解后,对光较不敏感的视锥细胞才能在亮处感光而恢复视觉。

(二)色觉和色觉障碍

色觉(color vision)即颜色视觉,是由于不同波长的光线作用于视网膜后在人脑引起的主观感觉,辨别颜色是视锥细胞的重要功能,这是一种复杂的物理和心理现象。正常人眼可区分波长在380～760 nm的约150种颜色。有关色觉的形成,最早提出的是三原色学说,并得到许多实验的证实。三原色学说认为,视网膜中有三种视锥细胞,分别含有对红、绿、蓝三种色光敏感的感光色素,因此,它们吸收光谱的范围各不相同。当某一种颜色的光线作用于视网膜上时,会使三种视锥细胞以一定的比例兴奋,这样的信息传到中枢,就会产生某一种颜色感觉。当三种视锥细胞受到同等程度的三色光刺激时,将引起白色的感觉。

三原色学说可以较合理地解释色盲或色弱的发病机制。色盲是一种对全部颜色或某些颜色缺乏分辨能力的色觉障碍。色盲又可分为全色盲和部分色盲。全色盲只能分辨光线的明暗,呈单色视觉。部分色盲如临床上常见的红绿色盲,可能是因为缺乏相应的感受红光或绿光的视锥细胞,因而不能分辨红色或绿色。色盲病人绝大多数是由遗传引起的,也有极少数是由于视网膜病变所引起的。有些人对某种颜色的识别能力较差称为色弱。色弱多由健康或营养不佳等后天因素引起。

(三)视敏度

视敏度(visual acuity)又称视力,是指眼能分辨物体两点间最小距离的能力,它表明了眼对物体细微结构的分辨能力。通常以视角的大小来衡量视力是否正常。视角是指物体上两点的光线投射入眼内时,通过节点相交时所形成的夹角。视角越小,表明视力越好。国际视力表就是根据这一原理设计的。在良好的光照条件下,人眼能看清5 m远处视力表上第10行E字形符号的缺口方向时,说明该眼具有正常视力,以1.0表示,此时视角为1分(1/60度,也称1分度)。若在同样条件下,只能看清视力表上第1行E字形符号时,其视力仅为正常眼的1/10,以0.1表示。当视角为1分时,在视网膜上所形成的物像大致相当于视网膜上一个视锥细胞的平均直径,这样两条光线分别刺激两个视锥细胞,而两点间刚好间隔有一个未被刺激的视锥细胞,冲动传入中枢后可形成清晰的视觉。

(四)视野

用单眼固定不动注视正前方一点时,该眼所能看到的空间范围,称为视野(visual field)。正常人的视野受面部结构的影响,由于鼻和额部的阻挡,鼻侧和上侧视野较小,颞侧和下侧视野较大。在同一光照条件下,各种颜色的视野大小也不一致,白色视野最大,其次是黄色、蓝色,再次是红色,绿色视野最小(图9-5)。临床上检查视野,有助于诊断眼部和脑部的一些病变,视野可用视野计测量。

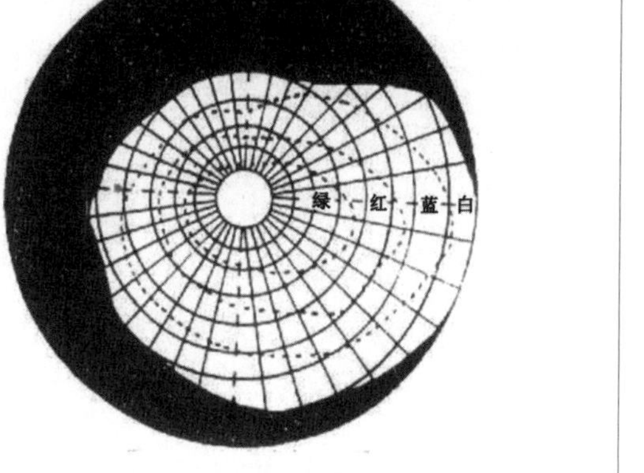

图9-5　右眼的颜色视野图

(五)双眼视觉

双眼同时看某一物体时所产生的视觉称双眼视觉(binocular vision)。双眼视觉显然优于单眼视觉,它可以补充视野中盲点的缺陷,扩大单眼视觉的视野;在形成立体视觉中,可增强对物体的大小和距离判断的准确性。双眼视物物体成像于两眼视网膜的相称点上,分别由两眼的视神经传至中枢,在主观上产生一个物体的感觉。如果两侧视网膜上的物像不在相称部位,就会产生两个物体的感觉,即复视。

双眼视物不仅可看到物体的高度、宽度，而且可看到物体的深度，故双眼视物有立体感觉。立体感觉的产生主要是由于同一物体在双眼视网膜形成的物像并不完全相同。右眼看到物体的右侧面较多，左眼看到物体的左侧面较多，由两眼传入的这些信息通过中枢部位的综合，则产生一个有立体感的物体的形象。

思政案例

中国天眼

在我国贵州省平塘县建设的世界最大单口径射电望远镜——500 米口径球面射电望远镜（FAST），被誉为"中国天眼"，由中国天文学家南仁东先生于 1994 年提出构想，历时 22 年建成，于 2016 年 9 月 25 日落成启用。

1994 年，南仁东从美国观看阿雷西博望远镜之后，立志要修建一座中国的射电望远镜。从选址到突破一个个技术难题，在整个工程建设中，南仁东带领团队实现了三项自主创新：一是利用贵州天然的喀斯特洼地作为台址；二是洼坑内铺设数千块单元，组成 500 米口径球形主动反射面；三是采用轻型索拖动机构和并联机器人，实现了望远镜接收机的高精度定位。

2016 年 9 月，这座 500 米口径球面射电望远镜，终于落成启用了。经过 22 年的设计、实施和修建，南仁东终于率领团队把图纸变成国之重器。天眼从设计到技术，从材料到建造，"国产化"贯穿始终。"天眼"工程的孕育和诞生，烙印着让我们自豪的"中国制造"。最终建成的"天眼"拥有 500 米的口径、相当于 30 个足球场的接收面积。和德国波恩 100 米望远镜相比，灵敏度提高了大约 10 倍；比美国"阿雷西博"305 米望远镜的综合性能，也提高了大约 10 倍。科学家打了个比方，有人在月亮上打手机，也逃不过它的"眼睛"。

借助这只巨大的"天眼"，科研人员可以窥探星际之间互动的信息，观测暗物质，测定黑洞质量，成为名副其实的"看星星的孩子"。"天眼"寻找脉冲星的表现，就像南仁东为它取的英文名字一样有着更深的寓意，英文名缩写"FAST"代表着迅速、敏锐。凭借多项技术突破，天眼成为世界射电望远镜中的佼佼者，这也为世界天文学的新发现提供了重要机遇。

第三节 位听觉器官

耳是人的位置觉和听觉器官，它由外耳、中耳和内耳组成。其中，外耳、中耳和内耳的耳蜗构成了听觉器官，分别传导和感受 20～20000 Hz 的声波，并将声波转变成神经冲动，由蜗神经传入听觉中枢，产生听觉。内耳的前庭和半规管组成了前庭器官，由它们传到中枢的信息，能引起位置觉，并引起前庭反应和前庭感觉，从而对维持身体平衡起一定的作用。

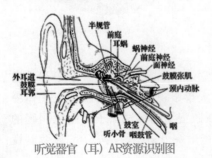

听觉器官（耳）AR资源识别图

一、外耳与中耳的传音功能

（一）外耳的功能

外耳包括耳廓和外耳道。耳廓的形状有利于收集声波,通过头部运动,对声源方向的判断起一定作用。外耳道有把耳廓收集的声波传向鼓膜的功能,同时对某些频段的声波有放大的作用,类似一个共鸣腔,其最佳共振频率约为 3 800 Hz。

(二)中耳的功能

中耳包括鼓膜、听小骨和咽鼓管等结构。中耳的主要功能是将空气中声波振动的能量高效率地传递到内耳淋巴液中去,其中鼓膜和听小骨组成的听骨链在传音过程中起着重要作用。

1. 鼓膜

鼓膜为椭圆形半透明的薄膜,面积为 $50\sim90$ mm^2,厚度约 0.1 mm,它是外耳道与鼓室的分界膜,它不是一个平面膜,而像一个浅漏斗,其顶点朝向中耳,内侧与锤骨柄相连。它具有较好的频率响应和较小的失真度,因此能将声音如实地传到内耳,而且与声波振动同始同终,余振很少。

2. 听骨链

听骨链从外向内依次由锤骨、砧骨和镫骨相连组成。锤骨柄附着于鼓膜脐部,镫骨底与卵圆窗膜相连,砧骨居中。听骨链构成一个有固定角度的杠杆系统,锤骨柄为长臂,砧骨长突为短臂,两臂长度之比为 1.3:1,杠杆的支点刚好在听骨链的重心上,因此在能量传递过程中惰性最小,效率最高。

3. 咽鼓管

咽鼓管是连通鼓室和鼻咽部的小管道,借此鼓室内的空气与大气相通。在通常情况下,其鼻咽部的开口处于闭合状态。在吞咽、打哈欠或打喷嚏时,鼻咽部某些肌肉的收缩可使管口开放。咽鼓管的主要功能是调节鼓室内空气的压力,使之与外界大气压保持平衡,这对于维持鼓膜的正常位置、形状和振动性能都具有重要意义。如果咽鼓管发生阻塞,鼓室内的空气将由于被组织吸收而使压力降低,引起鼓膜内陷。日常生活中,有时外界空气的压力可快速升高或降低,如乘飞机时的升降过程,如果此时咽鼓管鼻咽部的开口不能及时开放,也会引起鼓室内外空气压力的不平衡,会使鼓膜突出,引起鼓膜疼痛,影响听力。

(三)声波传入内耳的途径

声波必须传入内耳的耳蜗,才能刺激听觉感受器,进而引起听觉。声波传入内耳的途径有两种:气传导和骨传导(图 9-6)。正常情况下,以气传导为主。

气传导: 声波 → 外耳道 → 鼓膜 → 听骨链 → 前庭窗 → 内耳

骨传导: 声波 → 颅骨震动 → 内耳

图 9-6 声波的传导途径

1. 气传导

声波经外耳道空气传导引起鼓膜振动,再经听骨链和前庭窗传入耳蜗,这种传导方式称为气导(air conduction),也称气传导。气导是引起正常听觉的主要途径。在前庭窗的下方有一蜗窗,其正常生理作用是缓冲内耳淋巴液的压力变化,有利于耳蜗对声波的感受。但是,当生理性气导途径遭到破坏时,如鼓膜或听骨链严重受损,声波也可通过外耳道和鼓室内的空气传至蜗窗,经蜗窗传至耳蜗,使听觉功能得到部分代偿。

2. 骨传导

声波直接引起颅骨的振动,再引起位于颞骨骨质内的耳蜗内淋巴的振动,这种传导方式称为骨导(bone conduction),也称骨传导。在正常情况下,骨导的效率比气导的效率低得多,所以,人们几乎感觉不到它的存在。在平时,我们接触到的一般声音不足以引起颅骨的振动,只有较强的声波,或者是自己的说话声,才能引起颅骨较明显的振动。

在临床工作中,常用音叉检查患者气导和骨导的情况,帮助诊断听觉障碍的病变部位和性质。例如,当外耳道或中耳发生病变时,气导途径受损,引起的听力障碍称为传音性耳聋,此时气导作用减弱而骨导作用相对增强;当耳蜗发生病变时所引起的听力障碍称为感音性耳聋,此时气导和骨导的作用均减弱。听神经或听中枢病变时所引起的听力障碍称为中枢性耳聋。

二、内耳耳蜗的感音功能

内耳又叫迷路,包括耳蜗和前庭器官两部分,其中耳蜗内存在声音感受器,这里所说的内耳的感音功能是指耳蜗的功能。

(一)耳蜗的结构特点

耳蜗是一个形似蜗牛壳的骨管,长约 30 mm,绕蜗轴旋转 $2\frac{1}{2} \sim 2\frac{3}{4}$ 周。在耳蜗的横断面可见两个分界膜:一个为斜行的前庭膜,一个为横行的基底膜。它们把耳蜗管分为三个腔:前庭膜与骨壁间的前庭阶、基底膜以下的鼓阶、前庭膜和基底膜间的蜗管。前庭阶和鼓阶内充满外淋巴液,其成分与脑脊液相似,它们通过蜗顶的蜗孔相通。蜗管内充满内淋巴液,其成分与细胞内液相似,其顶端是封闭的盲端。

基底膜是耳蜗内的重要结构。其长度约 30 mm,宽度不一,在耳蜗底部最窄,越往顶部越宽。基底膜上有柯蒂氏器(又叫螺旋感受器),是声波感受器,柯蒂氏器由内、外毛细胞和支持细胞构成。柯蒂氏器内的毛细胞是声音感受细胞。在毛细胞的顶端表面有 50~100 条排列整齐的听纤毛。在毛细胞的底部,有耳蜗神经末梢与之形成的突触联系(图 9-7)。

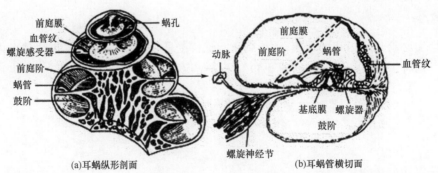

图 9-7　耳蜗及耳蜗管的横切面

(二)耳蜗的感音换能作用

内耳耳蜗的感音功能是把传入耳蜗的机械振动转变成听神经纤维的动作电位。在这一换能过程中,基底膜的振动是个关键因素。

声波经外耳道到达鼓膜,引起鼓膜振动。鼓膜振动又主要通过听骨链而传至卵圆窗,使外淋巴和内淋巴振动,造成基底膜的振动。当基底膜向上或向下位移时,使毛细胞顶端和盖膜之间发生交错的移行运动,引起毛细胞纤毛的摆动。毛细胞的弯曲或摆动使毛细胞兴奋,并将机械能转变为电能,可使耳蜗内发生一系列过渡性电变化,最后引起位于毛细胞底部的神经纤维产生动作电位。

这种机械变化引起耳蜗与之相连的听神经产生一系列的电变化,可分为三个相关的电变化过程:一是未刺激时的耳蜗内电位;二是受到声波刺激时耳蜗产生的耳蜗微音器电位;三是微音器电位引起的听神经的动作电位。

1. 耳蜗内电位

在耳蜗未受刺激时,从内耳不同的结构中可引导出不同的电位。如果以鼓阶外淋巴的电位为参考零电位,则可测出内淋巴电位为 $+80$ mV 左右,称为耳蜗内电位,又称内淋巴电位。如果将电极插入毛细胞内,可测得 $-80 \sim 70$ mV 的电位,则毛细胞(顶部)内外的静息电位的差值为 $150 \sim 160$ mV。这些电位是产生其他电变化的基础。

2. 耳蜗微音器电位

当耳蜗受到声音刺激时,在耳蜗及其附近结构可记录到一种特殊的电位变化,此电变化的波形和频率与作用于耳蜗的声波的波形和频率相似,称为耳蜗微音器电位(cochlear microphonic potential)。这是一种交流性质的电位变化,在一定强度范围内,它的振幅与刺激强度呈线性关系。微音器电位潜伏期极短,小于 0.1 ms;没有不应期;对缺氧和深麻醉相对地不敏感;不易疲劳和适应。目前认为,微音器电位是引发听神经纤维动作电位的关键因素。

3. 听神经的动作电位

听神经的动作电位是由微音器电位诱发的,是耳蜗对声音刺激所产生的一系列反应中最后出现的电变化,是耳蜗对声音刺激进行换能和编码的结果,它的作用是向听中枢传递声音信息。

(三)耳蜗对声音频率和强度的分析

基底膜的振动是以所谓行波的方式进行的。即振动最先发生在靠近前庭窗处的基底膜,随后以行波的方式沿基底膜向耳蜗顶部传播,就像有人在规律地抖动一条绸带,形成的波浪向远端有规律地传播一样。声波频率不同时,行波传播的远近和最大振幅出现的部位也有所不同。声波振动频率越高,行波传播越近,引起最大振幅出现的部位越靠近前庭窗处;反之,声波频率越低,则行波传播越远,最大振幅出现的部位越靠近蜗顶部,这是行波学说的主要论点,也是被认为耳蜗能区分不同声音频率的基础,即耳蜗的底部感受高频声波,耳蜗的顶部感受低频声波。动物实验也得到证实,如破坏动物耳蜗底部时,对高频音的感受发生障碍;破坏耳蜗顶部时,则对低频音的感受发生障碍。临床上对于不同性质耳聋原因的研究也得到了类似的结果。

对于声音强度的分析研究认为,听觉的强度决定于耳蜗神经传入冲动频率。声音刺激强度愈强,传入冲动的频率就愈高,对声音产生的感受愈强。另外,不同强度的声音刺激引起兴奋的神经纤维数量不同。声音刺激愈强,参与反应的神经纤维的数量也愈多,因此主观上产生的音觉愈强。

三、听阈和听域

只有一定频率范围和一定强度的声波作用于耳才能引起听觉。人耳所能感受的声波振动频率为20~20 000 Hz。对于每一种频率的声波,都有一个能引起听觉的最小振动强度,称为听阈(auditory threshold)。如果振动频率不变,随着强度在听阈以上增加时,听觉的感受也相应增强,但当强度增大到某一限度时,除了引起听觉外,还有鼓膜的疼痛感,称这个强度为最大可听阈。每一频率的声波都有它自己的听阈和最大可听阈。听阈与最大可听阈曲线包绕的面积称为听域,它显示人耳对声频和声强的感觉范围。正常人在声音频率为1 000~3 000 Hz时听阈最低,即听觉最敏感,随着频率的升高或降低,听阈都会升高。声音强度通常以分贝(dB)为相对单位。一般讲话的声音强度在30~70 dB。长期在60 dB以上声音强度刺激下,可使听力水平下降。

四、内耳前庭器官的位觉功能

前庭器官由内耳中的椭圆囊、球囊和三个半规管组成,是头部位置觉与运动觉的感受器,在协调人体姿势、维持身体平衡中占重要地位(图9-8)。

前庭器官的感受细胞都是毛细胞,每个毛细胞顶端都有60~100条纤毛,按一定规律排列,其中最长的一条叫动毛,位于细胞顶端的一侧边缘部,其余的毛较短,称为静毛。实验证明,当纤毛由动毛侧倒向静毛一侧时,毛细胞出现超极化,传入神经发放的神经冲动减少,表现为抑制效应;当纤毛由静毛侧倒向动毛一侧时,毛细胞出现去极化,传入神经发放的神经冲动增多,表现为兴奋效应。

(一)椭圆囊和球囊的功能

椭圆囊和球囊是膜质的小囊,内部充满内淋巴液,囊内各有一个特殊的结构,分别称为椭圆囊斑和球囊斑。囊斑中含有感受性毛细胞,其纤毛常伸入耳石膜的胶质中。耳石膜内含有许多微细的耳石,主要由碳酸钙组成,其比重大于内淋巴。椭圆囊和球囊中的囊斑与人体的相对位置是不一样的。当人体直立时,椭圆囊的囊斑处于水平位,毛细胞的顶部朝上,耳石膜在纤毛的上方;球囊的囊斑则处于垂直位,毛细胞的纵轴与地面平行,耳石膜悬在纤毛外侧。

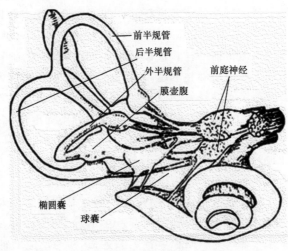

图9-8 前庭器官

椭圆囊和球囊的功能是感受头部的空间位置和直线变速运动。当头部的空间位置发生改变时,由于重力的作用,耳石膜与毛细胞的相对位置将发生改变;或者躯体做直线变速运动时,由于惯性的作用,耳石膜与毛细胞的相对位置也将发生改变。以上两种情况均可使纤毛发生弯曲,倒向某一方向,从而使传入神经纤维发放的冲动发生变化,这种信息传入中枢后,可产生头部空间位置的感觉或直线变速运动的感觉,同时引起姿势反射,以维持身体平衡。

(二)半规管的功能

人体两侧内耳中各有三条形状相似的半规管,三条半规管相互垂直,分别代表空间的三个平面。半规管内充满内淋巴,与椭圆囊相连处相对膨大,称为壶腹。两耳的水平半规管在同一平面上,当人在直立时头向前倾30°时,水平半规管的平面与地平面平行,其余的两个半规管分别与地平面垂直。壶腹内有一种隆起的特殊结构称壶腹嵴,它的位置与半规管的长轴垂直。在壶腹嵴中有一排毛细胞,面对管腔,毛细胞顶部的纤毛较长,互相黏集成束,包埋在一种胶质性的圆顶形状的终帽结构之内,前庭神经末梢分布于嵴的底部。

壶腹嵴的适宜刺激是身体旋转时的速度变化,即正负角加速度。当人体直立时,沿水平方向旋转,主要刺激水平半规管。当人体向左旋转时,由于内淋巴的惯性作用,左侧水平半规管中内淋巴将压向壶腹方向,而右侧水平半规管中的内淋巴压力作用方向是离开壶腹。内淋巴压力作用于壶腹时,该处的毛细胞兴奋。旋转停止时,左右两侧水平半规管壶腹受内淋巴压力的作用方向与旋转开始时相反。人脑通过对来自两耳水平半规管传入信息的不同来判断旋转运动的方向和状态。人体的两耳中各三条半规管互相垂直,因此它们可以接受人体在不同平面和不同方向的旋转变速运动的刺激,产生不同的运动觉和位置觉,引起姿势反射,维持身体平衡。

(三)前庭反应

当前庭器官受刺激而兴奋时,其传入冲动到达有关的神经中枢后,除引起一定的位置觉、运动觉以外,还能引起姿势调节反射和自主神经功能的改变,这种现象称为前庭反应。

1. 前庭器官的姿势调节反射

当进行直线变速运动时,可刺激椭圆囊和球囊,反射性地改变颈部和四肢肌紧张的强度。例如,猫由高处跳下时,常常头部后仰而四肢伸直,做准备着地的姿势;而它一着地,则头前倾,四肢屈曲。又如,当一动物被突然上抬时,常头前倾,四肢屈曲;而上抬停止时,则头后仰,四肢伸直。人们在乘电梯升降的过程中,也可见到相似的反射活动。这些都是直线变速运动引起的前庭器官的姿势反射。

同样,在做旋转变速运动时,也可刺激半规管,反射性地改变颈部和四肢肌紧张的强度,以维持姿势的平衡。例如,当人体向左侧旋转时,可反射性地引起左侧上、下肢伸肌和右侧屈肌的肌紧张加强,使躯干向右侧偏移,以防歪倒;而旋转停止时,可使肌紧张发生反方向的变化,使躯干向左侧偏移。

从上述所知,当发生直线变速运动或旋转变速运动时,产生的姿势反射的结果,常同发动这些反射的刺激相对抗,其意义在于有利于使机体尽可能地保持在原有空间位置上,以维持一定的姿势和平衡。

2. 前庭器官的自主神经反应

当前庭器官受到过强或过长时间的刺激,或前庭器官功能相对敏感时,常会引起恶心、呕吐、眩晕、皮肤苍白等现象，称为前庭自主神经反应（vestibular autonomic reaction）。在有些人中，这种现象特别明显，出现晕车、晕船或航空病，这可能就是其前庭功能过于敏感所致。

3. 眼震颤

躯体做旋转运动时引起的眼球不随意颤动，称为眼震颤（nystagmus）（图 9-9）。眼震颤主要是半规管受刺激引起的，最常见的是水平震颤。水平震颤有两个运动时相，一个是两眼球缓慢向一侧移动，称为慢动相；另一个是向相反方向的快速回位，称为快动

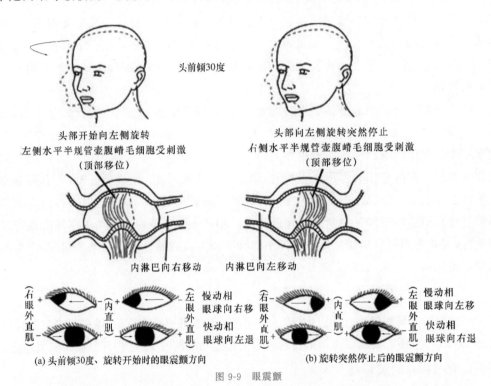

头前倾30度

头部开始向左侧旋转
左侧水平半规管壶腹嵴毛细胞受刺激
（顶部移位）

头部向左侧旋转突然停止
右侧水平半规管壶腹嵴毛细胞受刺激
（顶部移位）

内淋巴向右移动　　内淋巴向左移动

（右眼外直肌）（内直肌）（左眼外直肌）　慢动相 眼球向右移　快动相 眼球向左退
（右眼外直肌）（内直肌）（左眼外直肌）　慢动相 眼球向左移　快动相 眼球向右退

(a) 头前倾30度、旋转开始时的眼震颤方向　　(b) 旋转突然停止后的眼震颤方向

图 9-9　眼震颤

相。当人体头部前倾 30°绕人体垂直轴向左旋转时，水平半规管的感受器受刺激最大，引起两眼球缓慢向右移动，称为眼震颤的慢动相；当眼球移动到右侧顶端不能再继续移动时，突然返回到眼裂正中，称为眼震颤的快动相。此后又出现新的慢动相和快动相，反复不已。当旋转变成匀速旋转时，眼球居于眼裂正中不再震颤；旋转停止时，出现与旋转开始时方向相反的慢动相和快动相眼震颤。临床上常用快动相代表眼震颤方向，正常人眼震颤持续的时间为 15～40 s。检查眼震颤的情况，有助于判断前庭功能是否正常。

第四节　嗅觉和味觉器官

一、嗅觉感受器和嗅觉的一般特性

人的嗅觉器官是鼻，嗅觉感受器是嗅觉细胞。嗅觉细胞位于上鼻道及鼻中隔后上部的黏膜中，此处是个隐窝，且位置较高，平时吸入鼻腔的空气很少到达这里，用力吸气

或气体以回旋式的气流的形式易达此处,可增强对嗅细胞的刺激。有气味的物质刺激了嗅细胞,嗅细胞兴奋并有冲动传向嗅球,近而传向更高级的嗅觉中枢,引起嗅觉。

通常把人与动物对气味的敏感程度称为嗅敏度,人类对不同气味物质的嗅觉阈值不同。另外,即使是同一个人,其嗅敏度的变动范围也很大。有些疾病可明显影响人的嗅敏度,例如感冒、鼻炎等。嗅觉的另一个明显特点是适应较快,当某种气味突然出现时,可引起明显的嗅觉,如果这种气味的物质继续存在,感觉便很快减弱,甚至消失,所谓"入芝兰之室,久而不闻其香;入鲍鱼之肆,久而不闻其臭",就是嗅觉适应的良好例子。

二、味觉感受器和味觉的一般特性

人的味觉器官是舌,味觉感受器是味蕾。味蕾主要分布在舌背部的表面和边缘,口腔和咽部黏膜的表面也有散在的味蕾存在,它是一种化学感受器,适应刺激是一些溶于水的物质。

味觉可分为基本的酸、甜、苦、咸四种,其他复杂的味觉是这4种味觉不同比例的组合。人舌表面的不同部位对不同味觉刺激的敏感程度不同,舌尖部对甜味敏感,舌两侧对酸味敏感,而舌两侧的前部对咸味敏感,舌根部和软腭对苦味敏感。味觉的敏感度往往受食物或刺激温度的影响,在20～30 ℃,味觉的敏感度最高。而味觉的强度与物质的浓度有关,浓度越高,产生的味觉越强。除此之外,味觉的敏感度随年龄的增长而下降。

本章重难点小结

一、本章提要

通过本章学习,使同学们了解感受器、视觉器官和位听觉器官的功能。具体包括以下内容:

1. 掌握眼的折光系统的组成,眼的生理功能,声波传入内耳的途径等。

2. 熟悉感受器的一般生理特性,眼的折光异常等。

3. 了解感受器与感觉器官的概念,内耳的位置觉和运动觉,嗅觉和味觉器官等。

二、本章重难点

1. 重点:眼的折光和感光功能,声波传入内耳的途径。

2. 难点:内耳耳蜗的感音功能。

课后习题

一、名词解释

1. 感觉器官　　　　2. 瞳孔对光反射　　3. 瞳孔近反射　　4. 近点

5. 色盲　　　　　　6. 视力　　　　　　7. 视野　　　　　8. 听阈

二、填空题

1. 眼的折光系统由_____、_____、_____和_____组成。

2. 正常人眼看近物的调节包括_____、_____和_____。

3. 眼的折光能力异常包括_____、_____和_____。

4. 中耳主要由_____、_____和_____组成。

5. 前庭器官由_____、_____和_____组成。

三、选择题

1. 视网膜上感光和辨色最敏锐的部位（   ）。

A. 视神经盘　　B. 周边部　　　C. 中央凹　　　D. 视网膜视部　　E. 视网膜盲部

2. 眼的屈光物质不包括（   ）。

A. 角膜　　　　B. 虹膜　　　　C. 房水　　　　D. 玻璃体　　　　E. 晶状体

3. 关于晶状体的描述，错误的是（   ）。

A. 双凸透镜状　B. 无色透明　　C. 有弹性　　　D. 含血管、有神经

E. 外包一层薄膜

4. 能感受强光，并有辨色能力的细胞是（   ）。

A. 神经节细胞　B. 视锥细胞　　C. 色素细胞　　D. 双极细胞　　　E. 视杆细胞

5. 瞳孔对光反射中枢在（   ）。

A. 延髓　　　　B. 脑桥　　　　C. 大脑皮层　　D. 中脑　　　　　E. 间脑

6. 维生素 A 严重缺乏，可引起（   ）。

A. 夜盲症　　　B. 青光眼　　　C. 色盲　　　　D. 近视　　　　　E. 白内障

7. 眼球的前后径过长会引起（   ）。

A. 近视　　　　B. 远视　　　　C. 散光　　　　D. 老视　　　　　E. 青光眼

8. 角膜的球面曲率不均可导致（   ）。

A. 近视　　　　B. 远视　　　　C. 散光　　　　D. 老视　　　　　E. 白内障

9. 听觉感受器是（   ）。

A. 壶腹崤　　　B. 螺旋器　　　C. 蜗管　　　　D. 球囊斑　　　　E. 椭圆囊斑

10. 螺旋器位于（   ）。

A. 前庭阶　　　B. 鼓阶　　　　C. 骨螺旋板　　D. 基底膜　　　　E. 膜半规管

11. 正常时,强光照射一侧瞳孔的反应是（   ）。

A. 两侧瞳孔扩大　　　　　　B. 该侧瞳孔缩小　　　　　　C. 该侧瞳孔扩大

D. 两侧瞳孔缩小　　　　　　E. 两侧瞳孔不等大

12. 对视杆细胞而言,以下哪项是错误的（   ）。

A. 集中分布在中央凹　　　　B. 含有视紫红质　　　　　　C. 对光的敏感性高

D. 分布在视网膜的周边　　　E. 专司暗视觉

13. 正常人,声波传向内耳的主要途径是（   ）。

A. 外耳道→鼓膜→蜗窗→内耳

B. 外耳道→鼓膜→听小骨→蜗窗→内耳

C. 外耳道→鼓膜→听小骨→卵圆窗→内耳

D. 颅骨→内耳

E. 外耳道→鼓膜→卵圆窗→内耳

14. 人耳最敏感的振动频率是（   ）。

A. 16～100 Hz　　　　　B. 100～1 000 Hz　　　　　C. 1 000～3 000 Hz

D. 4 000～8 000 Hz　　　E. 16～20 000 Hz

四、问答题

1.试述感受器的一般生理特性。

2.眼的折光异常有哪些？怎样矫正？

3.什么是明适应和暗适应？其产生机制如何？

4.声波传入内耳的途径有哪些？

5.视杆细胞和视锥细胞的分布和功能有何不同？

课后习题参考答案

（范亚敏）

第十章
神经系统的功能

[学习目标]

　　1.掌握神经元和神经纤维、突触的传递过程、神经递质、内脏痛的特点、交感和副交感神经的特征、牵张反射、条件反射。

　　2.熟悉突触的类型和结构,脊髓的感觉传导功能,大脑皮质的感觉分析功能,脊休克,脑干对肌紧张的调节,大脑皮质对躯体运动的调节,脊髓、低位脑干、下丘脑和大脑皮质对内脏功能的调节。

　　3.了解脑电活动与脑功能的关系、觉醒与睡眠。

　　4.体会创新思维、不畏艰难、勤于思索、坚持不懈、无私无畏对科学研究工作的重要意义;培养学生对我国中医药文化的热爱,增进学生的文化认同,坚定文化自信。

　　神经系统(nervous system)是人体内最重要的调节系统。机体的各项功能活动都是在神经系统的直接或间接调控下完成的。通过神经调节,各系统和器官还能对内、外环境变化做出迅速而完善的适应性反应,调整其功能状态,满足适时生理活动的需要,以维持整个机体的正常生命活动。

第一节　神经系统的构成与一般功能

　　神经系统主要由神经细胞和神经胶质细胞两类细胞构成。神经细胞(neurocyte)亦称神经元(neuron),它们通过神经突触联系形成复杂的神经网络,完成神经系统的各种功能性活动,因而是构成神经系统的结构和功能的基本单位。神经胶质细胞简称胶质细胞,具有支持、保护神经元,为神经元提供营养的功能。

一、神经细胞和神经纤维

(一)神经细胞的一般结构和功能

　　人类中枢神经系统内有上百亿个神经细胞,是神经系统功能活动的承担者。由胞体和突起构成,完整的胞体是其发挥功能的基础,突起分为树突(dendrite)和轴突(axon)(图10-1)。例如,脊髓运动神经元,树突接受信息的传入,数量非常多,具有许多分支,可以扩大细胞的表面积。轴突较长,主要是传出信息。中枢神经元可通过传入神经,接收体内、外环境变化的刺激信息,并对这些信息加以处理,再经过传出神经把调控信息传给相应的效应器,产生调节和控制效应。此外,有些神经元还能分泌激素,将神经信号转变为体液信号。

(二)神经纤维的种类和功能

神经纤维(nerve fiber)由轴索(轴突和感觉神经元的长树突)及外面的髓鞘(神经胶质细胞)或者神经膜构成。依据髓鞘的有无,分为有髓神经纤维和无髓神经纤维。

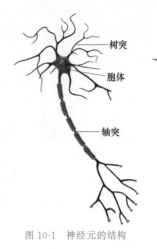

图 10-1 神经元的结构

1. 神经纤维的分类

通常使用的神经纤维分类方法主要有两种:①根据神经纤维的电生理学特性不同,将神经纤维分为 A、B、C 类纤维。其中,A 类纤维又分为 α、β、γ、δ 四个亚类,此分类方法主要用于传出神经纤维。②按照纤维的直径和来源分类:根据神经纤维组织学特性不同,将神经纤维用罗马数字命名为Ⅰ、Ⅱ、Ⅲ、Ⅳ四类,这种分类方法主要用于传入神经纤维。

2. 神经纤维的功能

神经纤维的主要功能是传导兴奋。在神经纤维上传导的兴奋或动作电位称为神经冲动(nerve impulse),简称冲动。一般来说,神经纤维直径越粗,传导速度越快。有髓神经纤维以跳跃式传导兴奋,速度比无髓神经纤维快。有髓神经纤维的髓鞘增厚,传导速度将随之增快,轴索直径与神经纤维直径之比约为 0.6 时,传导速度最快。温度在一定范围内升高也可加快传导速度。神经传导速度的测定有助于诊断神经纤维的疾患和估计神经损伤的预后。

神经纤维传导兴奋具有以下特征:

(1)完整性:神经纤维能传导兴奋只有在其结构和功能都完整时才可以。如果神经纤维受损或被切断,或局部应用麻醉剂,兴奋传导将受阻,造成神经冲动的传导阻滞。在临床工作中,根据此原理在手术前往往采用低温麻醉和药物麻醉的方法达到减轻病人疼痛的目的。

(2)绝缘性:神经干内聚集许多神经纤维,但神经纤维传导兴奋时基本上不会相互干扰,其主要原因是细胞外液对电流的"中和"作用。即当微弱的局部电流进入细胞外液后迅速消除,如同雷电接地。

(3)双向性:实验条件下,适当刺激神经纤维上任何一点,产生的动作电位可沿纤维向两端传播。但在机体活动中,神经冲动总是由胞体传向末梢,表现为单向性传导。

(4)相对不疲劳性:连续电刺激神经数小时至十几个小时,神经纤维始终能保持其传导兴奋的能力,表现为不易发生疲劳;而突触传递则容易疲劳,可能与递质耗竭有关。

3. 轴突内的轴浆运输

轴突内的轴浆是不断在流动的,流动的轴浆具有物质运输的作用,故称为轴浆运输。实验中结扎神经纤维,可见到结扎部位有物质堆积,且近胞体端的堆积大于远胞体端,说明轴浆运输是双向的,且以顺向运输为主。轴浆运输能维持神经的结构和功能的完整性,如果切断轴突,不仅轴突远端发生变性,而且近端甚至胞体也会发生变性。

神经除了具备能使所支配的组织在功能上发生变化的功能性作用(functional action)之外,神经末梢还可具备营养性作用(trophic action),释放营养因子,调整所支配组织代谢活动,影响其结构和生理变化。这种作用在正常情况下不易被觉察,当神经纤维被切断后,可明显表现为肌肉内糖原合成减缓,蛋白质分解增速,肌肉逐渐萎缩。例如,脊髓灰质炎患者,脊髓前角运动神经元变性死亡,它所支配的肌肉将发生萎缩。

二、神经胶质细胞

在中枢和外周神经系统中广泛分布着神经胶质细胞。星形胶质细胞、少突胶质细胞和小胶质细胞分布在中枢神经系统中,施万细胞和卫星细胞分布在周围神经系统。

(一)胶质细胞的特征

胶质细胞虽有突起,但是无树突和轴突的区别;细胞之间普遍存在缝隙连接,但不形成化学性突触,也不能产生动作电位。在星形胶质细胞膜上存在多种神经递质的受体。

(二)胶质细胞的功能

胶质细胞主要有以下几个方面的功能:

(1)支持保护神经元:中枢神经内除神经元和血管外,主要由星形胶质细胞构成,它们通过较长的突起交织成网,构成支持神经元胞体和纤维的支架。

(2)修复和再生作用:当脑和脊髓受损而变性时,小胶质细胞能转变成巨噬细胞,加上来自血中的单核细胞和血管壁上的巨噬细胞,共同清除变性的神经组织碎片;碎片清除后留下的缺损,则主要依靠星形胶质细胞的增生来充填,但增生过强则可形成脑瘤。在周围神经再生过程中,轴突沿施万细胞所形成的索道生长。

(3)免疫应答作用:星形胶质细胞是神经系统的抗原呈递细胞,能摄取、加工、处理抗原,呈递给 T 淋巴细胞。

(4)屏障作用:星形胶质细胞是血-脑脊液屏障的重要组成部分。

(5)其他作用:物质代谢和营养作用,星形胶质细胞能合成如前列腺素、白细胞介素,神经营养因子等多种生物活性物质。

三、神经元之间信息的传递

神经元与神经元之间、神经元与所支配细胞之间传递信息的结构称为突触(synapse)。根据突触传递媒介的不同,将突触分为化学性突触(chemical synapse)和电突触(electrical synapse),前者的传递媒介是神经递质,而后者的信息传递媒介为局部电流。

(一)化学性突触

1. 突触的微细结构

经典突触由突触前膜、突触间隙和突触后膜构成。在突触前膜内侧的轴浆中,含有线粒体和大量的突触囊泡,直径为 20～80 nm,它们含高浓度的递质。不同的突触内,所含突触囊泡类型也不相同,直径为30～50 nm 的囊泡,电镜下为清亮透明,释放乙酰胆碱;直径为 30～60 nm 的囊泡有致密中心,释放儿茶酚胺类递质;直径为 60～80 nm 有致密中心的囊泡,释放神经肽类递质。上述三种突触囊泡分布于突触内,可从突触膜部位释放作用于突触后膜的受体(图 10-2)。

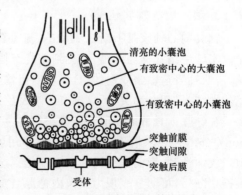

清亮的小囊泡
有致密中心的大囊泡
有致密中心的小囊泡
突触前膜
突触间隙
突触后膜
受体

图 10-2 突触的微细结构模式

2.突触的分类

根据神经元互相接触的部位,通常将突触(图10-3)分为三类:①轴突-树突式突触:由前一神经元的轴突与后一神经元的树突相接触而形成的突触。这类突触最为多见。②轴突体式突触:为前一神经元的轴突与后一神经元的胞体相接触而形成的突触。这类突触也较常见。③轴突-轴突式突触:为前一神经元的轴突与另一神经元的轴突相接触而形成的突触。这类突触是构成突触前抑制的重要结构基础。

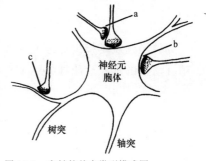

图 10-3　突触的基本类型模式图

a—轴-轴式突触

b—轴-体式突触

c—轴-树式突触

3.经典突触传递的过程

神经突触传递是指信息从突触前神经元传递到突触后神经元的过程。突触传递是连续的过程,主要有以下几个阶段:①突触前膜去极化;②钙通道开放;③递质的释放;④突触后电位的产生,形成突触后电位包括兴奋性突触后电位(excitatory postsynaptic potential,EPSP)和抑制性突触后电位(inhibitory postsynaptic potential,IPSP)两种类型;⑤神经递质的灭活。

(1)抑制性突触后电位:动作电位传导到突触前膜时,引起突触前膜兴奋,继而释放抑制性神经递质,突触后膜在抑制性神经递质作用下释放的抑制性递质作用于突触后膜,提高后膜对 Cl^- 和 K^+ 的通透性,致使 Cl^- 内流和 K^+ 外流,引起外向电流,突触后膜发生超极化,如图10-4(a)所示。

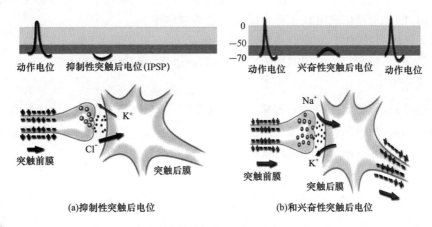

图10-4　抑制性突触后电位和兴奋性突触后电位的产生

(2)兴奋性突触后电位:EPSP的形成是由于兴奋性神经递质作用于突触后膜的受体,使一些离子通道开放,后膜对 Na^+ 和 K^+ 的通透性增大,且 Na^+ 内流大于 K^+ 外流,故发生净内向电流,致使后膜出现局部去极化,如图10-4(b)所示。

(二)电突触传递

电突触传递的基础是缝隙连接。电突触传递一般为双向传递,由于其电阻低,所以传递速度快,潜伏期极短。电突触传递主要存在于中枢神经系统和视网膜,具有促进同步化活动的功能。

四、神经递质和受体

(一)神经递质

神经递质是指由神经元合成并释放,作用于突触后膜的受体,并产生效应的物质。哺乳动物的神经递质种类达上百种,根据其化学结构,可将它们分成若干类(表 10-1)。

表 10-1　　　　　哺乳动物神经递质的种类

分类	主要成分
胆碱类	乙酰胆碱
单胺类	肾上腺素、去甲肾上腺素、组胺、多巴胺,5-羟色胺
氨基酸类	谷氨酸、甘氨酸、门冬氨酸、γ-氨基丁酸
肽类	阿片肽、下丘脑调节肽、心房钠尿肽、血管升压素等
嘌呤类	腺苷、ATP
气体类	一氧化氮、一氧化碳
脂类	花生四烯酸及其衍生物、神经活性类固醇

1. 递质的鉴定

经典的神经递质应符合或基本符合以下条件:①突触前神经元应具有合成递质的前体和酶系,并能合成该递质;②递质储存于突触囊泡内,当兴奋冲动抵达末梢时,囊泡内的递质能释放入突触间隙;③递质释出后经突触间隙作用于突触后膜上的特异受体而发挥其生理作用,人为施加递质至突触后神经元或效应器细胞旁,应能引起相同的生理效应;④存在使该递质失活的酶或其他失活方式(如重摄取);⑤有特异的受体激动剂和拮抗剂,能分别模拟或阻断相应递质的突触传递作用。

随着科学的发展,已发现有些物质(如一氧化氮、一氧化碳等)虽不完全符合上述经典递质的条件,但所起的作用与递质完全相同,故也将它们视为神经递质。

2. 调质的概念

除递质外,神经元还能合成和释放一些化学物质,它们并不在神经元之间直接起信息传递作用,而是增强或削弱递质的信息传递效应,这类对递质信息传递起调节作用的物质称为神经调质(neuromodulator)。

3. 递质共存现象

目前发现可有两种或两种以上的递质(包括调质)共存于同一神经元内,这种现象称为递质共存(neurotransmitter co-existence)。递质共存的意义在于协调某些生理功能活动。

4. 递质的代谢

递质的代谢包括递质的合成、储存、释放、降解、重摄取和再合成等步骤。例如,乙酰胆碱多在胞质中合成,然后储存在突触囊泡内;肽类递质则在基因调控下,通过核糖体、高尔基复合体等细胞器加工而形成。递质产生效应后,主要通过酶促降解、被突触前末梢和突触囊泡重摄取等方式消除。

(二)受体

受体(receptor)是指位于细胞膜上能与某些物质(如递质、调质、激素等)特异性结合并发挥特定生物学效应的结构。与递质结合的受体一般为膜受体,且主要分布于突触后膜上。能与受体特异结合产生效应的物质,称为受体的激动剂(agonist)。能与受体特异结合,但不产生效应,反因产生对抗激动剂效应的化学物质,则称为受体的拮抗剂(antagonist)。

(三)主要的递质和受体系统

1.乙酰胆碱(acetylcholine,Ach)及其受体

以 Ach 作为递质的神经元称为胆碱能神经元。以 Ach 作为递质的神经纤维称为胆碱能纤维。能与 Ach 特异结合的受体亦称为胆碱能受体。根据药理学特性,胆碱能受体分成两类:能与毒蕈碱结合的,称为毒蕈碱受体(muscarinic receptor),简称 M 受体;能与烟碱结合的,称为烟碱受体(nicotinic receptor),简称 N 受体。两类受体与 ACh 结合后产生不同的生物学效应。

(1)M 受体:已分离出的亚型有 $M_1 \sim M_5$ 五种,它们均为 G 蛋白偶联受体。M 受体分布在大多数副交感节后纤维支配的效应器细胞、交感节后纤维支配的汗腺和骨骼肌血管的平滑肌。M 受体激活后可产生一系列效应,例如,心脏活动抑制,支气管和胃肠平滑肌、膀胱逼尿肌、消化腺、汗腺分泌增加和骨骼肌血管舒张等。这些作用统称为毒蕈碱样作用,简称 M 样作用。阿托品可阻断 M 样作用。

(2)N 受体:有 N_1 和 N_2 两种亚型,都是离子通道型受体。ACh 在自主神经节能激活 N_1 受体,而兴奋节后神经元也能在骨骼肌激活 N_2 受体而使其收缩。这些作用称为烟碱样作用,简称 N 样作用。阿托品不能阻断 N 样作用,但筒箭毒碱能阻断。

M 受体或 N 受体存在不同亚型,在临床上,毛果芸香碱作为激动剂对 M_3 受体有选择性,能缩小瞳孔,可用于治疗青光眼;在 N 受体拮抗剂中,美卡拉对 N_1 受体有一定选择性,可被作为神经节阻断剂类降压药,用于治疗高血压。

2.去甲肾上腺素和肾上腺素及其受体

去甲肾上腺素(norepinephrine,NE)和肾上腺素(epinephrine,E)均属儿茶酚胺类物质。以 NE 为递质的神经元称为去甲肾上腺素能神经元。以 E 为递质的神经元称为肾上腺素能神经元。在外周,多数交感节后纤维(除支配汗腺和骨骼肌血管的交感胆碱能纤维外)释放的递质是 NE。能与 NE 或 E 结合的受体称为肾上腺素能受体,主要分为 α 型肾上腺素能受体(简称 α 受体)和 β 型肾上腺素能受体(简称 β 受体)两种。

(1)α 受体有 α_1 和 α_2 受体两种亚型。一般认为,α_1 受体分布于肾上腺素能神经所支配的效应器细胞膜上。在外周组织中,α_1 受体主要定位于平滑肌,去甲肾上腺素与之结合后产生的平滑肌效应主要是兴奋性的,包括血管收缩(尤其是皮肤、肾脏等内脏血管)、子宫收缩和瞳孔括约肌收缩等。α_2 受体主要分布于肾上腺素能纤维末梢的突触前膜上,对突触前 NE 的释放进行反馈调节。哌唑嗪为选择性 α_1 受体阻断剂,它可阻断 α_1 受体的兴奋效应,产生降压作用,也可用于慢性心功能不全的治疗;育亨宾能选择性地阻断 α_2 受体;而酚妥拉明可阻断 α_1 和 α_2 两种受体。

(2)β 受体分为 β_1、β_2 和 β_3 受体三种亚型。所有的肾上腺素能受体都属于 G 蛋白偶联受体。β_1 受体主要分布于心脏组织中,其作用是兴奋性的。在生理情况下,心脏的 β_1 受体作用占优势,以致掩盖了心脏 α_1 受体的作用;只有在 β_1 受体功能被抑制时,α_1 受体对心脏功能活动的调节才能显示出来。此外,在肾脏组织中也有 β_1 受体,它起传导兴奋的作用,促进肾素分泌。β_2 受体主要分布在平滑肌,其效应是抑制

性的,控制支气管、胃、子宫以及血管(冠状动脉、骨骼肌血管等)等平滑肌的舒张。β受体阻断剂已广泛应用于临床,阿替洛尔为选择性 β_1 受体阻断剂,临床上可用于治疗高血压、缺血性心脏病等。普禁洛尔是临床上常用的非选择性 β 受体阻断剂,它对 β_1 和 β_2 两种受体均有阻断作用,心动过速或心绞痛等心脏病患者应用普禁洛尔,可降低心肌代谢与活动,达到治疗目的,但对伴有呼吸系统疾病的患者,可引发支气管痉挛,应避免使用。

3.多巴胺及其受体

多巴胺也属于儿茶酚胺类。DA 系统主要存在于中枢神经系统。包括黑中枢多巴胺系统主要参与对躯体运动、精神情绪活动、垂体内分泌功能以及心血管活动等的调节。

4.5-羟色胺及其受体

5-羟色胺(5-hydroxytryptamine,5-HT)系统主要存在于中枢,其功能主要是调节痛觉与镇痛、精神情绪、睡眠、体温、性行为、垂体内分泌、心血管和躯体运动等功能活动。

五、神经突触传递的抑制现象

突触抑制可以发生在突触前膜,也可以发生在突触后膜,两者产生的机制不同,分别称为突触前抑制与突触后抑制,前者又称为去极化抑制,后者则称为超极化抑制。

(一)突触前抑制

突触前抑制的结构基础是具有轴-轴突触与轴-体突触的联系存在。如图 10-5 所示,在脊髓初级传入神经元的轴突末梢(轴突 B)分别与运动神经元的胞体(运动神经元 C)、中间神经元的轴突末梢(轴突 A)构成轴-体式兴奋突触以及轴-轴式突触。当轴突 A 单独兴奋时,可在神经元 C 上产生 EPSP,触发该神经元的兴奋。如果先兴奋轴突 B,随后再兴奋轴突 A,则神经元 C 上产生的 EPSP 明显减小,使之不能产生兴奋而呈现抑制效应。

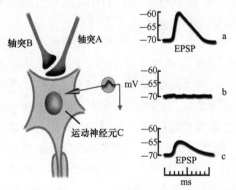

a:单独刺激轴突 A,引起的 EPSP

b:单独刺激轴突 B,不引起突触后电位

c:先刺激轴突 B,再刺激轴突 A,引起的 EPSP 减小

图 10-5 突触前抑制的产生机制

突触前抑制在中枢神经系统内广泛存在,多见于感觉传入系统的各级转换站。此外,从大脑皮质、脑干与小脑等处发出的下行冲动,也可对感觉传导束发生突触前抑制。其生理意义是控制从外周传入中枢的感觉信息,使感觉更加清晰和集中,故在调节感觉传入活动中起重要作用。与突触后抑制相比,突触前抑制的潜伏期较长,抑制效应持续时间也长,是一种很有效的抑制作用。

(二)突触后抑制

突触后抑制是由于突触后膜的兴奋性降低,接收信息的能力减弱所造成的传递抑制。

所有突触后抑制都是由抑制性中间神经元的活动引起的,当一个兴奋性神经元使一个抑制性中间神经元兴奋时,其轴突末梢释放抑制性递质,使它所作用的突触后膜超极化,产生 IPSP,从而降低了突触后神经元的兴奋性,使其呈现抑制效应。根据抑制性神经元功能与联系方式的不同,突触后抑制可分为传入侧支性抑制与回返性抑制。

1. 传入侧支性抑制

传入神经进入中枢后,一方面直接兴奋某一中枢神经元,产生传出效应;另一方面经其轴突侧支兴奋另一抑制性中间神经元,通过此抑制性神经元的活动,转而抑制另一中枢神经元的活动,这种现象称为传入侧支性抑制,又称交互抑制。例如,伸肌的肌梭传入纤维进入脊髓后,直接兴奋支配伸肌的 α 运动神经元,同时发出侧支兴奋一个抑制性中间神经元,转而抑制支配屈肌的 α 运动神经元,导致伸肌收缩的同时屈肌舒张(图10-6)。这种抑制形式不仅在脊髓有,脑内也有。它是中枢神经系统最基本的活动方式之一,其意义是使互相拮抗的两个中枢活动相互协调。

2. 回返性抑制

一个中枢神经元的兴奋活动,可通过其轴突侧支兴奋另一抑制性中间神经元,后者经其轴突返回来抑制原先发动兴奋的神经元及同一中枢的其他神经元,称为回返性抑制。例如,脊髓前角运动神经元与闰绍细胞之间的功能联系,就是回返性抑制的典型(图10-6)。脊髓前角运动神经元的轴突通常发出返回侧支,与闰绍细胞形成兴奋性突触,而闰绍细胞的轴突反过来与该运动神经元的胞体构成抑制性突触。当前角运动神经元兴奋时,释放 Ach 递质激活闰绍细胞,后者是抑制性中间神经元,其释放抑制性递质甘氨酸,引起运动神经元的突触后抑制,这是一种负反馈抑制。其意义在于防止神经元过度、过久地兴奋,并促使同一中枢内多个神经元的活动步调一致。破伤风毒素可破坏闰绍细胞的功能,阻断回返性抑制,导致骨骼肌痉挛。

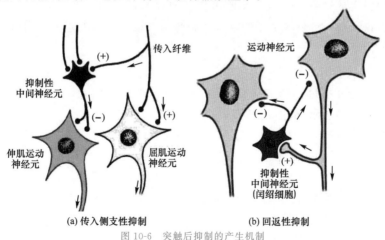

图 10-6 突触后抑制的产生机制

六、中枢兴奋传递的特征

(一)条件反射

神经活动的基本方式是反射,俄国生理学家巴甫洛夫(1849—1936)将反射分为非条件反射与条件反射。非条件反射是先天就有的,在物种进化过程中逐渐形成的,是比较固定和形式低级的反射活动。条件反射是指通过后天学习和反复训练,在非条件反射的基础上建立起来的,提高了人类适应环境变化的能力。人和高等动物形成条件反射的中枢在大脑皮层。

1. 条件反射的建立

巴甫洛夫把条件刺激和非条件刺激结合形成的反射称为条件反射。在实验中,给狗喂食时引起唾液分泌,食物为非条件刺激,这属于非条件反射。单独的铃声与食物无关,所以狗听到铃声时不分泌唾液,所以铃声为无关刺激。若在铃声之后给予食物,这样反复多次后,每当狗听到铃声就会分泌唾液,此时铃声已变成了进食的信号,由无关刺激变为条件刺激,引起的反射为条件反射。

在非条件反射的基础上,无关刺激与非条件刺激在时间上结合的过程称为强化。这种经典的条件反射包含着条件刺激与非条件刺激之间形成的联系过程,一种刺激成为预示另一种刺激即将出现的信号,是一种学习的过程。

2. 条件反射的泛化和消退

当一种条件反射建立后,如果给予和条件刺激相近似的刺激,也可以引起同样的条件反射,这种现象称为条件反射的泛化。它是由于条件刺激引起大脑皮质兴奋向周围扩散所致。而条件反射的消退是指在条件反射建立以后,如果仅使用条件刺激,而得不到非条件刺激的强化,条件反射的效应就会逐渐减弱,直至最后完全消退。

(二)中枢神经元的联系方式

在中枢神经元联系和兴奋传递方面有多种方式。

1. 单线式联系

单线式联系是指一个突触前神经元仅与一个突后神经元发生突触联系(图 10-7)。例如,视网膜中央凹处的一个视锥细胞通常只与一个双极细胞形成突触联系;而

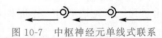

图 10-7 中枢神经元单线式联系

该双极细胞也只与一个神经节细胞形成突触联系。这种联系方式可使视锥系统具有较高的分辨能力。

2. 辐散式和聚合式联系

一个神经元可通过其轴突分支与多个神经元形成突触联系,如图 10-8(a)所示,从而达到许多神经元同时兴奋或抑制,这种联系方式在传入神经通路较多见。如在脊髓灰质后角,传入神经元的纤维既有本节段脊髓的传出神经元发生联系,又有上行与下行的分支,它们再发出侧支在各节段脊髓与中间神经元发生突触联系。聚合式联系是指一个神经元可接受许多神经元轴突末梢的投射而建立突触联系,所以有可能使来自不同神经元的兴奋和抑制在同一神经元上整合,如图 10-8(b)所示,导致后者的兴奋或抑制。如在脊髓中央灰质前角,运动神经元接受不同轴突来源的突触传入。

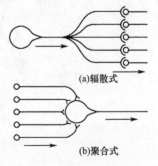

(a)辐散式

(b)聚合式

图 10-8 中枢神经元辐散式和聚合式联系

3. 链锁式和环式联系

在神经通路中,中间神经元构成的辐散与聚合式联系同时存在,可形成链锁式联系

或环式联系,如图10-9(a)所示。环式联系的特征是后一级的神经元会通过其侧支再次与前一级神经元发生突触联系,从而在结构和功能联系上都形成闭合的环路,如图10-9(b)所示。神经冲动通过链锁式联系,可在空间上扩大作用范围。

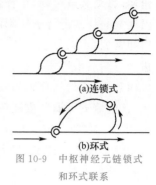

图 10-9　中枢神经元链锁式和环式联系

(三)中枢神经纤维兴奋传导的特征

1.单向传播

在反射活动中,突触的信息传递只能是单一方向的。这是因为到达神经末梢的神经冲动引起突触前膜释放神经递质,然后递质作用于突触后膜的受体,在突触后膜产生突触后电位,从而完成神经信息由突触前到突触后的传递过程。

2.突触延搁

在一个反射活动中,从施加刺激到出现反应的时间,称为反应时间。从反应时间中减去兴奋在传入与传出途中所需的时间,剩余的时间即中枢延搁。化学性突触传递需经历前膜递质释放、扩散、通道开放多个环节,所需的时间较长。兴奋通过电突触传递时则几乎没有延搁。

3.总和与阻塞

总和包括时间总和与空间总和,在反射活动中,需有多根神经纤维的传入冲动同时到达中枢,才可能产生传出效应。这是因为单根纤维单个传入冲动引起的 EPSP 是局部电位,其去极化幅度较小,一般不能引发突触后神经元出现动作电位;但多个传入纤维引起的多个 EPSP 发生空间与时间总和,则容易达到阈电位水平而出现动作电位。

4.对内环境变化敏感和易疲劳

内环境理化因素的变化,如缺氧、酸中毒、麻醉剂以及某些药物等均可影响化学性突触传递。

5.局限化与扩散

感受器接收一个适当的阈刺激后,一般只引起较局限的反应,而不产生广泛的活动,这称为反射的局限化。如果刺激过强,可通过神经元的辐散式联系引起大部分或整个脊髓节段神经元的放电而出现广泛的反应,这称为反射的扩散。例如出现强烈屈肌收缩、排尿、排便、血压升高等现象。

第二节　神经系统的感觉功能

感觉是客观环境在人和高等动物主观上的反映,是机体赖以生存的重要功能活动。通过神经系统的感觉功能,人和动物可以调整自身活动,以适应外界环境的变化,保持机体内环境的稳态。需要注意的是,感觉传入冲动并不一定能引起主观感觉,有些感觉传入,只是向中枢提供内外环境因素改变的信息,从而引起某些调节反应。主观并不产生特定的感觉。

一、脊髓与脑干的感觉传导功能

脊髓的传入系统有浅感觉和深感觉两种纤维。浅感觉的传入纤维进入脊髓后在后角换元,交叉至对侧,在脊髓前外侧部上行,形成前外侧索传入系统。其中,传导痛觉和温度觉的纤维走行于外侧而形成脊髓丘脑侧束;传导粗略触压觉的纤维大部分交叉至对侧腹侧,小部分不交叉,形成脊髓丘脑前束,如图 10-10(a)所示。深感觉的传入纤维进入脊髓后沿后索上行,在延髓下部的薄束、楔束核更换神经元,换元后交叉至对侧,组成内侧丘系,抵达丘脑的特异感觉接替核后外侧腹核,后索的上行纤维有侧支进入后角,这些侧支可调节皮肤感觉(包括痛觉)的传入冲动。由于传导痛觉、温度觉和粗略触-压觉的纤维先交叉后上行,而本体感觉和精细触-压觉的纤维则先上行后交叉,所以在脊髓半离断的情况下,离断水平以下的痛觉、温度觉和粗略触-压觉的障碍发生在健侧(离断的对侧),而本体感觉和精细触-压觉障碍则发生在病侧(离断的同侧)。此外,上述两个传入系统内的上行纤维都有一定的空间分布。在前外侧索,从内向外依次为来自颈、胸、腰、骶区域的轴突;在后索,从内到外则依次为来自骶(S)、腰(L)、胸(T)、颈(C)部位的纤维,如图 10-10(b)所示。所以,如果脊髓外的肿瘤压迫脊髓丘脑束,首先受压的是来自骶、腰部的纤维,病变早期可出现骶部或腰部痛觉和温度觉的缺失。

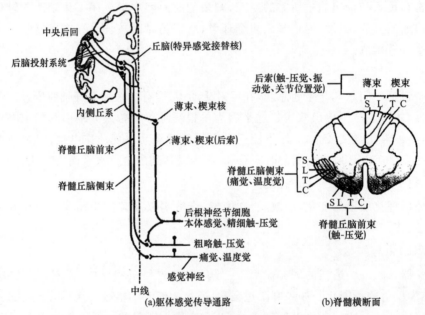

图 10-10　躯体感觉传导通路及脊髓横断面

二、丘脑及其感觉投射系统

(一)丘脑的核团

丘脑是各种感觉(嗅觉除外)传入通路的重要中继站,并能对传入感觉进行初步的分析和综合。丘脑的核团(图 10-11)可分为以下三大类。

1.特异感觉接替核

它们接收第二级感觉投射纤维,换元后投射到大脑皮质感觉区。其中,后腹核是躯体感觉的中继站,其空间分布有一定的定位,来自躯干、四肢的纤维投向腹后外侧核。来自足部的纤维在腹后外侧核最外侧部换元,来自上肢的纤维在腹后外侧核的内侧部换元;来自头面部的纤维在腹后内侧核换元。内侧膝状体和外侧膝状体也归入此类,它们分别是视觉和听觉传导通路的换元站,发出的纤维投向视皮质和听皮质。

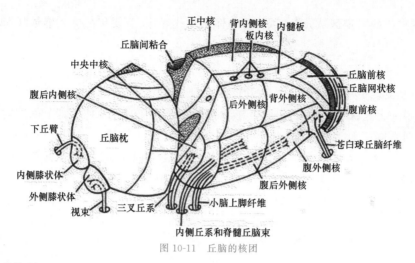

图 10-11　丘脑的核团

2. 联络核

它们接受来自特异感觉接替核和其他皮质下中枢的纤维,换元后投射到大脑皮质的特定区域,其功能与各种感觉在丘脑和大脑皮质的联系协调有关。在这类核团中,丘脑前核接受来自下丘脑乳头体的纤维,并发出纤维投射到大脑皮质扣带回,参与内脏活动的调节;丘脑外侧核主要接受来自小脑、苍白球和后腹核的纤维,而后发出纤维投射到大脑皮质运动区,参与运动调节;丘脑枕核接受内、外侧膝状体的纤维,再发出纤维投射到皮质顶叶、枕叶和颞叶联络区,参与各种感觉的联系功能。此外,丘脑还有些细胞群发出的纤维投射到下丘脑、皮质前额叶和眶区或顶叶后部联络区。

3. 非特异投射核

这类细胞群是指靠近中线的内髓板内各种结构,主要是髓板内核群,包括中央中核、束旁核、中央外侧核等。这些细胞群通过多突触换元,投射到整个大脑皮质,能维持和改变大脑皮质兴奋状态。

（二）丘脑感觉投射系统

根据丘脑向大脑皮质投射途径和功能的不同,丘脑的感觉投射系统可分为以下两个不同系统:

1. 特异投射系统

特异投射系统(specific projection system)是指丘脑特异感觉接替核及其神经通路。它们投向大脑皮质的特定区域,具有点对点的投射关系。投射纤维主要神经元与皮质的第四层构成突触联系,引起特定感觉。

2. 非特异投射系统

非特异投射系统(nonspecific projection system)是指非特异投射核及其神经通路。由于该系统有多次换元并弥散性投射到大脑皮质的广泛区域,不具有点对点的投射关系。接受感觉传导投射过程中要经过脑干网状结构,而网状结构是一个反复换元的部位。所以该系统没有特异的感觉传导功能,不能引起各种特定感觉。

三、大脑皮质的感觉分析功能

（一）大脑皮质对躯体感觉分析

大脑皮质的躯体感觉代表区从丘脑后腹核携带的躯体感觉信息经特异投射系统投

射到大脑皮质的特定区域,该区域称为躯体感觉代表区,主要包括体表感觉区和本体感觉区。

1.体表感觉区

体表感觉区有第一和第二两个感觉区。

(1)第一感觉区位于中央后回,其感觉投射规律为:①躯干、四肢部分的感觉为交叉性投射,即躯体一侧的传入冲动向对侧皮质投射(头面部感觉的投射是双侧性的);②投射区域的大小与感觉分辨精细程度有关,分辨愈精细的部位,代表区愈大,如手,尤其是拇指和食指的代表区面积很大,躯干的代表区则很小(图 10-12);③投射区域空间是倒置的,下肢的代表区在中央后回的顶部,膝以下的代表区在半球内侧面,上肢的代表区在中央后回的中间,而头面部则在中央后回的底部,总体安排是倒置的,但在头面部的代表区内部,其安排却是正立的。

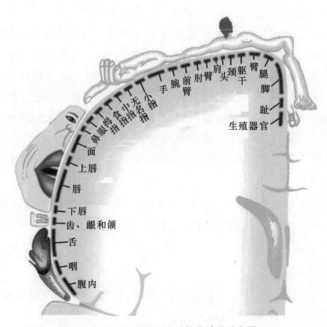

图 10-12　人类大脑皮质体表感觉示意图

(2)第二感觉区位于大脑外侧沟的上壁,由中央后回底部延伸到脑岛的区域。其面积远较第一感觉区小,对感觉分析粗糙,定位不明确。

2.本体感觉区

中央前回是运动区,也是本体感觉代表区。在兔、猫等哺乳动物中,感觉区和运动区基本重合在一起,称为感觉运动区。在黑猩猩、猴等灵长类动物中,体表感觉区位于中央后回,运动区位于中央前回。

(二)大脑皮质对躯体特殊感觉分析

1.触-压觉

触-压觉在前外侧丘系和内侧丘系两条通路中上行,只有在中枢严重损伤时,触-压觉才可能完全被阻断。这两条通路传导的触-压觉类型是不同的。经内侧丘系传导的精细触-压觉与刺激的具体定位、空间和时间的形式等有关。

2.本体感觉

本体感觉经脊髓后索上行进入小脑,但有些冲动则经内侧丘系和丘脑投射到大脑皮质。后索有疾患时产生运动共济失调是因为本体感觉至小脑的传导受阻。也有部分本体感觉传入冲动在脊髓前外侧系内上行。

3.温度觉

来自丘脑的温度觉投射纤维除到达中央后回外,还投射到同侧的岛叶皮质,后者可能是温度觉的初级皮质。目前,对丘脑和大脑皮质在温度信息加工中的具体作用尚不清楚。

4.痛觉躯体痛

痛觉躯体痛包括体表痛和深部痛。

(1)体表痛:发生在体表某处的痛感称为体表痛。当伤害性刺激作用于皮肤时,可先后出现两种性质不同的痛觉,即快痛和慢痛。快痛主要经特异投射系统到达大脑皮质的第一和第二感觉区,而慢痛主要投射到扣带回。

(2)深部痛:发生在躯体深部,如关节、骨膜、肌腱、韧带和肌肉等处的痛感称为深部痛。深部痛一般表现为慢痛,其定位不明确,可伴有出汗、恶心和血压改变等自主神经反应。

(三)大脑皮质对内脏感觉的分析

1.传入通路与皮质代表区

内脏感觉的传入神经(图 10-13)为自主神经,包括交感神经和副交感神经。它们的细胞体主要位于脊髓胸$_7$至腰$_2$和骶$_{2\sim4}$后根神经节,以及第Ⅶ、Ⅸ、Ⅹ对脑神经节内。内脏感觉进入中枢后,沿着躯体感觉的同一通路上行,即沿着脊髓丘脑束和感觉投射系统到达大脑皮质。内脏感觉的皮质代表区混杂在体表第一感觉区中。人脑的第二感觉区和运动辅助区也与内脏感觉有关。

2.内脏感觉

内脏中有痛觉感受器,但无本体感受器,所含温度觉和触-压觉感受器也很少。因此,内脏感觉主要是痛觉。内脏痛常由机械性牵拉、痉挛、缺血和炎症等刺激所致。特点是:①定位不准确,病人常不能说出所发生疼痛的明确位置,容易引起不愉快的情绪活动,并伴有恶心、呕吐和心血管及呼吸活动改变;②发生缓慢,主要表现为慢痛,持续时间较长,常呈渐进性增强,常伴随牵涉痛;③胃、肠、胆囊等中空内脏器官壁上的感受器对扩张性刺激和牵拉性刺激非常敏感,而对切割、烧灼等刺激却不敏感。

(1)体腔壁痛:内脏疾患引起邻近体腔壁浆膜(胸膜、腹膜)受炎症、刺激而产生的疼痛。例如,胸膜或腹膜有炎症时可发生体腔壁痛。

(2)牵涉痛:内脏疾病往往引起其他部位出现疼痛,这种现象称为牵涉痛(referred pain)。内脏有对应的牵涉痛区域(表 10-2),例如,心肌缺血时,常出现左肩、左臂内侧和心前区疼痛;患胃溃疡和胰腺炎时,可出现左上腹和肩胛间疼痛;胆囊炎、胆石症发作时,可出现右肩部疼痛;发生阑尾炎时,发病开始时常觉上腹部或脐周疼痛;肾结石时可引起腹股沟区疼痛。由于牵涉痛的体表放射部位比较固定,因而在临床上常提示某些疾病的发生。躯体深部痛也有牵涉痛的表现。

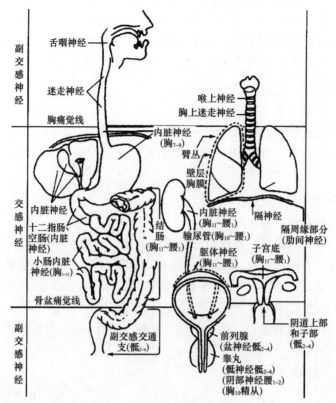

图 10-13　内脏感觉传入神经通路

表 10-2　　　　　　　　　　内脏疾病牵涉痛对应部位

患病脏器	牵涉痛发生部位
心绞痛、心肌梗死	心前区、左臂内侧
胃部疾病	左上腹
胰腺炎	肩胛间区
阑尾炎	脐周或者上腹部
肾脏、输尿管结石	腹股沟、会阴部
胆囊炎	右肩胛部

第三节　神经系统对躯体运动的调节

　　运动是人和动物行为的基础,姿势则为运动时的基础。躯体的各种姿势和运动都是在神经系统的控制下进行的。神经系统对姿势和运动的调节是非常复杂的反射活动。一般来说,调节姿势和运动的神经结构从低级到高级,可分为脊髓、脑干下行系统和大脑皮质运动区三个水平。骨骼肌一旦失去神经系统的支配,就会发生麻痹。

一、脊髓对躯体运动的调节

(一)脊髓运动神经元

　　在脊髓灰质前角存在大量运动神经元,主要有 α、β、γ 三类运动神经元组成。α 运动神经元接收高位运动中枢的下传信息,也接收来自躯干、四肢、肌肉和关节等处的传入信息,许多运动信息在此汇聚并发生整合,使躯体运动得以平稳和精确地进行。β运动神经元对梭内肌和梭外肌纤维都有支配,但其功能尚不清楚。γ运动神经元的胞体分散在α运动神经元之间,其胞体较α运动神经元小。它发出较细的传出纤维,支配骨骼肌的梭内肌纤维,分布于肌梭的两端。γ运动神经元的兴奋性较高,常以较高频率持续放电。出现梭内肌纤维两端收缩,从而增加了肌梭感受器的敏感性。

(二)运动单位

由一个α运动神经元及其所支配的全部肌纤维所组成的功能单位,称为运动单位(motor unit)。运动单位的大小可相差很大,例如,一个支配眼外肌运动的神经元只能支配6～12根肌纤维,而一个支配粗大肌肉运动的神经元可支配肌纤维达2 000根。前者有利于肌肉完成精细运动,后者有利于产生巨大的肌张力。一个运动单位的肌纤维,可和其他运动单位的肌纤维交叉分布。因此,即使只有少数运动神经元活动,在肌肉中产生的张力也是均匀的。

(三)脊髓休克

有许多反射可在脊髓水平完成,但脊髓常处于高位中枢控制之下,自身所具有的功能不容易表现出来。当脊髓在与高位中枢离断后,反射活动能力暂时丧失,进入无反应状态,这种现象叫作脊髓休克(spinal shock)。脊髓休克主要表现为横断面以下的骨骼肌紧张、屈肌反射、腱反射、对侧伸肌反射消失;外周血管扩张,动脉血压降低,粪、尿潴留。随后,脊髓的反射逐步恢复,低等动物恢复较快,高等动物恢复较慢。例如,蛙类在几分钟内反射即恢复,人类需要数周甚至数年。恢复时,较简单的和较原始的反射先恢复,如屈肌反射、腱反射等。较复杂的反射恢复较慢,如对侧伸肌反射、搔爬反射等。血压也逐渐回升到一定水平,也有一定的排便与排尿能力,但是不能很好地适应机体生理功能的需要。离断面水平以下的知觉和随意运动能力将永久丧失。

二、脊髓对姿势的调节功能

正常机体能保持或改正躯体在空间的姿势,这是中枢神经系统通过反射改变骨骼肌紧张度或产生相应的运动,这种反射称为姿势反射(postural reflex)。脊髓能完成的姿势反射有对侧伸肌反射、牵张反射和节间反射等。

(一)屈肌反射及对侧伸肌反射

脊髓动物在受到伤害性刺激时,该侧肢体关节的屈肌收缩而伸肌弛缓,肢体屈曲,称为屈肌反射(flexor reflex)。如针刺皮肤时,该侧肢体缩回,避开有害刺激,有保护意义。若加大刺激强度,则对侧肢体出现伸展,这种反射称为对侧伸肌反射(crossed extensor reflex)。对侧伸肌反射属于姿势反射,在维持躯体平衡中具有重要意义。

(二)牵张反射

牵张反射(stretch reflex)是指骨骼肌受牵拉时,引起受牵拉的同一肌肉收缩的反射活动。牵张反射有腱反射和肌紧张两种类型。

(1)腱反射:腱反射(tendon reflex)是指快速牵拉肌腱时发生的牵张反射。例如,当叩击股四头肌肌腱时,可引起股四头肌发生一次收缩,这称为膝反射。属于腱反射的还有跟腱反射和肘反射等。腱反射的潜伏期很短,不到一秒,仅仅够一次突触接替的时间,故认为腱反射是单突触反射。临床上通过腱反射来检查神经系统的功能。如果腱反射消失,提示反射通路受损。如果腱反射亢进,提示高位中枢病变。

（2）肌紧张:肌紧张(muscle tonus)是指缓慢持续牵拉肌腱时发生的牵张反射,其表现为受牵拉的肌肉发生紧张性收缩,阻止被拉长。肌紧张为多突触反射,收缩力量并不大,只是用来抵抗肌肉被牵拉,表现为同一肌肉的不同运动单位进行交替性的收缩,而不是同步收缩,所以不表现为明显的肢体动作,并且能持久地收缩而不易疲劳。肌紧张是姿势反射的基础,在维持站立姿势过程中发挥着重要作用。

（三）节间反射

节间反射是指脊髓某一节段神经元发出的轴突与邻近节段的神经元发生联系,通过上、下节段之间神经元的协同活动而发生的反射,如在脊髓离断动物恢复后期刺激腰背部皮肤引起的搔爬反射。

三、脑干对肌紧张和姿势的调节

在神经系统中,脑干也参与运动的调控,脑干网状结构内一些区域能加强或抑制肌紧张,通过相关的反射来调控机体运动和维持机体的姿势。

（一）脑干网状结构中的易化区和抑制区

脑干网状结构主要是由中脑、脑桥和延髓中央部的神经元和神经纤维混合组成的神经结构,这些神经核团能够调控机体的运动。其中,能加强肌紧张及肌运动的区域,称为易化区。能抑制肌紧张及肌运动的区域,称为抑制区。

1. 易化区及其功能

所谓易化区,是指延髓网状结构的背外侧部分、脑桥被盖、中脑中央灰质及被盖,也包括脑干以外的下丘脑和丘脑中线核群等部位。易化区主要是通过网状脊髓束的下行通路兴奋 α、γ 运动神经元,增强肌紧张与肌肉运动。此外,还有脑干以外的神经结构参与兴奋作用,例如前庭核、小脑前叶两侧等部位。

2. 抑制区及其功能

抑制区位于延髓网状结构的腹内侧部分。抑制区主要通过网状脊髓束的下行抑制性纤维影响 γ 运动神经活动。此外,大脑皮质运动区、纹状体等脑干外神经结构共同发挥抑制作用。

（二）去大脑僵直

在动物中脑上、下丘之间切断脑干后,立即出现全身肌紧张亢进,表现为四肢伸直,头尾昂起,脊柱挺硬的现象,称为去大脑僵直(decerebrate rigidity)(图 10-14)。

去大脑僵直是由于切断了大脑皮质与脑干网状结构的联系,但是前庭核的易化作用依然存在,造成易化区活动明显占优势的结果。人类也可出现类似现象,当蝶鞍肿瘤引起皮质与皮质下被阻断时,可出现下肢伸肌僵直伴随上肢半屈状态,称为去皮质僵直(图 10-15)。当中脑出现病变时,变现为头后仰,上、下肢均僵硬伸直,上臂内旋,手指屈曲,称为去大脑僵直(图 10-15),临床上病人出现类似去大脑僵直往往提示病变已侵犯脑干,提示预后不良。

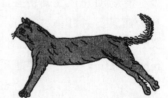

图 10-14　猫去大脑僵直现象

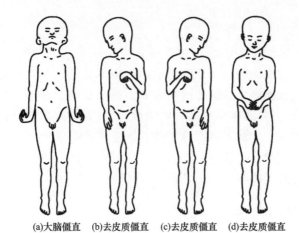

(a)大脑僵直　(b)去皮质僵直　(c)去皮质僵直　(d)去皮质僵直

图 10-15　人去皮质僵直及去大脑僵直

四、小脑的运动调节功能

小脑发挥着维持身体平衡、调节肌紧张、协调与形成随意运动的重要作用。按小脑的传入、传出纤维联系可将其分为皮质小脑、脊髓小脑、前庭小脑三个功能部分(图 10-16)。

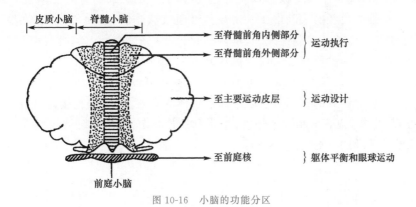

图 10-16　小脑的功能分区

（一）皮质小脑

皮质小脑指半球外侧部，它主要接收大脑皮质感觉区、运动区和联络区传来的信息。皮质小脑的主要功能是参与随意运动的程序设计和编制。部分小脑损伤的患者不能完成体操动作、演奏乐器等精细动作。

（二）脊髓小脑

脊髓小脑由蚓部及半球中间部组成，接受脊髓的传入纤维。蚓部和半球中间部的传出纤维分别投向脊髓前角的内侧部和外侧部。脊髓小脑功能是调节运动过程中的动作，协助大脑皮质对随意运动进行适时的控制，修正运动使其符合当时运动的实际情况。脊髓小脑受损后，不能协调运动，所以运动变得笨拙而不准确，表现为随意运动的力量、方向和限度发生紊乱。例如，患者不能完成精巧动作，动作进行过程中出现抖动，动作协调障碍统称为小脑性共济失调。

此外，脊髓小脑还能够调节肌紧张。但是在进化过程中，小脑的肌紧张抑制作用逐渐减退，而易化作用逐渐增强。因此，脊髓小脑受损伤后会出现肌张力减退和肢体乏力。

(三)前庭小脑

前庭小脑由绒球小结叶构成,其接受前庭器官的传入,传出纤维在前庭核换元,经由前庭脊髓束到达脊髓前角内侧部分的运动神经元。前庭小脑的主要功能是维持躯体的平衡和眼球的运动。绒球小结叶出现病变或损伤,可导致躯体平衡功能的障碍,但其随意运动的协调功能一般不受影响。如病人第四脑室肿瘤压迫绒球小结叶时,出现站立不稳、步态蹒跚和容易跌倒等症状。在实验中,切除绒球小结叶的猴子,不能很好地保持身体平衡,随意运动仍能进行。

五、基底神经节对运动的调节

基底神经节是指大脑皮质下一些核团的总称,包括尾核、壳核及苍白球,此外,丘脑底核、中脑黑质在功能上与基底神经节密切相关,也属于基底神经节。这些核团参与运动的设计和运动程序的编制,一旦功能失调将引起运动障碍性神经疾病。

(一)基底神经节对躯体运动的调节功能

基底神经节内的核团之间具有密切的联系,新纹状体是其联系的核心,主要完成信息的整合和传出,纹状体接受大脑皮质神经元发出的皮质-纹状体谷氨酸能纤维投射,还接受黑质纤维的投射。大脑皮质兴奋性信号经纹状体后,继而传出抑制信号到苍白球内侧部,使其对丘脑的抑制性减弱,从而易化大脑皮质发动运动,此通路称为直接通路。纹状体接受大脑皮质兴奋性信号后还能抑制苍白球外侧部,使其对丘脑底核抑制性减弱,从而兴奋苍白球内侧部,产生抑制丘脑,达到抑制皮质运动区的作用,此通路称为间接通路。黑质释放的多巴胺可以激活纹状体的 D_1 受体加强直接通路,也可以激活纹状体的 D_2 受体,从而抑制间接通路,结果都能使丘脑-皮质系统活动增强,达到易化大脑皮质发动运动的目的(图 10-17)。

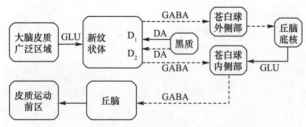

图 10-17 基底神经节之间及与大脑皮质联系的示意图

(二)基底神经节损伤

基底神经节受伤可引起一系列运动功能障碍,其临床表现主要分两大类:一类是运动过少而肌肉紧张亢进的综合征,典型代表是帕金森病,患者全身肌肉强直,随意运动减少,动作迟缓,表情呆板,肌肉有静止震颤。由于黑质出现病变,其多巴胺递质系统受损时,大脑皮质对运动的发动受到抑制,而出现运动减少和动作缓慢的症状。给予患者多巴胺的前体左旋多巴可以改善帕金森病人的临床症状。另一类是运动过多而肌紧张低下的疾病,典型代表有亨廷顿病和手足徐动症。亨廷顿病主要表现为不自主的上肢和头部的舞蹈样动作,伴随肌张力降低等症状。因双侧新纹状体病变,抑制苍白球外侧部的作用减弱,使间接通路活动减弱,直接通路活动相对增强,易化大脑皮质发动运动,导致运动过多的症状。

六、大脑皮质对躯体运动的调节

(一)大脑皮质主要运动区

人类和灵长类动物的大脑皮质运动区高度的发达,其中控制躯体运动最重要的区域是中央前回和运动前区。它们感受躯体的姿势和躯体的空间位置和运动状态,并依据机体需要调控全身的运动。运动区的调控有以下特征:①交叉性支配躯体运动,即一侧大脑皮质支配对侧躯体的运动。但在头面部(下部面肌和舌肌除外)为双侧性支配,所以,单侧内囊损伤时,头面部多数肌肉活动正常,只是对侧下部面肌及舌肌麻痹。②皮质代表区面积愈大,控制肌肉运动愈精细、愈复杂。如控制手指所占皮质面积比躯干所占面积大若干倍。③运动区定位是倒置的,下肢的代表区在皮质顶部;上肢肌肉的代表区在中间部;而头面部肌肉的代表区在底部,其安排是正立的(图10-18)。

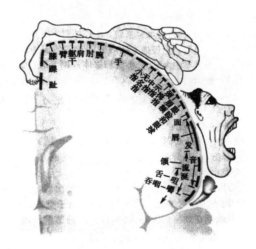

图 10-18　大脑皮层的运动区

(二)大脑皮质下行运动传出通路

1. 皮质脊髓束和皮质脑干束

皮质脊髓束由皮质发出,经内囊、脑干下行,到达脊髓前角的传导束;皮质脊髓束中约4/5的纤维在延髓锥体跨过中线,在对侧脊髓下行而形成皮质脊髓侧束。其余约1/5的纤维不跨中线,在脊髓同侧前索下行称为皮质脊髓前束。皮质脊髓前束控制躯干和四肢近端肌肉,与姿势的维持和粗略的运动有关;而皮质脊髓侧束主要控制四肢远端肌肉的活动,与精细运动有关。

皮质脑干束由皮质发出,经内囊到达脑干运动神经元的传导束,称为皮质脑干束。皮质脑干束是发动随意运动的初级通路,当运动传出通路损伤时,出现软瘫或者痉挛性瘫痪两种表现。软瘫常见于脊髓和脑运动神经元损伤,如脊髓灰质炎;痉挛性瘫痪常见于脑内高位中枢损伤,如内囊出血引起的中风。

2. 其他下行传导通路

皮质脊髓束和皮质脑干束发出侧支和一些直接起源于运动皮质的纤维,经脑干一些核团接替后形成顶盖脊髓束、网状脊髓束和前庭脊髓束,其功能与皮质脊髓前束相似。

▋ 知识链接 ▋

肌萎缩侧索硬化

　　肌萎缩侧索硬化,也叫神经元病,俗称"渐冻症",患者出现运动神经元功能异常。该病虽然大多数发病年龄在 40 岁和 70 岁之间,但也有年龄更大或十几岁的青少年发病。按照国外 4/100 000～6/100 000 的患病率,中国大概有六万到八万名患者。这类患者又被称为"渐冻人"。

　　脑干运动神经元及脊髓前角运动神经元损害以肌肉萎缩、无力的症状为主。通常出现在手掌、指间的肌肉萎缩,虎口萎缩,逐渐恶化,到达肩膀、颈部、舌头、吞咽的肌肉萎缩,造成吞咽困难及呼吸衰竭。不影响视觉、听觉、味觉、嗅觉和触觉,一般情况下也不影响思维、眼部肌肉、心脏、膀胱、内脏的肌肉。

📚 思政案例

帕金森病

　　阿里曾是世界上著名的拳击手,但他也是一位帕金森病患者。他的女儿拉希德所撰写的《我将扶持着你,不会让你跌倒》中描述了帕金森病的各种病症,例如震颤身体弯曲和脚步不稳。阿里在序言中表示,帕金森病夺去了他生命中的很多乐趣,但他深信终有一天会有机会治愈这个病。保持乐观积极的心态对帕金森病患者很重要,药物并非唯一控制病症的方法,亲人朋友的心理支持对帕金森病患者有着特殊的价值。

第四节　神经系统对内脏活动的调节

　　通常情况下,调节内脏功能活动的神经系统不受意识的控制,具有很强的自主性,故称为自主神经系统。自主神经系统也包括传入的感觉神经和传出的运动神经两部分,但习惯上指支配内脏器官的传出运动神经部分。自主神经包括交感神经和副交感神经两部分,主要调节内脏、心血管和腺体的功能。

一、自主神经的结构

　　交感神经和副交感神经从中枢发出后,在到达效应器官前,都要在神经节中更换一次神经元。由中枢发出到神经节的纤维称为节前纤维,由节内神经元发出,终止于效应器的纤维称节后纤维。节前纤维传导速度较快,属 B 类纤维;节后纤维传导速度较慢,属 C 类纤维。

　　交感神经起自胸、腰段脊髓灰质的侧角,节后纤维分布广泛,几乎全身内脏器官、血管汗腺都受其支配;而副交感神经起自脑干和脊髓骶段,分布较局限。例如,竖毛肌、肾上腺髓质和肾没有副交感神经支配。此外,还有少量交感神经节后纤维支配器官壁内的神经节细胞,影响副交感神经功能。

二、自主神经系统的功能特征

自主神经系统的功能主要在于调节心肌、平滑肌和腺体的活动。

(一)紧张性作用

自主神经对效应器的作用一般表现为紧张性。这可通过实验得到证实。例如,切断心迷走神经,心率加快;切断心交感神经,心率减慢。

(二)对同一效应器的双重支配

大多数组织器官都受交感和副交感神经的双重支配,其作用往往是相互拮抗的。这种正、反两方面的调节,可灵敏地调节器官,快速地调整到适合机体的需要。有时两者之间也有协同作用。例如,交感神经都能促使分泌少量黏稠的唾液;而副交感神经能引起分泌稀薄的唾液。

(三)所支配器官的状态影响神经的功能

自主神经的作用与效应器官当时的状态有关。例如,刺激交感神经能抑制未孕动物的子宫运动,而对孕期子宫可加强其运动,这是由于未孕子宫和孕期子宫上表达的受体有所不同。

(四)对整体生理功能调节的意义

交感神经系统的活动比较广泛,在机体内外环境变化,例如在寒冷、恐惧、失血、剧烈运动的情况下,交感神经系统活动增强,机体许多器官的潜在能力得以发挥,诸如心率加速、皮肤与腹腔内脏的血管收缩、血液储存库排出血液以增加循环血量、红细胞计数增加、支气管扩张以及血糖浓度升高、儿茶酚胺分泌增加等现象,以增强机体适应环境的能力。

交感神经和副交感神经的主要功能见表 10-3。

表 10-3   **自主神经系统的主要功能**

器官	交感神经	副交感神经
循环系统	心跳加快加强,皮肤、腹腔内脏血管收缩,肌肉血管可收缩(肾上腺素能)或舒张(胆碱能)	心跳减慢,心房肌收缩力减弱,部分血管(如软脑膜动脉和外生殖器的血管等)舒张
呼吸系统	支气管平滑肌舒张	支气管平滑肌收缩
消化系统	分泌黏稠唾液,抑制胃肠和胆囊的收缩活动,促进括约肌收缩	分泌稀薄唾液,促进胃液、胰液分泌,促进胃肠运动和胆囊收缩,使括约肌舒张
泌尿系统	使逼尿肌舒张,括约肌收缩	使逼尿肌收缩,括约肌舒张
生殖系统	有孕子宫收缩,无孕子宫舒张	—
眼	瞳孔扩大,睫状肌舒张	瞳孔缩小,睫状肌收缩
皮肤	促进汗腺分泌,使竖毛肌收缩	—
代谢	促进肾上腺髓质分泌和肝糖原分解	促进胰岛素分泌

三、中枢对内脏功能的调节

(一)脊髓对内脏活动的调节功能

脊髓是内脏活动的初级中枢,能完成一些基本的反射活动。例如,发汗反射、排尿反射、排便反射、血管张力反射等。但依靠脊髓本身并不能适应机体正常的生理需要。临床上,病人在脊休克过去后,由平卧转直立位时常感头晕。因为,此时体位性血压调节能力很差。此外,病人虽有反射性排尿,但排尿不受意识控制,也不完全。

(二)低位脑干对内脏活动的调节功能

延髓和脑干网状结构支配呼吸、循环、消化系统的诸多器官,其下行纤维还可以支配脊髓,能调节脊髓自主神经的活动。此外,循环、呼吸的中枢也位于延髓。所以,一旦延髓受损,可导致死亡。

(三)下丘脑的内脏调节功能

下丘脑含有复杂的核团结构,是较高级的内脏活动调节中枢,发挥信息整合的作用,能将内脏活动与情绪反应联系起来,在内脏活动中发挥重要调节作用。其功能如下:

1. 体温调节

下丘脑前部能感受温度变化,当机体温度偏离调定点(正常 37 ℃)水平时,即可通过调节散热和产热活动,使体温保持恒定。当机体受到细菌、病毒感染等时,调定点可高于 37 ℃,机体通过产热活动维持在较高的体温水平,此时就出现发热的现象。

2. 水动态平衡调节

机体对水的摄入和排出保持着动态平衡,可通过渴感继而饮水的行为,来增加水的摄入量,而对于排水的管理则通过肾脏的活动。下丘脑通过控制血管升压素的释放来控制肾排水量。

3. 对腺垂体和神经垂体激素分泌的调节

下丘脑内的细胞能合成多种调节肽,经垂体门脉系统到达腺垂体,促进或抑制各种腺垂体激素的分泌。此外,下丘脑能合成血管升压素和缩宫素。

4. 控制生物节律

机体内的许多活动按一定节律变化,这是因为生物在长期的进化过程中,形成了适应于时间变化的内部调节功能。生命活动的节律性尤以昼夜节律最为突出,身体内各种细胞均有各自的昼夜节律,通常情况下,机体组织器官昼夜节律却是统一的,这表明体内存在控制昼夜节律的中枢。下丘脑视交叉上核可能是机体昼夜节律活动的中枢控制结构。研究发现,下丘脑还参与睡眠、情绪及情绪反应等。

(四)大脑皮质的内脏调节功能

1. 大脑新皮质

新皮质是指在进化上出现较晚的大脑半球外侧面结构。大脑新皮质既控制躯体运动,也控制内脏的活动。实验中,电刺激动物的新皮质,除能引起躯体运动外,也能引起内脏活动的改变。例如,刺激 4 区底部,可出现消化道运动及唾液分泌的变化;刺激 6 区一定部位,可出现出汗、竖毛,以及肢体血管的舒缩反应。

2. 边缘系统

边缘系统对内脏活动的调节非常复杂而多变。例如,刺激扣带回前部可出现呼吸、血压、心率、瞳孔的不规律变化;刺激杏仁核可出现消化液分泌增加、胃蠕动增强、心率变慢、瞳孔扩大;刺激隔区可引起呼吸加强或暂停、血压降低或升高。

第五节 脑电活动与脑的高级功能

人类的大脑得到高度的发展,除感觉和运动功能外,还能完成一些更为复杂的高级功能活动,如学习和记忆、睡眠与觉醒、语言和其他认知活动等。

一、大脑皮层电活动

脑电活动来源于神经元本身的膜电位及其波动、神经冲动的传导和突触传递过程中产生的突触后电位。脑电活动有自发脑电活动和皮质诱发电位两种形式。

(一)自发脑电活动的脑电图

在无明显刺激情况下,大脑皮质自发地产生节律性的电位变化,这种电位变化称为自发脑电活动。可在头皮表面用引导电极记录下来,所描记的自发脑电活动曲线,称为脑电图(图 10-19)。成年人安静时,脑电波主要是 α 波;新皮质紧张活动时,脑电波则为 β 波,睁开眼睛或接受其他刺激时,α 波立即消失而呈现 β 波,这一现象称为 α 波阻断。成年人困倦时可见 θ 波,睡眠时则呈现 δ 波。临床上,脑电图对于一些颅脑疾病有很大的诊断价值,因为大脑皮质有病变的患者,其脑电波通常也会发生改变。

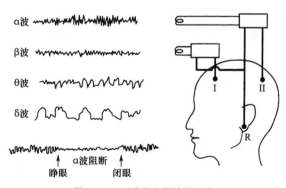

图 10-19 正常脑电图波形记录

(二)皮质诱发电位

通常认为,皮质诱发电位可通过刺激感受器、感觉神经或感觉传导途径的任何一点而引出。常见的皮质诱发电位有躯体感觉诱发电位、听觉诱发电位和视觉诱发电位等。

皮质诱发电位由主反应和后发放构成。主反应皮质电位变化表现为先正后负,投射在大脑皮质的特定中心区。由于皮质诱发电位常出现在自发脑电活动的背景上,因此直接观察较难分辨。应用计算机处理能使主反应突显出来,临床上测定诱发电位对中枢损伤部位的诊断也具有一定应用价值。

二、睡眠和觉醒

睡眠与觉醒是人体的两种生理过程,两者昼夜交替。睡眠与觉醒的昼夜交替是人类生存的必要条件。觉醒状态可使机体迅速适应环境变化,因而能进行各种劳动;而睡眠则使机体得到恢复。成年人每天需要睡眠 7~9 h,儿童需要睡眠时间为 10~12 h,而老年人所需睡眠时间则较少。

(一)觉醒状态的维持

觉醒状态的维持与感觉传入有关,脑干网状结构具有上行唤醒作用,所以,觉醒状态主要依靠脑干网状结构上行激活系统来维持。觉醒状态包括脑电觉醒与行为觉醒两种状态。脑电觉醒指脑电波形由睡眠时的同步化慢波变为觉醒时的去同步化快波,而行为不一定出现觉醒状态;行为觉醒指觉醒时的各种行为表现。这两种觉醒状态的维持可能和中枢递质种类不同有关。

(二)睡眠的时相和产生机制

1.睡眠的时相

睡眠包括两个时相,慢波睡眠(slow wave sleep,SWS,也称非快眼动睡眠,nonrapid eye movement sleep,NREM sleep)和快波睡眠(fast wave sleep,FWS,也称异相睡眠,paradoxical sleep,PS,或称快眼动睡眠,rapid eye movement sleep,REM sleep)。两个时相睡眠时互相交替,睡眠后,首先是慢波睡眠,后转入快波睡眠,又转入慢波睡眠,整个睡眠过程中有 4~5 次交替。两种睡眠时相状态均可直接转为觉醒状态,但在觉醒状态下,一般只能进入慢波睡眠,而不能直接进入快波睡眠。

(1)慢波睡眠:慢波睡眠为正常人所必需。在慢波睡眠中,机体的耗氧量下降,但脑的耗氧量不变;听、嗅、触等感觉功能减退,骨骼肌反射运动和肌紧张减弱,并伴有一些自主神经功能的改变,如血压下降、心率减慢、瞳孔缩小、体温下降、呼吸减慢等交感活动水平降低,副交感活动相对增强的现象。因此,慢波睡眠对促进生长、消除疲劳、促进体力恢复有重要意义。

(2)快波睡眠:脑电波在觉醒时很难区别,都呈不规则的 β 波,但快波睡眠时眼电显著增强,同时肌电明显减弱;骨骼肌反射和肌紧张进一步减弱,肌肉几乎松弛。此外,做梦是快波睡眠期间的特征之一。快波睡眠可能有利于建立新的突触联系,促进学习记忆和精力恢复,与幼儿神经系统的成熟有密切的关系。但快波睡眠期间会出现间断的阵发性表现,这可能与某些疾病易于在夜间发作有关,如心绞痛、哮喘、阻塞性肺气肿缺氧发作等。

2. 睡眠的机制

目前认为,睡眠是中枢神经系统内发生的主动过程。实验观察到,在脑干尾端存在能引起睡眠的中枢,它们作用于大脑皮质,与脑干网状结构上行激活系统相对抗,诱导皮质转向睡眠过程,称为脑干网状结构上行抑制系统。进一步的研究表明,脑干的睡眠诱导区主要位于脑桥中央水平与延髓尾侧之间的若干脑区,包括中缝核、孤束核以及网状结构背内侧的一些神经元。所以,睡眠的产生与中枢核团之间及体内多种递质有密切关系。

三、大脑皮质活动的特征

(一)大脑的优势半球

两侧大脑的功能是不均等的,往往表现为一侧占优势。习惯用右手的人,如右侧大脑皮质损伤不出现失语症,而左侧大脑半球受到损伤则产生失语症,这说明左侧大脑半球语言功能占优势,因此一般称左侧半球为优势半球。这种一侧优势的现象仅在人类中具有。语言功能的左侧优势除与遗传因素有关外,主要还是在后天生活实践中形成的,这与人类习惯用右手劳动有密切关系。小儿至 10～12 岁,左侧优势正处于建立之中,此时若损伤左侧半球,还可能在右侧大脑皮质再建立语言中枢。成人后,左侧优势已经形成,此时如发生左侧大脑皮质损害,就很难再建立起语言中枢。

右侧半球在非语词性的认知功能上占优势,如空间的辨认、深度知觉、触觉认识、音乐与美术欣赏及情感活动等。但这种优势是相对的,因为左侧半球也有一定的非语词性认知功能,而右侧半球也有一定的简单语词活动功能。

(二)语言中枢

人类大脑皮质的一定区域受到损伤时,可引起特有的各种语言的功能障碍。由此可见,大脑皮质有语言中枢。临床发现,损伤位于中央前回底部时,会引起运动失语症,病人能书写和看懂文字,听懂别人说的话,其发音器官也正常,但自己却不会说话,不能用语言进行口头表达。如损伤颞上回,会产生感觉失语症,这类病人能讲话、书写、看懂文字,也能听见别人的发音,但听不懂说话的含义,常答非所问。

因此,大脑皮质语言功能具有一定的区域性,但各区的活动紧密相连,语言功能的完整有赖于广大皮质区域的共同活动。当大脑皮质的语言中枢受损时,常存在某几种失语症同时存在。

四、学习和记忆

学习和记忆是两个密切联系的功能。学习是指人和动物新行为的发展,记忆则是将学习到的行为进行保持和再现的神经活动过程。

(一)学习的形式

学习有非联合型学习和联合型学习两种形式。前者不需要在刺激和反应之间形成某种明确的联系,后者是刺激和反应有明确的关系反复发生,最后在脑内逐渐形成联系,如条件反射的建立和消退。人类学习属于联合型学习,反射的建立可用现实具体的信号,如声、光、触觉等刺激,也可用抽象的语词代替具体的信号。

（二）人类的记忆

1. 人类的记忆过程

记忆过程可分为感觉性记忆、第一级记忆、第二级记忆和第三级记忆四个阶段（图 10-20）。感觉性记忆和第一级记忆属于短时记忆,第二级记忆和第三级记忆属于长时记忆。感觉性记忆是指通过感觉系统获得信息后,储存在脑的感觉区内的阶段,储存时间不超过 1 秒。如果此阶段把那些不连续的、先后进来的信息整合成新的连续的印象,即可转入第一级记忆。在第一级记忆中,信息储存几秒钟。通过反复学习和运用,信息便在第一级记忆中循环,就延长了它在第一级记忆中的停留时间。继而转入第二级记忆中,第二级记忆可持续记忆数分钟到数年不等,发生遗忘是因为其他信息干扰所致。有些记忆,如自己的名字和每天都在操作的动作等,通过长年累月的运用则不会遗忘,这类记忆属于第三级记忆。

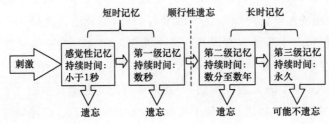

图 10-20　记忆过程

2. 记忆缺失

疾病情况下发生的遗忘称为记忆缺失,可分为顺行性遗忘症和逆行性遗忘症。前者表现为不能保留新近信息,可见于慢性酒精中毒,其发生机制可能是因为信息不能从第一级记忆转入第二级记忆。后者表现为脑功能发生障碍之前一段时间内的经历出现遗忘,多见于脑震荡,其发生机制可能是第二级记忆出现了紊乱,而第三级记忆却不受影响。

本章重难点小结

一、本章提要

通过本节学习,使同学们了解神经系统的构成和功能。具体包括以下内容:

1. 掌握神经细胞的构成和种类及中枢神经对躯体和内脏的调节。

2. 具有联系临床神经系统疾病的能力等。

3. 了解神经科学研究的发展。

二、本章重难点

1. 神经突触、神经递质的概念和功能。

2. 脑与脊髓的感觉传导功能。

3. 基底神经节对运动的调节。

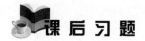**课后习题**

一、名词解释

1.突触 2.神经递质 3.受体 4.牵涉痛 5.腱反射 6.脊休克

二、填空题

1.神经元的主要功能是 _____ 和 _____，神经纤维的主要功能是 _____。

2.经典的突触是由 _____、_____、_____三部分组成的。

3.睡眠是由交替出现的两种时相组成,这两种时相分别称为 _____ 和 _____。

4.人类的记忆过程可细分为四个阶段,即 _____,_____,_____,_____。

三、单项选择题

1.关于突触传递的叙述,正确的是( )。

A.双向传递 B.不易疲劳 C.突触延搁 D.不能总和

E.刺激停止后,传出冲动也立即停止

2.交感和副交感神经节前纤维释放的递质是( )。

A.肾上腺素 B.去甲肾上腺素 C.乙酰胆碱

D.肾上腺素和去甲肾上腺素 E.乙酰胆碱和去甲肾上腺素

3.在周围神经系统,毒蕈碱受体分布于( )。

A.自主神经 B.骨骼肌终板膜

C.多数副交感神经支配的效应器 D.绝大部分交感神经支配的效应器

E.消化道壁内神经丛所有的神经元

4.下列哪一类神经纤维属于肾上腺素能神经( )。

A.副交感神经的节前纤维 B.副交感神经节后纤维

C.绝大部分交感神经的节后纤维 D.躯体运动神经纤维

E.交感神经节前纤维

5.在整个反射弧中,最易出现疲劳的部位是( )。

A.感受器 B.传入神经元 C.中枢的突触 D.传出神经元 E.效应器

6.完成一个反射所需时间的长短主要取决于( )。

A.刺激的强弱和性质 B.感受器的敏感性

C.传入和传出纤维的传导速度 D.经过的中枢突触数目

E.效应器的敏感性

7.丘脑特异感觉接替核中躯体感觉的中继站是( )。

A.内侧膝状体 B.外侧膝状体 C.后腹核 D.丘脑外侧核 E.丘脑前核

8.左侧大脑皮质中央后回受损后,躯体感觉障碍的部位是( )。

A.左半身 B.右半身 C.左侧头面部 D.右侧头面部 E.双侧头面部

9.内脏痛的主要特点是( )。

A.刺痛 B.定位不明确 C.必有牵涉痛

D.对牵拉不敏感 E.对电刺激敏感

10.牵涉痛是指( )。

A.伤害性刺激作用于内脏痛觉感受器引起的痛觉

B.伤害性刺激作用于皮肤痛觉感受器引起的痛觉

C.内脏疾患引起体表特定部位的疼痛或痛觉过敏

D.肌肉和肌腱受牵拉时所产生的痛觉

E.内脏及腹膜受牵拉时产生的感觉

11.正常人在安静、清醒、闭目时,所记录的脑电波主要是( )。

A.α波　　　　　B.β波　　　　　C.δ波　　　　　D.θ波　　　　　E.α波和θ波

12.关于脑电图的叙述,正确的是( )。

A.是中枢神经系统各部位的综合电变化图　　　　B.是皮质自发电位变化图

C.正常成人安静、清醒、闭目时出现θ波　　　　D.兴奋、觉醒时出现α波

E.由高幅慢波转为低幅快波表示抑制过程发展

13.叩击跟腱引起与该肌腱相连的肌肉收缩,是由于刺激了下列哪种结构( )。

A.腱器官　　　　　　　　B.痛觉感受器　　　　　　　　C.肌梭

D.皮肤感觉器　　　　　　E.触-压觉感觉器

14.肌梭的传入冲动增加时( )。

A.兴奋支配同一肌肉的α运动神经元

B.抑制支配同一肌肉的α运动神经元

C.抑制支配同一肌肉的γ运动神经元

D.对支配其他关节肌肉的α运动神经元起兴奋作用

E.抑制闰绍细胞

15.叩击跟腱引起相连的同一块肌肉收缩,属于( )。

A.肌紧张　　　B.腱反射　　　C.屈肌反射　　　D.姿势反射　　　E.多突触反射

16.脊髓突然横断后,离断水平以下的随意运动将( )。

A.暂时性增强　　B.不变　　　　C.暂时性减弱甚至消失

D.永久丧失　　　E.永久增强

17.在中脑上、下丘之间切断脑干的动物将出现( )。

A.肢体麻痹　　B.去大脑僵直　　C.脊休克　　　D.腱反射加强　　E.动作不精确

18.人出现去大脑僵直现象,意味着病变已严重侵犯( )。

A.脊髓　　　　B.延髓　　　　C.脑干　　　　D.小脑　　　　E.大脑皮质

19.下列哪一项不属于脊休克的表现( )。

A.大小便失禁　　　　　　　　　　　　　B.血压下降

C.断面以下脊髓支配的骨骼肌肌紧张降低　　　D.发汗反射消失

E.断面以下脊髓反射活动消失

20.下列哪一项表现是去大脑动物所没有的( )。

A.脊髓休克　　　　　　　B.伸肌紧张亢进　　　　　　C.迷路紧张反射

D.颈紧张反射　　　　　　E.牵张反射

四、问答题

1.神经纤维传导兴奋的特征有哪些?

2.简述神经胶质细胞的功能。

3.试述突触传递的分类及过程。

4.试述内脏痛的特点。

五、案例分析

女孩,5岁,两个月前突然出现高热,三天后发现左下肢不能活动之后体温虽然降至正常,但左下肢的运动仍未恢复,且肢体逐渐变细,经检查发现:左下肢完全瘫痪,肌张力减退,膝和跟腱反射消失,肌肉明显萎缩,无病理反射,深、浅感觉未发现异常。损伤神经系统哪部分?可能是何种原因?

课后习题参考答案

（宋彬、靳淑秀）

第十一章
内分泌

[学习目标]

1.掌握生长素、甲状腺激素、糖皮质激素及胰岛素的生理作用。

2.熟悉激素的概念及特点,激素的一般特征,腺垂体、神经垂体分泌的激素名称及各自的生理作用,下丘脑与垂体的功能联系,甲状腺激素、糖皮质激素的分泌调节。

3.了解激素的信息传递方式及分类,激素的作用机制,甲状腺激素的合成与运输过程,肾上腺髓质激素的生理作用及分泌调节,胰高血糖素、甲状旁腺激素、降钙素的生理作用及分泌调节。

4.增强爱国意识,增强"四个自信",培养团结协作精神。

第一节 激素概述

内分泌系统是体内重要的功能调节系统,由内分泌腺和分散于某些器官组织中的内分泌细胞组成。人体的主要内分泌腺有垂体、甲状腺、肾上腺、胰岛和性腺等,散在的内分泌细胞可广泛存在于体内多种组织器官中,如心、肺、肾、下丘脑、消化道黏膜和胎盘等。内分泌系统与神经系统密切联系,相互配合,共同调节人体的新陈代谢、生长发育和生殖等各种功能活动,维持内环境的相对稳定。

由内分泌腺或内分泌细胞所分泌的能传递信息的高效能生物活性物质,称为激素(hormone)。激素作用的细胞、组织、器官,分别被称为靶细胞、靶组织和靶器官。内分泌系统主要是通过激素来实现调节作用的,激素不经过导管,而是直接释放到血液或组织液中,通过运输作用于靶细胞。

目前认为,激素传递信息的方式有以下几种(图11-1):(a)大多数激素经血液循环运输至远距离的靶器官或靶细胞而发挥作用,称为远距分泌(telecrine),如生长素、肾上腺素和甲状腺激素;(b)某些激素通过组织液扩散作用于邻近细胞,称为旁分泌(paracrine),如消化道的胃肠激素、胰高血糖素;(c)有些内分泌细胞所分泌的激素局部扩散后,又返回作用于该内分泌细胞而发挥反馈作用,称为自分泌(autocrine),如胰岛素、前列腺素;(d)某些神经细胞分泌的神经激素沿轴浆运输至末梢释放,再作用于靶细胞,称为神经分泌(neurocrine),如下丘脑调节肽。

一、激素作用的一般特征

(一)激素作用的特异性

激素只对能识别它的靶器官、靶组织和靶细胞起作用,称为激素作用的特异性。各种激素作用的特异性差别较大,主要取决于靶细胞特异性受体与激素的结合能力。有些激素仅作用于某一靶腺,如促甲状腺激素只能作用于甲状腺;而有些激素作用广泛,没有特定的靶腺,可作用于全身大多数的组织细胞,如生长激素、甲状腺激素等。

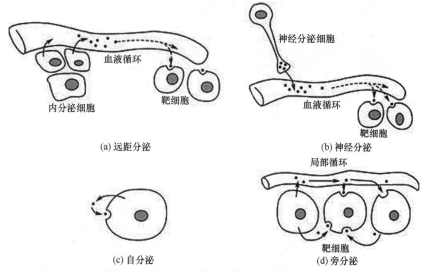

图 11-1　激素传递信息的方式

(二)激素的信息传递作用

内分泌系统的调节,是将调节信息以激素这种化学形式传递给靶细胞,从而增强或减弱靶细胞原有的生理生化反应过程。此过程中激素只是作为信息传递者,犹如"信使"的角色,激素的信息传递既不引起新的功能活动,也不为原有功能活动提供能量,在完成信息传递作用后,激素即被分解、失活。

(三)激素的高效能作用

激素在体液中的含量极低,一般在纳摩尔每升(nmol/L),甚至在皮摩尔每升(pmol/L)数量级,但其作用却十分显著。激素与受体结合后,会在细胞内发生一系列的酶促反应,呈"瀑布式级联放大"效应,形成一个高效能的细胞内生物放大系统。例如,1分子胰高血糖素,可激活1万个分子以上的磷酸化酶。因此,若体内某种激素分泌稍有过多或不足,便可引起机体相应的代谢或功能异常,临床上分别称为该内分泌腺的功能亢进或减退。

(四)激素间的相互作用

各种激素的作用各异,但激素间的作用可以相互影响,主要表现在三个方面:①拮抗作用,指不同激素对某一生理活动的调节结果相反,如胰岛素能降低血糖,而肾上腺素等却能升高血糖;②协同作用,指不同激素对某一生理活动的调节结果相互增强,如生长素、肾上腺素等,虽然分别作用于代谢的不同环节,但均可升高血糖;③允许作用,是指某些激素本身并不能直接作用于某器官或细胞,但它的存在却可明显增强另一种激素产生的效应,称为激素的允许作用,如糖皮质激素本身并不能直接收缩血管平滑肌,但只有它存在,去甲肾上腺素才能更有效地发挥其收缩血管的作用。

二、激素的分类

人体内的激素按其化学性质可分为两大类(图11-2):

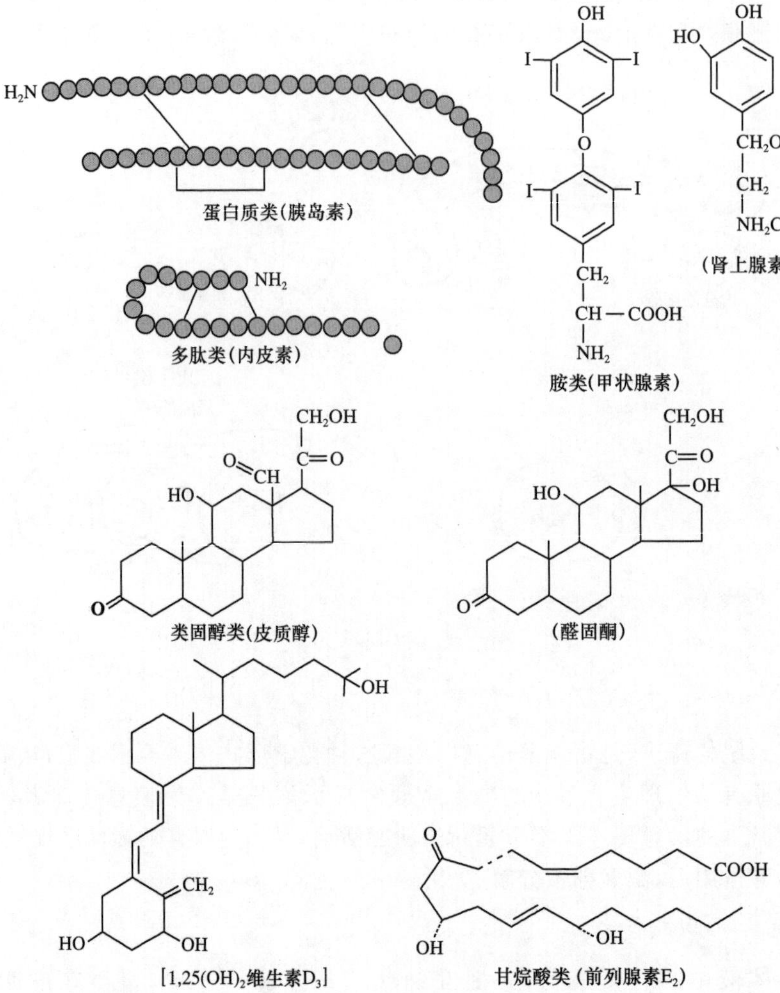

图 11-2 各类激素的化学结构

（一）含氮类激素

含氮类激素包括肽类激素（如下丘脑调节性多肽、神经垂体激素、降钙素、胰高血糖素等）、蛋白质类激素（如胰岛素、甲状旁腺激素和腺垂体激素等）和胺类激素（如肾上腺素、去甲肾上腺素和甲状腺激素等）。除甲状腺激素外，此类激素均易被消化酶分解破坏，所以临床应用时不宜口服，一般须注射。

（二）类固醇激素

类固醇激素包括肾上腺皮质激素（如皮质醇、醛固酮等）与性腺激素（如雌二醇、孕酮以及睾酮等）。此类激素不易被消化酶分解破坏，故临床应用时既可注射又可口服。

三、激素作用的机制

（一）含氮类激素的作用机制——第二信使学说

该学说认为，激素作为第一信使，经血液循环运送到靶器官或靶细胞，由于激素分子大，不能进入靶细胞，而是先与靶细胞膜上的特异性受体结合，然后激活细胞膜上的鸟苷酸调节蛋白（简称 G 蛋白），继而激活膜上的腺苷酸环化酶（AC），在 Mg^{2+} 的参与下，促使

ATP 转变为环-磷酸腺苷（cAMP）。cAMP 作为第二信使通过激活细胞内的蛋白激酶（PK）系统，使蛋白质磷酸化或脱磷酸化，从而诱发靶细胞内特有的生理效应，如肌细胞收缩、细胞膜通透性的改变、膜电位改变和腺细胞分泌等。cAMP 发挥作用后，即被细胞内磷酸二酯酶降解为 5′-AMP 而失活（图 11-3）。目前认为，除 cAMP 外，Ca^{2+}、环-磷酸鸟苷（cGMP）、二酰甘油（DG）、前列腺素、三磷酸肌醇（IP_3）等均也可作为第二信使。

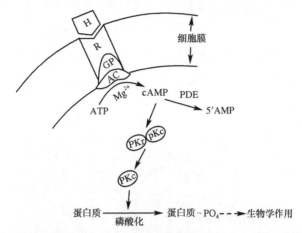

H：激素；R：受体；GP：G 蛋白；AC：腺苷酸环化酶；PDE：磷酸二酯酶；
PKr：蛋白激酶调节亚单位；PKc：蛋白激酶催化亚单位

图 11-3　含氮类激素作用机制

（二）类固醇激素作用机制——基因表达学说

该学说认为，类固醇激素分子量小，又是脂溶性物质，因此能透过靶细胞膜进入细胞内。类固醇激素进入细胞后，先与胞浆受体结合成激素-胞浆受体复合物，此复合物在适宜的温度（37 ℃）和 Ca^{2+} 参与下可发生变构，再进入细胞核内与核受体形成复合物。该激素-核受体复合物迅速与染色质的非组蛋白特异位点结合，启动或抑制该部位的 DNA 转录，从而促进或抑制 mRNA 的形成，并诱导或减少某种蛋白质的合成，从而使细胞产生相应的生理效应（图 11-4）。

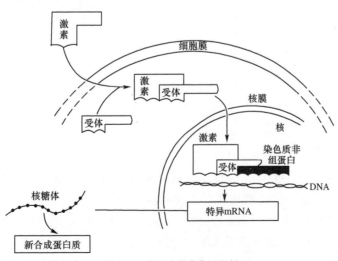

图 11-4　类固醇激素作用机制

217

上述两种激素的作用机制并不是绝对的，它们涉及的细胞信号转导机制十分复杂。如甲状腺激素虽属含氮类激素，但可改变细胞膜的通透性而进入细胞内，通过调节细胞核内的基因表达而发挥作用。

第二节 | 下丘脑与垂体

一、下丘脑与垂体的功能联系

下丘脑在结构和功能上与垂体密切相关，它们共同组成了下丘脑-垂体功能单位（图11-5）。

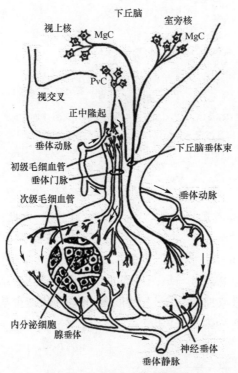

图 11-5 下丘脑与垂体功能联系

垂体由腺垂体和神经垂体组成，分别参与构成下丘脑-腺垂体系统和下丘脑-神经垂体系统。腺垂体主要由腺细胞组成，其功能是主要调节体内多种内分泌腺体的功能活动。神经垂体属于神经组织，不具有内分泌功能。下丘脑既是重要的神经中枢，也是调节内分泌活动的高级中枢。

(一)下丘脑-腺垂体系统

下丘脑-腺垂体系统集中于下丘脑内侧基底部的"促垂体区"，包括正中隆起、腹内侧核、弓状核、视交叉上核及室周核等。这些核团的肽能神经元合成并分泌的肽类激素，主要作用是调节腺垂体的活动，总称为下丘脑调节性多肽。此类激素可通过垂体门脉系统运送至腺垂体，以调节腺垂体的内分泌功能。

目前，已知的下丘脑调节性多肽共有9种（表11-1）。其中，对已确定化学结构的，称为激素;没有确定化学结构的,暂时称为因子;能促进或抑制腺垂体激素分泌的,分别称为释放或抑制激素(因子)。

表 11-1　　　　　　　　　　　下丘脑调节性多肽及其作用

下丘脑调节性多肽	英文缩写	化学结构	对腺垂体的作用
促甲状腺激素释放激素	TRH	3 肽	促进 TSH 和 PRL 的释放
促肾上腺皮质激素释放激素	CRH	41 肽	促进 ACTH 的释放
促性腺激素释放激素	GnRH	10 肽	促进 FSH 和 LH 的释放
生长激素释放激素	GHRH	44 肽	促进 GH 的释放
生长激素释放抑制激素	GHRIH	14 肽	抑制 GH 的释放
催乳素释放因子	PRF	肽类	促进 PRL 的释放
催乳素释放抑制因子	PRIF	胺类/肽类	抑制 PRL 的释放
促黑激素释放因子	MRF	肽类	促进 MSH 的释放
促黑激素释放抑制因子	MIF	肽类	抑制 MSH 的释放

(二)下丘脑-神经垂体系统

下丘脑与神经垂体之间有直接的神经联系。下丘脑前部的视上核与室旁核有神经纤维下行到神经垂体,形成下丘脑-垂体束,构成了下丘脑-神经垂体系统。由视上核与室旁核的神经元合成和分泌的血管升压素与催产素,经下丘脑-垂体束纤维的轴浆运输至神经垂体贮存并释放到血液中发挥作用。

二、腺垂体

腺垂体是体内最重要的内分泌腺,能分泌 7 种激素:生长素、催乳素、促黑(素细胞)激素、促甲状腺激素、促肾上腺皮质激素、卵泡刺激素和黄体生成素。其中,促甲状腺激素、促肾上腺皮质激素、卵泡刺激素和黄体生成素这 4 个激素被称为"促激素",此类激素均有各自的靶腺,是通过促进靶腺合成和分泌激素而发挥其生理作用的。而生长素、催乳素与促黑(素细胞)激素是经血液运输直接作用于靶器官或靶细胞,发挥其调节作用。

(一)生长素

生长素(growth hormone,GH)是腺垂体中含量较多的激素。生长素是由 191 个氨基酸残基组成的蛋白质激素,其化学结构与催乳素十分相似,故有较弱的泌乳作用。成年人血清中的 GH 基础水平不足 3 μg/L,儿童高于成人,女性稍高于男性,但也不超过 10 μg/L。

1. 生长素的生理作用

(1)促进生长发育:机体的生长发育受多种激素的共同影响,其中生长素促进生长发育的作用尤为重要。生长素能作用于机体各组织、器官,特别对骨骼、肌肉和内脏器官的生长发育更为显著。实验证明,幼年动物在切除垂体后,生长立即停止,如能及时补充生长素,动物便可恢复生长发育。临床上可见,假如人幼年时期生长素分泌不足,则生长发育迟缓,身材矮小,称为侏儒症;相反,若幼年时期生长素分泌过多,则生长发育过度,身材过于高大,称为巨人症;若在成年后生长素分泌过多,由于骨骺已经闭合,长骨不再增长,只能促进肢端短骨、扁骨及颌面部骨骼边缘及其软组织增生,尤以骺端、头面骨为甚,以致出现手足粗大、鼻大唇厚、下颌突出及内脏器官增大等体征,称为肢端肥大症。生长素主要是通过促进骨、软骨和肌肉等细胞的分裂增殖和蛋白质的合成,从而发挥其促进骨骼和肌肉的生长发育作用。

(2)促进代谢:生长素对物质代谢影响广泛。①蛋白质代谢:生长素能促进氨基酸进入细胞,加速机体蛋白质的合成;②脂肪代谢:生长素可促进脂肪的分解,增强脂肪酸氧化,为机体提供能量,特别是肢体的脂肪量会减少;③糖类代谢:生理水平的生长素可刺激胰岛素分泌,加强糖的利用,但过量的生长素可抑制外周组织对葡萄糖的摄取和利用,减少葡萄糖的消耗,升高血糖水平。故生长素分泌过多时,可引起血糖升高而导致糖尿,称为垂体性糖尿,常伴有血中脂肪酸和酮体的增加。

2. 生长素分泌的调节

(1)下丘脑对生长素的调节:生长素的分泌受下丘脑释放的生长素释放激素与生长抑素的双重调控,前者可促进生长素的分泌,后者则抑制其分泌。

(2)反馈调节:血液中生长素含量降低时,可反馈性增加下丘脑 GHRH 的释放。此外,血液中的生长素介素(SM)对生长素的分泌也具有负反馈调节作用。

(3)其他调节因素:生长素的分泌受睡眠和代谢因素的影响,睡眠时生长素的分泌量明显多于觉醒时的分泌量,低血糖可增加下丘脑生长素释放激素的分泌,从而增加生长素的分泌。同时,某些激素(如甲状腺激素、雌激素和睾酮等)均能促进生长素分泌。

(二)催乳素

催乳素(prolactin,PRL)是一种由 199 个氨基酸残基组成的蛋白质类激素,成人血液中催乳素浓度不足 20 μg/L,但在妊娠末期可高达 200～500 μg/L,它的作用极为广泛。

1. 催乳素的生理作用

(1)对乳腺的作用:催乳素可促进乳腺生长发育,引起并维持成熟乳腺泌乳。女性青春期乳腺的发育受雌激素、生长素、孕激素、糖皮质激素、甲状腺激素及催乳素的协同作用影响。在妊娠期间,催乳素、孕激素与雌激素分泌增多,使乳腺组织进一步发育,并具备泌乳能力但不泌乳,原因是血中浓度过高的雌激素与孕激素抑制了催乳素的泌乳作用。分娩后,血中雌激素和孕激素水平大大降低,催乳素才能与乳腺细胞受体结合,发挥其始动和维持泌乳的作用。

(2)对性腺的作用:对于女性来说,催乳素和黄体生成素相配合,可促进黄体形成并维持泌乳。同时,催乳素还可刺激黄体生成素受体的生成,促进排卵和黄体生成,增加雌激素和孕激素的分泌。对于男性来说,催乳素可促进前列腺和精囊的生长,增加睾酮的合成。

(3)在应激反应中的作用:在应激状态下,血中催乳素、生长素和促肾上腺皮质激素的浓度同时升高,催乳素是腺垂体在应激反应中分泌的重要激素之一。此外,催乳素还可参与免疫功能的调节以及生长发育和物质代谢的调节。

2. 催乳素分泌的调节

催乳素的分泌受下丘脑分泌的催乳素释放因子与催乳素释放抑制因子的双重调控,前者促进催乳素分泌,后者则抑制其分泌,平时以后者的抑制作用为主。在哺乳期,婴儿吸吮母亲乳头可反射性增加催乳素的分泌。

（三）促黑激素

促黑（素细胞）激素（melanophore-stimulating hormone，MSH）的主要作用是合成和激活黑色素细胞内的酪氨酸酶，促进酪氨酸转变为黑色素，使皮肤、毛发等处的颜色加深。

促黑（素细胞）激素的分泌主要受下丘脑分泌的促黑激素释放因子和促黑激素释放抑制因子的双重调控，平时以后者的抑制作用为主。

三、神经垂体

神经垂体贮存和释放血管升压素和催产素两种激素。

（一）血管升压素

血管升压素（vasopressin，VP）又名抗利尿激素（antidiuretic hormone，ADH），是含有 9 个氨基酸残基的肽类激素。生理剂量的血管升压素的浓度很低，主要表现为抗利尿作用（见第八章）。大剂量的血管升压素可引起小动脉及毛细血管收缩，促进血压升高（见第四章）。由于血管升压素也能收缩冠状血管，引起心肌供血不足，因此临床并不用于升压的治疗，而多用于肺出血、食管出血等的治疗。

抗利尿激素的作用与分泌的调节详见第八章肾的排泄。

（二）催产素

催产素（又称缩宫素，oxytocin，OXT）是由下丘脑室旁核和视上核产生的一种含有 9 个氨基酸的肽类激素。

1.催产素的生理作用

催产具有促进乳汁排出和刺激子宫收缩两种作用。

（1）对乳腺的作用：催产素可使乳腺腺泡周围的肌上皮细胞收缩，腺泡内压力增高，以促进排乳。同时，催产素还有为乳腺提供营养的作用。

（2）对子宫的作用：催产素可促进子宫平滑肌收缩，但此作用与子宫的功能状态有关。催产素对非孕子宫作用较弱，而对妊娠子宫作用较强。妊娠晚期的子宫对催产素的敏感性会大大提高，有利于分娩。

2.催产素分泌的调节

（1）排乳反射：婴儿吸吮乳头的感觉信息经传入神经传至下丘脑，可反射性地增加催产素的释放，从而使乳腺腺泡周围的肌上皮细胞收缩，腺泡内压力增大，促进排乳，称为排乳反射。

（2）分娩：在临产或分娩时，子宫和阴道受到的压迫和牵拉刺激可反射性地引起催产素的分泌和释放，有助于子宫的进一步收缩，有助于分娩。催产素在临床上的应用，主要是诱导分娩（催产）以及防止或制止产后出血。

第三节 甲状腺和甲状旁腺

一、甲状腺

甲状腺是人体内最大的内分泌腺，平均重约 20～30 g，女性稍重，其血液供应十分丰富。甲状腺由单层上皮细胞围成的许多大小不等的滤泡组成,腺泡腔内充满均匀透明的胶质,其主要成分是含有甲状腺激素的甲状腺球蛋白,是甲状腺激素的储存库。甲状腺激素由滤泡上皮细胞合成和释放,是体内唯一细胞外贮存的内分泌激素。甲状腺组织中的滤泡旁细胞,又称为 C 细胞,合成并分泌降钙素。

(一)甲状腺激素的合成和代谢

甲状腺激素(thyroid hormone,TH)主要包括四碘甲腺原氨酸(T_4)和三碘甲腺原氨酸(T_3)。甲状腺分泌的 T_4 比 T_3 多,但 T_3 的生物活性却可达 T_4 的 5 倍。T_3 是甲状腺激素发挥生理作用的主要形式。

甲状腺激素是酪氨酸的碘化物,合成的主要原料为碘和甲状腺球蛋白,其中碘的主要来源是食物。人每天从食物中摄取 $100\sim200\ \mu g$ 的碘,其中约有 1/3 进入甲状腺。甲状腺激素的合成过程(图 11-6)主要包括以下三个步骤。

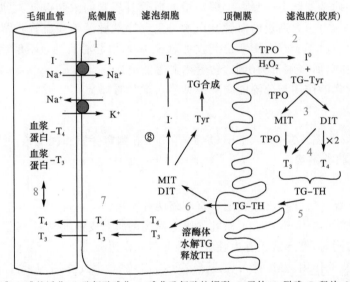

1.聚碘;2.碘的活化;3.酪氨酸碘化;4.碘化酪氨酸的耦联;5.吞饮;6.脱碘;7.释放;8.运输

图 11-6　甲状腺激素的合成过程

1.甲状腺腺泡聚碘

由肠道吸收的碘,常以无活性 I^- 的形式存在于血液中,甲状腺内碘的浓度比血液高 $20\sim25$ 倍。甲状腺对碘的摄取,依靠腺泡上皮细胞膜上的碘泵来完成 I^- 的逆电-化学梯度进行的继发性主动转运。

2.I^- 的活化

由甲状腺腺泡上皮细胞摄取的 I^- 并不能直接与甲状腺球蛋白中的酪氨酸残基结合,而是在过氧化酶的催化下被活化成 I_2,或与过氧化酶形成某种复合物,称为碘的活化。

3.酪氨酸碘化与甲状腺激素的合成

I^- 活化后迅速取代酪氨酸残基上氢原子,生成一碘酪氨酸(MIT)和二碘酪氨酸(DIT),这一过程称为酪氨酸的碘化。然后 1 分子 MIT 和 1 分子 DIT 生成 T_3,2 分子 DIT 耦联生成 T_4。

已经合成的甲状腺激素以甲状腺球蛋白的形式贮存于腺泡腔内,是体内贮存量最大的激素。在腺垂体促甲状腺激素的作用下,将 T_3、T_4 释放入血,其中 99% 以上的甲状腺激素和某些血浆蛋白结合，游离的不到1％，只有游离型激素才能进入组织内发挥作用。T_4主要以结合型，T_3主要以游离型存在。T_3、T_4主要在肝、肾内降解，80％的T_3、T_4在外周组织被脱碘酶脱碘，所脱下的碘可由甲状腺再摄取利用或由肾脏排出；20％的T_3、T_4在肝内降解，与肝脏的葡萄糖醛酸或硫酸结合后，经胆汁排入小肠，分解后随粪便排出体外。

（二）甲状腺激素的生理作用

1. 对代谢的作用

（1）能量代谢：甲状腺激素具有明显的产热效应，能促进细胞的生物氧化，提高大部分组织的耗氧量和产热量，提高基础代谢率。甲状腺功能亢进的患者，产热量增加，基础代谢率可比正常值高25％～80％，常表现为怕热多汗，体温偏高；甲状腺功能低下的患者，产热量减少，基础代谢率可比正常值低20％～40％，常表现为喜热畏寒，体温偏低。测定基础代谢率有助于判断甲状腺的功能状态。

（2）物质代谢：①糖代谢，甲状腺激素可促进单糖的吸收，增加肝糖原的分解和糖异生作用，使血糖升高，但甲状腺激素又能加强外周组织对糖的利用，降低血糖。总的来说，升血糖作用大于降血糖。因此，甲状腺功能亢进的患者，常表现为血糖升高，甚至出现尿糖。②蛋白质代谢，生理剂量的甲状腺激素可促进蛋白质合成，有利于机体的生长发育。但大剂量的甲状腺激素就会加速蛋白质的分解，特别促进骨骼肌中蛋白质的大量分解，因此，甲状腺功能亢进的患者，可出现肌肉萎缩和肌无力，由于骨蛋白的分解还可出现血钙升高和骨质疏松。甲状腺功能低下的患者，由于细胞代谢受到影响，蛋白质合成异常，细胞间黏蛋白增多，可出现肌肉乏力，同时细胞间的黏蛋白结合大量离子和水分子，造成肾周围组织、性腺和皮下组织间隙积水，引起浮肿，称为黏液性水肿（myxedema）。③脂肪代谢，甲状腺激素既能促进胆固醇的分解和脂肪酸的氧化，又能加速脂肪的合成，但分解速度大于合成速度。因此，甲状腺功能亢进的患者，血中胆固醇的含量常低于正常水平；甲状腺功能低下的患者，血中胆固醇升高，易产生动脉硬化。

2. 对生长发育的作用

甲状腺激素是维持机体正常生长、发育至关重要的激素之一，尤其是对脑和长骨的生长、发育，特别在胚胎期与婴儿出生后的头四个月内影响最大。甲状腺激素可促进神经细胞树突和轴突的形成，促进其髓鞘的形成与胶质细胞的生长，对神经系统结构和功能的发生和发展十分重要。胚胎时期缺碘或甲状腺激素分泌不足的婴幼儿，生长发育迟缓，身材矮小、智力低下，称为呆小症（又称克汀病，cretinism）。临床上治疗呆小症的最佳时期是出生后前三个月，否则难以奏效。

3. 其他作用

（1）对中枢神经系统的影响：甲状腺激素可提高中枢神经系统的兴奋性。甲状腺功能亢进的患者，常表现为注意力不集中、烦躁不安、多愁善感、多言好动、喜怒无常、失眠多梦和肌肉颤动等症状；甲状腺功能低下的患者，则表现为记忆力减退、语言缓慢、感觉和行动迟缓，表情淡漠、少动嗜睡等症状。

（2）对心血管系统的影响：甲状腺激素可直接作用于心肌，使心肌收缩力加强，心率加快，心输出量增多。因此，甲状腺功能亢进的患者，可出现心动过速，严重者可致心力衰竭。甲状腺激素还可因组织耗氧量的增加而相对缺氧，使小血管舒张，降低了外周阻力，但同时心输出量增加，结果收缩压升高，舒张压正常或稍低，脉压增大。

此外,甲状腺激素还具有增进食欲、影响生殖功能等其他生物学作用。

(三)甲状腺激素分泌的调节

1. 下丘脑-腺垂体-甲状腺轴的调节

下丘脑分泌的促甲状腺激素释放激素(TRH),经垂体门脉系统作用于腺垂体,促进腺垂体合成、分泌促甲状腺激素(TSH)(图 11-7)。TSH 促进甲状腺腺体肥大,腺泡增生,促进甲状腺激素的合成和释放。

血中游离的甲状腺激素水平,对腺垂体 TSH 分泌起经常性的负反馈调节作用。当血中甲状腺激素浓度增高时,通过负反馈作用抑制腺垂体,减少 TSH 的合成与释放,结果使甲状腺激素释放减少;反之,血中甲状腺激素浓度降低时,使甲状腺激素释放增多。

如果食物中长期缺碘,造成甲状腺激素合成分泌不足,对腺垂体分泌 TSH 的负反馈作用减弱,使 TSH 分泌量增多,导致甲状腺腺泡代偿性增生,腺体肿大,称为地方性甲状腺肿或单纯性甲状腺肿。

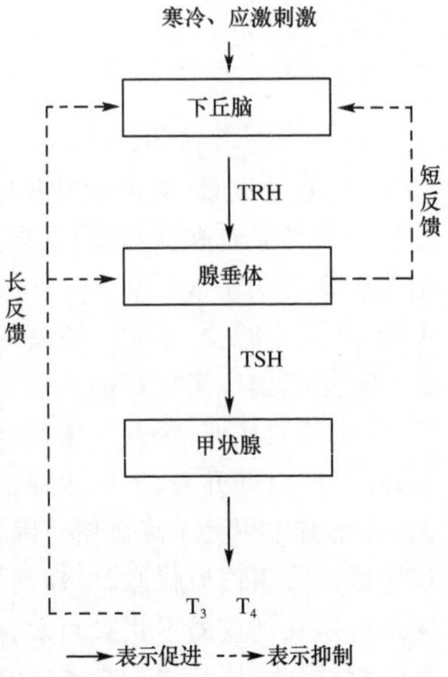

图 11-7 甲状腺激素分泌调节示意图

2. 甲状腺的自身调节

甲状腺根据机体碘供应的情况,能调节自身对碘的摄取、利用和甲状腺激素的合成、释放,称为甲状腺的自身调节,这是一种有限度的缓慢调节方式。当饮食中碘供应增加时,最初甲状腺激素合成会随之增加,但碘量超过一定限度后,甲状腺的摄碘能力降低,对 TSH 的敏感性下降,使 T_3、T_4 的合成与释放不但不增多,反而明显减少。这种过量碘所产生的抗甲状腺聚碘作用,称为 Wolff-Chaikoff 效应。相反,当饮食中碘含量不足时,可增强甲状腺的摄碘能力。临床上常利用过量碘产生的抗甲状腺效应来处理甲状腺危象。

3. 自主神经对甲状腺功能的调节

甲状腺接受交感神经和副交感神经的双重调控,前者兴奋可促进甲状腺激素的合成与分泌,后者兴奋可抑制甲状腺激素的合成与分泌。

知识链接

结节性甲状腺肿

结节性甲状腺肿属于单纯性甲状腺肿,多由弥漫性甲状腺肿演变而成。病因主要有:①缺碘,是地方性甲状腺肿的主要原因之一。食物中碘的含量和甲状腺肿的发病率成反比。另外,机体对甲状腺激素的需要量增多也可导致碘相对不足,加重或诱发甲状腺肿,比如怀孕、哺乳、生长发育期、创伤、寒冷和精神刺激等。②致甲状腺肿物质,萝卜族食物、黄豆及白菜中均含有可以阻止甲状腺激素合成的物质,引起甲状腺肿。此外,某些矿物质含量(如钙、镁、锌等)、某些药物(如硫氰化钾、过氯酸钾等)及饮水的硬度均与甲状腺肿的发生相关。③激素合成障碍,家族性甲状腺肿的主要致病原因是遗传性酶存在缺陷,从而造成激素合成障碍,属于隐性遗传。④高碘,较少见,可呈地方性或散发性分布,其发病机制为过量摄入的碘导致甲状腺过氧化物酶(TPO)的功能基团被过多占用,从而影响酪氨酸碘化,阻碍了碘的有机化过程,甲状腺出现代偿性肿大。⑤基因突变。

二、甲状旁腺和甲状腺 C 细胞

甲状旁腺合成和分泌甲状旁腺激素(parathyroid hormone,PTH),甲状腺滤泡旁细胞(C 细胞)合成和分泌降钙素(calcitonin,CT)。甲状旁腺激素、降钙素和胆钙化醇(1,25-二羟维生素 D_3)是共同调节机体钙、磷代谢的三种主要激素,从而维持血浆中钙、磷水平的相对稳定。

（一）甲状旁腺激素

1. 甲状旁腺激素的生理作用

甲状旁腺激素是调节钙、磷水平的最重要激素,主要通过对骨骼和肾的作用升高血钙,降低血磷。

(1)对骨的作用:甲状旁腺激素能动员骨钙入血,升高血钙。此作用可分为快速效应和延缓效应两个时相。快速效应在甲状旁腺激素作用后几分钟即可出现,主要是提高骨细胞膜对 Ca^{2+} 的通透性,增强钙泵的活动,将 Ca^{2+} 转运到细胞外液,使血钙升高;延缓效应在甲状旁腺激素作用后 12～14 h 出现,通常在几天或几周后才达高峰,其作用是刺激破骨细胞增生,加速骨钙的溶解,使钙、磷大量释放进入血液。两个效应相互配合,既能满足血钙的急切需要,还能保证其长效的持续效应。

(2)对肾的作用:甲状旁腺激素能促进近端小管对 Ca^{2+} 的重吸收,使尿钙排出减少,从而升高血钙。同时,甲状旁腺激素还能抑制近端小管对磷酸盐的重吸收,增加尿磷的排出,降低血磷。

(3)对肠道的作用:甲状旁腺激素能激活肾脏的 1,25-羟化酶,将 25-羟胆钙化醇转化为有活性的 1,25-二羟胆钙化醇(1,25-二羟维生素 D_3),1,25-二羟维生素 D_3 经血液运送到小肠,可促进小肠对钙的吸收,升高血钙。

临床上,若甲状腺手术时,不慎误切除甲状旁腺,患者可发生低钙抽搐,严重时可造成呼吸肌痉挛,甚至窒息死亡。

2. 甲状旁腺激素分泌的调节

甲状旁腺激素的分泌主要受血钙浓度变化的调节。当血钙浓度升高时,甲状旁腺激素分泌减少;反之则分泌增多。这种负反馈调节机制对维持甲状旁腺激素的分泌和血钙浓度相对稳定十分重要。

（二）降钙素

1. 降钙素的生理作用

降钙素的主要生理作用是降低血钙和血磷。降钙素能抑制原始骨细胞转化为破骨细胞,并能抑制破骨细胞的活动,减弱溶骨作用;加强成骨细胞的活动,增加骨组织钙、磷沉积,降低血钙、血磷。降钙素还能抑制肾小管对钙、磷、钠和氯的重吸收,使尿中排出这些离子增多,降低血钙、血磷。此外,降钙素还可以抑制小肠吸收钙和磷。

2.降钙素分泌的调节

降钙素的分泌主要受血钙浓度的调节。血钙浓度升高,降钙素分泌增多,反之则分泌减少。

第四节 肾上腺

人体的肾上腺包括皮质和髓质两部分。两者在发生、结构及功能上完全不同,实际上是两种独立的内分泌腺体。

一、肾上腺皮质激素

肾上腺皮质较厚,约占肾上腺的 90%,由外向内分为三层:球状带、束状带和网状带。肾上腺皮质球状带主要分泌盐皮质激素,以醛固酮为代表,生理作用主要是调节机体的水盐代谢,在第八章的相关内容中已详细介绍;束状带主要分泌糖皮质激素,以皮质醇为代表;网状带分泌少量的雄激素和微量的雌激素,如雌二醇等(将在第十二章生殖中介绍)。这些激素均属于类固醇衍生物,统称为类固醇激素或甾体激素。

(一)糖皮质激素

1.糖皮质激素的生理作用

糖皮质激素在调节三大营养物质的代谢以及参与人体应激反应上都具有重要作用,是维持生命所必需的激素。

(1)对物质代谢的作用:①糖代谢,糖皮质激素既能促进糖异生,增加肝糖原的储存,又能对抗胰岛素,抑制肝外组织对葡萄糖的摄取和利用,升高血糖。因此,糖皮质激素分泌过多时,可使血糖升高,甚至出现糖尿。②蛋白质代谢,糖皮质激素能促进肝外组织(特别是肌肉组织的蛋白质)分解,抑制蛋白质合成,并促使分解出来的氨基酸进入肝脏,成为糖异生的原料。因此,糖皮质激素分泌过多时,可出现肌肉消瘦、骨质疏松、皮肤变薄、淋巴组织萎缩及创口愈合缓慢等现象,婴幼儿则出现生长停滞现象。③脂肪代谢,糖皮质激素能促进脂肪分解,增强脂肪酸在肝内氧化,有利于糖异生。同时,糖皮质激素还能重新分布体内的脂肪,即四肢的脂肪减少,而面部和躯干的脂肪增多。因此,当过多使用糖皮质激素或肾上腺皮质功能亢进时,可出现"满月脸""水牛背",四肢却消瘦的"向中性肥胖"特殊体征。④水盐代谢,糖皮质激素具有一定的保钠排钾作用,还可增加肾小球血浆流量,使肾小球滤过率增加,有利于肾对水的排出增多。因此,肾上腺皮质功能严重不足的患者,排水能力明显降低,严重时可出现"水中毒",给予适量的糖皮质激素可缓解。

(2)对各器官系统的作用:①血细胞,糖皮质激素能增强骨髓的造血功能,增多血液中的红细胞和血小板的数量;能促使附着在小血管壁的中性粒细胞进入血液循环,增多血液中中性粒细胞的数量;能抑制胸腺与淋巴组织的细胞分裂,使淋巴组织萎缩,减少淋巴细胞和浆细胞的数量;能促进嗜酸性粒细胞的破坏,减少血液中嗜酸性粒细胞的数量。②心血管系统,糖皮质激素对维持正常的血压是必需的,能增强血管平滑肌对去甲肾上腺素的敏感性(允许作用),有利于保持正常的血管紧张性和血压。此外,糖皮质激素还能降低毛细血管壁的通透性，减少血浆滤出，以维持正常的血容量。③神经系统，糖皮质激素能透过血脑屏障，提高中枢神经系统的兴奋性。肾上腺皮质功能亢进的患者，会出现思维不能集中、烦躁不安和失眠等症状。④消化系统，糖皮质激素能增加胃酸和胃蛋白酶原的分泌，减弱胃黏膜的保护和修复功能。因此，长期大量使用糖皮质激素，可诱发和加剧胃溃疡。

（3）在应激反应中的作用：机体遭遇剧烈刺激，如创伤、感染、缺氧、中毒、寒冷、疼痛及惊恐等，会引起血液中促肾上腺皮质激素和糖皮质激素分泌急剧增多，产生一系列非特异性的全身反应，称为应激反应（stress reaction）。在应激反应中，可出现下丘脑-腺垂体-肾上腺皮质系统功能活动增强，提高对剧烈刺激的耐受力和机体的生存能力，帮助机体渡过"难关"。研究发现，应激反应是以促肾上腺皮质激素和糖皮质激素分泌增多为主，多种激素共同参与，增强机体抵抗能力的一种非特异性反应。此外，大剂量糖皮质激素还具有抗炎、抗过敏、抗毒和抗休克等药理作用。

2. 糖皮质激素分泌的调节

（1）下丘脑-腺垂体-肾上腺皮质轴的调节：下丘脑合成并释放的促肾上腺皮质激素释放激素（CRH），通过垂体门脉系统被运送至腺垂体，促进腺垂体分泌促肾上腺皮质激素（ACTH），ACTH 促使肾上腺皮质束状带和网状带生长发育，并促进肾上腺皮质释放糖皮质激素（图 11-8）。当机体受到应激刺激时，可通过多种途径传入中枢神经系统，最后信息将汇集于下丘脑，加强下丘脑-腺垂体-肾上腺皮质轴的活动，明显升高血中 ACTH 和糖皮质激素的水平，产生应激反应。

（2）反馈调节：血中糖皮质激素浓度升高，可反馈性地抑制下丘脑 CRH 神经元和腺垂体 ACTH 神经元，使 CRH 和 ACTH 分泌减少，这属于长反馈调节；血中 ACTH 升高也能反馈性地抑制下丘脑 CRH 的释放，这属于短反馈调节（图 11-8）。通过上述负反馈调节机制，可以保持血液中糖皮质激素水平的相对稳定。

长期大剂量使用糖皮质激素的患者，由于外源性糖皮质激素浓度较高，抑制了腺垂体分泌 ACTH，使肾上腺皮质萎缩，分泌功能停止。若此时突然停药，病人可出现肾上腺皮质功能不全的症状，造成肾上腺皮质危象，甚至危及生命。因此，停药时须逐渐减量，或在治疗期间间断补充 ACTH，以防止肾上腺皮质萎缩。

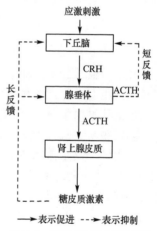

图 11-8 糖皮质激素分泌的调节

（二）盐皮质激素

盐皮质激素以醛固酮的生物活性最大，主要作用是调节水盐代谢。醛固酮能促进肾远曲小管和集合管上皮细胞重吸收水、钠和排出钾，即具有保钠、保水和排钾作用。因此，醛固酮对维持体内的钠、钾含量及循环血量的相对稳定有重要意义（见第八章肾的排泄）。此外，盐皮质激素还能增强血管平滑肌对儿茶酚胺的敏感性。

（三）性激素

肾上腺皮质分泌的性激素，以雄激素为主。性激素的生理作用及调节将在第十二章生殖中仔细讲解。

二、肾上腺髓质激素

肾上腺髓质组织中的嗜铬细胞可合成和分泌肾上腺素（epinephrine，E）和去甲肾上腺素（norepinephrine，NE），二者都属于儿茶酚胺类化合物。肾上腺髓质中，肾上腺素和去甲肾上腺素的比例约为 4：1。血液中的肾上腺素主要来源于肾上腺髓质，而去甲肾上腺素除来自肾上腺髓质外，还来源于肾上腺素能神经纤维末梢的释放。

（一）肾上腺素和去甲肾上腺素的生理作用

肾上腺素和去甲肾上腺素的生理作用广泛，现列表总结如下（表 11-2）：

表 11-2　　肾上腺素与去甲肾上腺素的主要作用

	肾上腺素	去甲肾上腺素
心脏	心率加快，心肌收缩力明显增强，心输出量增加	离体心率加快，在体心率减慢
血管	皮肤、胃肠、肾血管收缩	冠状血管舒张
	冠状血管、肝脏、骨骼肌血管舒张	其他全身血管广泛收缩
外周阻力	变化不大或稍降低	增大
血压	升高（心输出量增加）	显著升高（外周阻力增大）
括约肌	收缩	收缩
支气管平滑肌	舒张（作用强）	稍舒张（作用弱）
瞳孔	扩大（作用强）	扩大（作用弱）
代谢	升高血糖、分解脂肪、增加产热	作用同肾上腺素，但较弱

（二）肾上腺髓质激素分泌的调节

1. 交感神经的作用

肾上腺髓质受交感神经节前纤维的支配，交感神经兴奋时，肾上腺髓质分泌的肾上腺素和去甲肾上腺素明显增多。交感神经和肾上腺髓质组成了交感-肾上腺髓质系统。

当机体遭遇紧急情况，受到伤害性刺激时，如剧烈运动、情绪激动、恐惧、焦虑、寒冷、疼痛、脱水、失血和窒息等，就会立即调动交感-肾上腺髓质系统，使肾上腺素与去甲肾上腺素的分泌量急剧增加，这一全身性反应称为应急反应（emergency reaction）。主要表现为：中枢神经系统兴奋性增强，机体时刻处于警觉状态，反应灵敏；支气管舒张，呼吸顺畅，呼吸加快加深，肺通气量增加；心率加快，心跳加强，心输出量增加，血压升高；肌肉血管舒张，内脏血管收缩，全身血液重新分配，以保证重要器官的血液供应；代谢增强，血糖升高，脂肪分解等。

需要指出的是，"应急反应"与"应激反应"属于不同的概念，但二者既有区别又相互联系。应急反应是加强交感-肾上腺髓质系统的活动，血液中肾上腺髓质激素分泌增多，重在提高机体的应变能力和警觉性；而应激反应是增强下丘脑-腺垂体-肾上腺皮质轴的活动，明显升高血液中 ACTH 和糖皮质激素的浓度，重在提高机体对有害刺激的抵抗力和耐受力。当机体受到有害刺激时，两者相辅相成，共同提高机体的抵御力。

2. 促肾上腺皮质激素和糖皮质激素的作用

ACTH 和糖皮质激素可促进肾上腺髓质激素的合成。

3. 反馈作用

当肾上腺素与去甲肾上腺素过多时，可抑制酪氨酸羟化酶（限速酶），使其合成减少，反之则合成增多。

第五节 胰 岛

胰岛是散在于胰腺腺泡之间的内分泌细胞团,至少含有 5 种胰岛细胞,其中 A 细胞约占 25%,分泌胰高血糖素(glucagon);B 细胞约占 60%~70%,分泌胰岛素(insulin);D 细胞约占 5%,分泌生长抑素(somatostatin,SS);此外,还有极少量的其他细胞,如 H 细胞分泌血管活性肠肽(vasoactive intestinal peptide,VIP);而 PP 细胞数量更少,分泌胰多肽(pancreatic polypeptide,PP)。

一、胰岛素

胰岛素是含有 51 个氨基酸残基的小分子蛋白质。正常成人空腹血清胰岛素浓度为 35~145 pmol/L。1965 年,我国科技工作者首先成功地人工合成了具有高度生物活性的结晶胰岛素。目前,人胰岛素已可应用于基因工程技术生产。

(一)胰岛素的生理作用

胰岛素是促进合成代谢的一种重要激素,是体内唯一能降血糖的激素,有利于维持机体血糖的相对稳定。

1. 糖代谢

胰岛素能促进全身组织对葡萄糖的摄取、氧化和利用,尤其加速肝糖原和肌糖原的合成,促进葡萄糖转变为脂肪酸,增加血糖的去路,并能抑制糖原的分解和糖异生,减少血糖的来源,最终使血糖降低。胰岛素缺乏可引起血糖升高,当血糖超过肾糖阈时,尿中就会出现葡萄糖,导致糖尿病。

2. 脂肪代谢

胰岛素能促进脂肪的合成和储存,抑制脂肪的分解。胰岛素缺乏时,脂肪分解加强,血脂升高,容易导致动脉硬化,造成心脑血管疾病。再者,脂肪酸在肝脏氧化为酮体,可引起酮症酸中毒,甚至昏迷。

3. 蛋白质代谢

胰岛素能促进细胞对氨基酸的摄取,促进蛋白质合成,并且抑制蛋白质的分解,有利于机体的生长、发育。因此,对于人体的生长来说,胰岛素不可或缺。

此外,胰岛素还能促进钾、镁和磷酸盐进入细胞内。因此,临床使用胰岛素时,应注意补钾。

(二)胰岛素分泌的调节

1. 血糖浓度

血糖水平是调节胰岛素分泌的最重要因素。血糖浓度升高,胰岛素分泌明显增加,使血糖下降;反之,血糖浓度降低,胰岛素分泌减少,血糖回升。这一负反馈调节可使血中的胰岛素和血糖维持在正常水平。

2. 氨基酸和脂肪酸的作用

血中多种氨基酸（如精氨酸和赖氨酸）均可刺激胰岛素分泌。此外，血中脂肪酸和酮体大量增加，也可促进胰岛素的分泌。

3. 激素作用

胃肠激素（如促胃液素、促胰液素等）和抑胃肽均可促进胰岛素分泌；胰高血糖素、甲状腺激素、生长素、糖皮质激素等均可通过升高血糖间接促进胰岛素分泌；而肾上腺素、去甲肾上腺素和生长抑素则抑制胰岛素分泌。

4. 神经调节

迷走神经兴奋间接促进胰岛素的分泌，交感神经兴奋则抑制胰岛素的分泌。

知识链接

胰岛素与糖尿病

糖尿病是一种由遗传和环境心理因素共同作用而引起的常见病，是由于胰岛素生物活性绝对或相对不足，而引发的糖、蛋白质和脂肪的代谢紊乱，临床以高血糖为标志。糖尿病的常见症状为"三多一少"，即多食、多饮、多尿和体重减少。糖尿病分为Ⅰ型和Ⅱ型两种类型。Ⅰ型糖尿病多见于青少年，发病基础常为遗传缺陷，发病诱因为病毒感染，诱发机体产生多种自身免疫性抗体，如胰岛细胞抗体等。这些抗体损伤胰岛B细胞，使胰岛素分泌缺乏，Ⅰ型糖尿病的患者必须依赖外源性胰岛素的治疗才可维持生命。Ⅱ型糖尿病多见于中老年，其体内的胰岛素分泌量并不低，甚至还会偏高，病因是机体对胰岛素不敏感，即胰岛素抵抗。临床上，胰岛素抵抗大多数发生于Ⅱ型糖尿病，可高达90%。目前能够治疗胰岛素抵抗的药物主要有：二甲双胍、胰岛素增敏剂和血管紧张素转换酶抑制剂等。

思政案例

我国首次人工合成牛胰岛素

从1958年开始，中国科学院上海生物化学研究所、中国科学院上海有机化学研究所和北京大学化学系三个单位联合，十多位科学家共同组成一个协作组，在前人对胰岛素结构和肽链合成方法研究的基础上，开始探索用化学方法合成胰岛素。第一步，先把天然胰岛素拆成两条链，再把它们重新合成为胰岛素，并于1959年突破了这一难题。第二步，在合成胰岛素的两条链后，用人工合成的B链同天然的A链相连接。这种牛胰岛素的半合成在1964年获得成功。第三步，把经过考验的半合成的A链与B链相结合。整个过程十分复杂，由北大合成A链的前9肽；有机所合成A链的后12肽；生化所合成B链，并负责连接A链和B链。

二、胰高血糖素

胰高血糖素是一种由29个氨基酸残基组成的直链多肽物质。与胰岛素相反，胰高血糖素是一种促进分解代谢的激素。

（一）胰高血糖素的生理作用

胰高血糖素能促进肝糖原分解及糖异生，使血糖明显升高；能促进脂肪的分解，加强脂肪酸的氧化，使血中酮体生成增多；还能促进蛋白质的分解，抑制蛋白质合成，加速氨基酸异生为糖。此外，大剂量的胰高血糖素还可增加心肌细胞内 cAMP 的含量，使心肌收缩力增强，心输出量增加，升高血压。

（二）胰高血糖素分泌的调节

血糖浓度是调节胰高血糖素分泌的重要因素。当血糖升高时，促使胰高血糖素分泌减少，反之则分泌增加。生长抑素和胰岛素可直接作用于 A 细胞，抑制胰高血糖素的分泌，也可同时通过降低血糖间接刺激胰高血糖素的分泌。此外，胰高血糖素的分泌还受神经系统的调节，交感神经兴奋可促进胰高血糖素分泌，迷走神经兴奋则抑制其分泌。

▎本章重难点小结▎

一、本章提要

通过本节学习，使同学们了解机体内分泌腺所分泌的各种激素的生理作用及其调节。具体包括以下内容：

1. 掌握生长素、甲状腺激素、糖皮质激素及胰岛素的生理作用。熟悉激素的概念及特点，激素的一般特征，腺垂体、神经垂体分泌的激素名称及各自的生理作用，下丘脑与垂体的功能联系，甲状腺激素、糖皮质激素的分泌调节。

2. 具有分析机体内分泌系统内分泌腺所分泌的各种激素的生理作用及其调节的能力，运用胰岛素的生理作用及其调节知识解释其引起的低血糖现象及具有运用理论知识在老师的指导下设计哺乳动物胰岛素导致低血糖的实验，完成给动物注射胰岛素，观察其变化等。

3. 了解激素的信息传递方式及分类，激素的作用机制，甲状腺激素的合成与运输过程，肾上腺髓质激素的生理作用及分泌调节，胰高血糖素、甲状旁腺激素、降钙素的生理作用及分泌调节。

二、本章重难点

1. 重点：生长素、甲状腺激素、糖皮质激素及胰岛素的生理作用。

2. 难点：下丘脑-腺垂体-甲状腺轴的调节、下丘-腺垂体-肾上腺皮质轴的调节。

📖 课后习题

一、名词解释

1. 激素　2. 应激反应　3. 激素的允许作用　4. 靶器官　5. 侏儒症　6. 应急反应

二、填空题

1. 甲状旁腺素的生理作用是_____ 、_____。

2. 激素的传递方式有_____ 、_____ 、_____ 和_____ 。

3. 按化学结构可将激素分为_____ 、_____两类。

4. 腺垂体激素有_____ 、_____ 、_____ 、_____ 、_____ 、_____ 、_____七种。

5.催产素的生理作用是_____、_____。

6.神经垂体释放的激素包括_____、_____,其合成的部位在_____。

7.胰岛素有使血糖_____的作用,血糖浓度升高时,胰岛素分泌_____。

8.生长激素具有促进生长发育的作用,幼儿时期缺乏或分泌过多将患_____和_____。

9.甲状腺激素(T_4、T_3)的合成原料包括_____和_____。

10.糖皮质激素的分泌受_____轴的调节。

11.胰岛素可促进_____、_____、_____的合成,其分泌主要受_____调节,而_____、_____、_____也起作用。

12.当血中甲状腺激素浓度升高时,促甲状腺激素的分泌_____。

13.甲状腺激素能_____机体的生长发育,主要影响_____。

14.呆小症和侏儒症的区别是_____。

15.盐皮质激素的主要作用是调节_____,促进肾脏的_____对_____的重吸收和增加_____的排出。

16.糖皮质激素可以促进_____,增加糖的储存,抑制组织_____,结果使血糖升高。

17.促性腺激素包括_____和_____。

18.调节机体钙、磷代谢的激素是_____、_____和维生素 D。

19.肾上腺髓质嗜铬细胞是合成与储存_____和_____的场所。

三、选择题

1.下列哪项不属于激素作用的一般特征( )。

A.特异性　　　B.高效能　　　C.饱和现象　　　D.激素间的相互作用

E.血中浓度低

2.调节机体各种功能的两大信息传递系统是( )。

A.第一信号系统和第二信号系统　　　　B.第一信使与第二信使

C.中枢神经系统和外周神经系统　　　　D.神经系统与内分泌系统

E.反射和反馈

3.能与激素发生特异性结合的是( )。

A.感受器　　　B.受体　　　C.神经中枢　　　D.效应器　　　E.泵蛋白

4.侏儒症是由于( )。

A.食物中缺碘　　　　　　B.幼儿时期生长素分泌不足

C.婴幼儿甲状腺功能不足　　D.幼儿时期生长素分泌过多

E.成人生长素分泌过多

5.肢端肥大症是由于( )。

A.食物中的碘过量　　　　B.幼儿时期生长素分泌过多

C.婴幼儿甲状腺功能亢进　　D.肾上腺皮质功能亢进

E.成人生长素分泌多

6.有关神经垂体的正常叙述是( )。

A.分泌催产素和 ADH　　　B.合成和储存催乳素和 ADH

C.储存和释放催产素和 ADH　　D.储存和释放催乳素和 ADH

E.分泌生长素和 ADH

7.抗利尿激素的主要生理作用是（   ）。

A.促进肾小管对 Na^+ 的重吸收

B.促进远曲小管和集合管对水和 Na^+ 的重吸收

C.提高远曲小管和集合管对水的通透性

D.促进远曲小管和集合管对 Na^+ 和 K^+ 的重吸收

E.促进肾小管对 K^+ 的重吸收

8.催产素的主要生理作用是（   ）。

A.刺激输卵管收缩,促进卵子运行　　　B.促进乳腺腺管的发育

C.促进非孕子宫收缩　　　　　　　　　D.分娩时使子宫剧烈收缩,以娩出胎儿

E.以上都是

9.促进女性青春期乳腺发育的主要激素是（   ）。

A.生长素　　　　B.催乳素　　　　C.雌激素　　　　D.催产素　　　　E.甲状腺激素

10.影响神经系统发育的最重要的激素是（   ）。

A.糖皮质激素　　　　　　　　B.生长素　　　　　　　　　　C.肾上腺素

D.去甲肾上腺素　　　　　　　E.甲状腺激素

11.影响能量代谢最显著的激素是（   ）。

A.甲状腺激素　　　　　　　　B.生长素　　　　　　　　　　C.胰岛素

D.肾上腺素　　　　　　　　　E.去甲肾上腺素

12.调节甲状腺功能的主要激素是（   ）。

A.TRH　　　　　B.TSH　　　　　C.T_3　　　　　D.T_4　　　　　E.食物中的碘

13.在甲状腺激素合成过程中起关键作用的酶是（   ）。

A.过氧化酶　　　　　　　　　B.脱碘酶　　　　　　　　　　C.蛋白水解酶

D.酪氨酸羟化酶　　　　　　　E.以上都不是

14.血液中生物活性最强的甲状腺激素是（   ）。

A.rT_3　　　　　B.MIT　　　　　C.DIT　　　　　D.T_3　　　　　E.T_4

15.甲状腺激素对脑和长骨的生长发育影响最大的年龄是在（   ）。

A.出生后的第 1 个月　　　　　B.出生后的第 4 个月　　　C.出生后 1 年左右

D.出生后 3 年左右　　　　　　E.出生后 7 年左右

16.地方性甲状腺肿主要由于（   ）。

A.幼年时甲状腺功能低下　　　B.幼年时生长素分泌不足

C.糖皮质激素分泌减少　　　　D.食物中缺碘　　　　　　　E.食物中缺钙

17.呆小症是由于（   ）。

A.食物中缺碘　　　　　　　　　　　　　B.幼儿时期生长素分泌不足

C.婴幼儿甲状腺功能不足　　　　　　　　D.糖皮质激素分泌过多

E.成人生长素分泌过多

18.下列哪种激素是肾上腺皮质释放的（   ）。

A.糖皮质激素　　　　　　　　B.ACTH　　　　　　　　　　C.肾上腺素

D.去甲肾上腺素　　　　　　　E.抗利尿激素

19.切除肾上腺引起动物死亡的主要原因是缺乏（   ）。

A.去甲肾上腺素和肾上腺素　　B.糖皮质激素和肾上腺素

C.去甲肾上腺素和醛固酮　　　D.糖皮质激素和醛固酮

E.去甲肾上腺素和糖皮质激素

20.糖皮质激素对代谢的作用是( )。

A.促进葡萄糖的利用,促进蛋白质的合成

B.促进葡萄糖的利用,促进蛋白质的分解

C.促进葡萄糖的利用,抑制蛋白质的分解

D.抑制葡萄糖的利用,促进蛋白质的分解

E.抑制葡萄糖的利用,抑制蛋白质的分解

21.临床上长期大量应用糖皮质激素可造成( )。

A.侏儒症　　　B.巨人症　　　C.肢端肥大症　　D.呆小症　　　E.向中性肥胖

22.在应激反应中分泌增多的激素是( )。

A.糖皮质激素　B.醛固酮　　　C.脱氢异雄酮　D.睾酮　　　　E.丙酮

23.机体保钠的激素是( )。

A.抗利尿激素　B.肾上腺素　　C.胰岛素　　　D.醛固酮　　　E.甲状腺激素

24.醛固酮作用的结果是( )。

A.血钠升高,血钾减少,血容量增多　　　　B.血钠减少,血钾减少,血容量减少

C.血钠升高,血钾升高,血容量增多　　　　D.血钠减少,血钾升高,血容量减少

E.血钠升高,血钾减少,血容量减少

25.胰岛素对糖代谢的作用是( )。

A.促进组织摄取、贮存、利用葡萄糖　　　　　B.促进糖异生

C.促进糖原分解　　　　　　　　　　　　　　D.抑制葡萄糖转化为脂肪

E.使血糖升高

26.促进全身组织对葡萄糖的摄取和利用,加速葡萄糖合成糖原,促进葡萄糖转变成脂肪,抑制糖原分解和糖异生,使血糖降低;促进脂肪的合成与储存,抑制脂肪的分解氧化,使血中游离脂肪酸减少。具有这些功能的激素是( )。

A.胰岛素　　　B.肾上腺素　　C.甲状腺素　　D.生长素　　　E.糖皮质激素

27.抑制胰岛素分泌的因素是( )。

A.血糖升高　　　　　　　B.氨基酸升高　　　　　　C.胃肠激素分泌

D.迷走神经兴奋　　　　　E.去甲肾上腺素

28.胰岛 A 细胞分泌( )。

A.胰岛素　　　B.胰多肽　　　C.生长抑素　　D.胰高血糖素　E.生长素

29.若手术不慎,摘除了甲状旁腺将造成( )。

A.血磷升高,血钙降低　　　　　　　　　　B.血钙升高,血磷降低

C.血钙不变,血磷降低　　　　　　　　　　D.血磷不变,血钙降低

E.血磷和血钙均降低

30.调节甲状旁腺激素和降钙素分泌的主要因素是( )。

A.血钠浓度　　B.血钙浓度　　C.血钾浓度　　D.神经系统　　E.其他激素

四、问答题

1.说出腺垂体分泌的七种激素及主要功能。

2.神经垂体储存和释放的激素有哪些?其作用如何?

3.甲状腺激素的生理作用是什么?其分泌是如何调节的?

4.试述糖皮质激素的作用和分泌调节。

5.试分析长期服用糖皮质激素的病人可否骤然停药,为什么?

6.胰岛素缺乏的病人,三大物质代谢发生怎样变化?

7.饮食中长期缺碘者为什么易患甲状腺肿大?

五、案例分析

患者,女,62 岁,肥胖,BMI＝29,最近不明原因消瘦乏力,经常口渴,多食多饮多尿。饭前出现低血糖现象。测空腹血糖 9.0 mmol/L,餐后血糖 12.6 mmol/L,尿糖阳性。诊断为糖尿病。

思考问题:

胰岛素的生理作用及分泌调节。

课后习题参考答案

（杨艳梅）

第十二章

生殖

[学习目标]

1.掌握女性月经周期的形成机制及生殖、月经、妊娠、分娩的概念。

2.熟悉男性睾丸功能的调节及性激素(雌激素、雄激素、孕激素)的生理作用。

3.了解睾丸、卵巢的结构及功能。

4.促进大学生自身的发展,形成正确价值观和健全人格;培养感恩之心和感恩情怀,将感恩之念放大至爱祖国、爱社会的情感与信念。

当生物生长发育成熟后,能够产生与自己相似子代个体的过程称为生殖(reproduction),它维持着生物繁衍和物种延续。人类的生殖由两性生殖器官活动来完成,包括生殖细胞的形成、受精、着床、胚胎发育和分娩等环节,不仅是生物学问题,也涉及一系列社会问题。

人类的生殖功能受下丘脑-腺垂体-性腺调控。随着机体的发育,青春期的到来,下丘脑-腺垂体激素分泌增加,生殖细胞也开始发育,女性出现了月经周期,逐渐具有生殖能力。男性从青春期到老年期,虽然生殖器官一直具有生精能力,但随着年龄增长,45岁以后生精能力开始减退。本章节将介绍男性生殖、女性生殖、妊娠与分娩等内容。

第一节 男性生殖

男性生殖器官由主性器官和附性器官组成(图 12-1)。主性器官是睾丸(testis),附性器官包括附睾、输精管、精囊腺、前列腺、尿道球腺和阴茎等。睾丸由曲细精管与间质细胞(interstitial cell of Leydig)等组成,前者是生成精子的部位,后者则具有内分泌功能,可分泌雄激素(androgen)等;而附性器官有贮存、排出精子的作用。其功能受下丘脑-腺垂体-睾丸轴活动的调节。

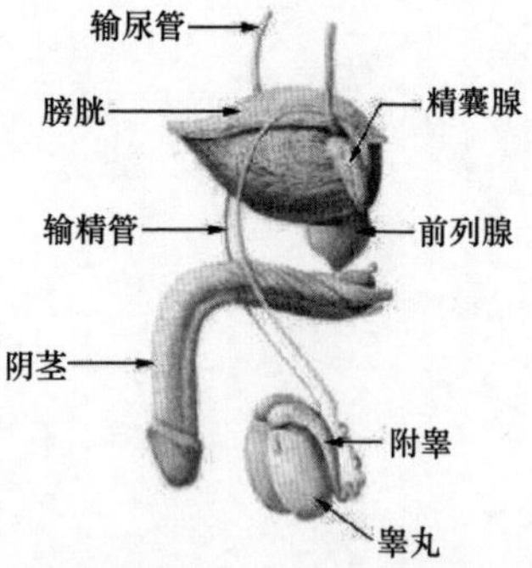

图 12-1 男性生殖器官

一、睾丸的功能

(一)生精功能

睾丸的曲细精管是精子生成的部位,由不同发育阶段的生精细胞和支持细胞构成。原始的生精细胞为精原细胞,青春期后,睾丸内的精原细胞经过初级精母细胞、次级精母细胞、精子细胞几个阶段(图 12-2),发育为精子的全过程称为生精周期。支持细胞为各级生精细胞提供营养,同时能分泌雄激素、抑制素(inhibin)等活性物质,保证生精细胞的分化。另外,支持细胞参与血睾屏障的形成,可防止生精细胞的抗原物质进入血液循环而引起免疫损伤。

一个精原细胞可生成数百个精子,其形态也变成蝌蚪状,耗时大约两个半月。新形成的精子没有运动能力,只有被输送到附睾进一步发育成熟才能获得运动能力,在女性生殖道停留一段时间,精子获能后具有使卵子受精的能力,一般到45岁以后男性生精功能逐渐减退。精子连同附睾和输精管内的液体,与精囊腺、前列腺、尿道球腺所分泌的液体混合在一起,形成精液,在性高潮时射出体外。每次射出的精液为3～6 mL,每毫升精液中含有精子$(0.2\sim4)\times10^8$个,少于0.2×10^8个不易使卵子受精。

精子的生成还需要适宜的温度,阴囊内温度比腹腔内温度低1～2 ℃,若由于某种原因睾丸没有降入阴囊内而停留在腹腔或腹股沟内,称隐睾症,会影响生精过程,无法产生精子。此外,放射线、吸烟、酗酒和腮腺炎等疾病也可影响精子的生成,影响生育。

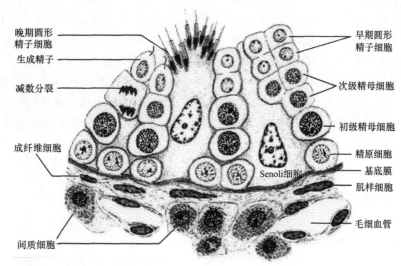

图12-2　生精过程

(二)内分泌功能

1. 雄激素(androgen)

(1)雄激素的合成与代谢

由睾丸的间质细胞(interstitial cell of Leydig)分泌的类固醇类激素,主要有睾酮(testosterone,T)、雄酮(androsterone)、脱氢异雄酮(dehydroiepiandrosterone,DHEA)和雄烯二酮(androstenedione)等几种。各种雄激素中,睾酮的生物活性最强,其余雄激素的生物活性仅及睾酮的1/5,肾上腺皮质和卵巢也分泌少量睾酮。此外,成年男子血中睾酮水平还表现有年节律、日节律及脉冲式分泌的现象,且个体差异较大。

(2)睾酮的生理作用(表12-1)

表 12-1　　　　　　　　　　　　　　　　　睾酮的生理作用

对象	生理作用
生精细胞	促进其分化和精子生成
生殖器官	促进附性器官生长发育并促进男性副性征的出现,维持性欲
胚胎	诱导含Y染色体的胚胎向男性分化;促进内生殖器的发育
代谢	促进蛋白质的合成;刺激红细胞生成;促进骨骼生长与钙、磷沉积;参与水、电解质代谢调节

2. 抑制素

抑制素(inhibin)是由睾丸支持细胞分泌的一种分子量约 32 000 的糖蛋白激素,由两个亚单位组成。抑制素可选择性抑制腺垂体分泌 FSH,而生理剂量的抑制素对 LH 的分泌却无明显影响。此外,在睾丸还存在激活素(activin),它可以促进腺垂体 FSH 的分泌,作用与抑制素相反。

二、睾丸功能调节

睾丸的生精功能和内分泌功能均受下丘脑-腺垂体的调节,同时睾丸分泌的激素又对下丘脑-腺垂体进行反馈调节。它们在功能上联系密切,构成了一个下丘脑-腺垂体-睾丸轴(hypothalamus-adeno-hypophysis-testes axis)。

(一)下丘脑-腺垂体对睾丸活动的调节

下丘脑弓状核等部位分泌的促性腺激素释放激素(gonadotropin-releasing hormone,GnRH)经垂体门脉系统作用于腺垂体,促进腺垂体合成与分泌 FSH 与 LH。FSH 主要作用于生精细胞与支持细胞,促进精子的生成。LH 主要作用于间质细胞,刺激间质细胞的发育并分泌睾酮,所以 LH 也称为间质细胞刺激素。FSH 和 LH 对生精过程均有调节作用。LH 的作用是通过睾酮实现的。生精过程受 FSH 和睾酮的双重调控,前者起始动生精的作用,而后者则有维持生精的效应。切除脑垂体后睾丸萎缩,生精过程停止,睾酮分泌受抑制。注射 FSH 可使生精过程恢复,注射 LH 可恢复睾酮的分泌。

(二)睾丸激素对下丘脑-腺垂体的反馈调节

睾丸分泌的雄激素主要是睾酮和抑制素在血液中的浓度变化,也可对下丘脑和腺垂体的 GnRH、FSH 和 LH 分泌产生影响,从而起到调节作用(图 12-3)。

1. 雄激素

当血中睾酮浓度达到一定水平后,可作用于下丘脑和腺垂体,通过负反馈机制抑制 GnRH 和 LH 的分泌,但对 FSH 分泌无影响。

2. 抑制素

FSH 可促进抑制素的分泌,而抑制素又对腺垂体 FSH 的合成和分泌发挥选择性抑制作用。构成负反馈环路可调节腺垂体 FSH 的分泌,维持其正常水平。

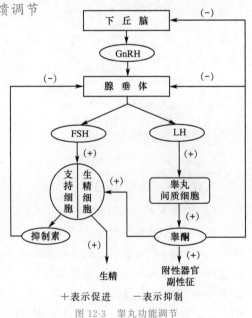

图 12-3　睾丸功能调节

第二节　女性生殖

女性的主性器官是卵巢,附性器官有输卵管、子宫、阴道、外阴等。卵巢是产生卵子的部位,也具有内分泌功能,附性器官输送精子与卵子结合,并提供受精卵发育的场地。其功能受下丘脑-腺垂体-卵巢轴活动的调节。

一、卵巢的功能

卵巢是女性生殖系统的中心,具有生卵作用和分泌功能。

(一)卵巢的生卵作用

女性出生时,两侧卵巢皮质中有30万~40万个原始卵泡。从青春期起,腺垂体分泌激素水平开始变化,在促性腺激素的影响下,每个月中卵

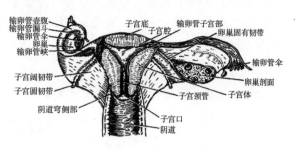

生殖系统(女)AR资源识别图

巢有15~20个原始卵泡同时发育,但只有1~2个可以发育为优势卵泡并成熟排卵,其余退化形成闭锁卵泡(ovarian follicle)。在一生中,共有400~500个能发育成熟排卵。这种青春期开始后,卵巢在腺垂体促性腺激素的作用下,生卵功能出现的月周期性变化一般分为三个阶段,即卵泡期、排卵期和黄体期,卵泡期和黄体期又分别称为排卵前期和排卵后期(图12-4)。

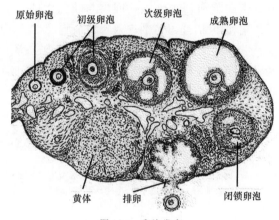

图12-4 卵泡发育

1. 卵泡期(follicular phase)

卵泡期是卵泡发育并成熟的阶段。原始卵泡在发育过程中,历经初级卵泡、次级卵泡、成熟卵泡几个阶段。次级卵泡里面形成卵泡腔,充满卵泡液并含有雌激素,雌激素由次级卵泡阶段的颗粒细胞分泌。而成熟卵泡在排卵前36~48小时进行第一次减数分裂,产生一个次级卵母细胞,次级卵母细胞随即开始第二次减数分裂并停止于分裂中期(M2),直到排卵后受精,精子激活使第二次减数分裂最终完成,形成含有23条染色体的成熟卵子。卵泡的发育是一个连续、漫长的过程。成熟卵泡直径增大,突出卵巢的表面。

2. 排卵(ovulation)

成熟卵泡在LH等多种激素的作用下,向卵巢表面移动,卵泡壁破裂,次级卵母细胞与透明带、放射冠及卵泡液排出,此过程称为排卵。排出的次级卵母细胞随即被输卵管伞捕捉送入输卵管中,可与精子相遇。

3. 黄体期(luteal phase)

排卵后残存的卵泡壁内陷,血液进入卵泡腔并凝固,形成血体。血液逐渐被吸收,颗粒细胞继续变化,胞体内出现黄色颗粒,成为黄体细胞,整体外观为黄色的称为月经黄

体(corpus luteum of menstruation),黄体细胞分泌大量孕激素,也分泌雌激素。若排出的卵子未受精,则在排卵后第9～10天黄体便逐渐被结缔组织所取代,成为白体而萎缩。若卵子受精成功,胚胎分泌人绒毛膜促性腺激素(human chorionic gonadotropin,hCG),使黄体继续发育为妊娠黄体,继续分泌大量的雌激素和孕激素,以维持妊娠的需要。

(二)卵巢的内分泌功能

卵巢主要分泌雌激素和孕激素,此外还分泌抑制素、少量的雄激素及其他激素。卵泡期主要由颗粒细胞和内膜细胞分泌雌激素,而黄体期则由黄体细胞分泌孕激素和雌激素。

1. 雌激素

(1)雌激素的合成代谢:人类的雌激素包括雌二醇(estradiol,E2)、雌酮(estrone)和雌三醇(estriol,E3)。三者中以雌二醇活性为最强,雌酮的活性仅为雌二醇的10%,雌三醇的活性最低。雌激素是以雄激素及睾酮为前体合成的。在芳香化酶的作用下,睾酮转化为雌二醇,雄烯二酮转化为雌酮。雌三醇是雌二醇在肝脏降解的主要代谢产物,以葡萄糖醛酸盐或硫酸盐的形式,随尿排出体外。因此,肝功能障碍可导致体内雌激素过多。

一般认为,卵泡的内膜细胞和颗粒细胞共同参与雌激素的合成。卵泡内膜细胞在LH作用下产生的雄烯二酮和睾酮,通过扩散进入颗粒细胞,颗粒细胞在FSH的作用下使芳香化酶活性增强,进而使雄烯二酮转变为雌酮,睾酮转变为雌二醇。对这一过程的阐述,即由内膜细胞生成雄激素,再由颗粒细胞生产雌激素,称为雌激素合成的双重细胞学说。

(2)雌激素的生理作用(表12-2)

表 12-2　　　　　　　　　　　　**雌激素的生理作用**

对象	生理作用
卵泡	协同 FSH 促进卵泡发育;诱导排卵前 LH 峰出现,触发排卵
附性器官	提高子宫平滑肌对催产素的敏感性;使子宫内膜出现增生期变化;宫颈口松弛并分泌稀薄黏液利于精子通过;阴道上皮细胞分化,呈酸性增强抗菌能力;促进输卵管运动,利于精子和受精卵移行
副性征	促进乳房发育,产生乳晕;使脂肪和毛发分布具有女性特征;音调变高;骨盆宽大
代谢	加速骨骼生长,促进骨骺愈合;促进醛固酮分泌导致水钠在体内储留;促进脂肪合成,提高 HDL 水平,有助于胆固醇的降解;促进肌肉蛋白质合成

2. 孕激素

(1)孕激素的合成与代谢:孕激素主要有孕酮(progesterone,P)、20α-羟孕酮和17α-羟孕酮,其中以孕酮的生物活性为最强。排卵前,颗粒细胞可分泌少量孕酮,排卵后由黄体细胞分泌大量孕酮,并在排卵后5～10天达到高峰,后分泌量逐渐降低。妊娠两个月左右,胎盘开始合成大量孕酮。孕酮主要在肝内降解,然后随尿、粪排出体外。

(2)孕激素的生理作用(表12-3):孕激素主要是使子宫内膜和子宫肌为受精卵着床做准备,孕酮的大部分作用必须在雌激素基础上才能发挥。

表 12-3　　　　　　　　　　　　**孕激素的生理作用**

对象	生理作用
子宫	子宫内膜在增生基础上出现分泌期改变,有助于胚泡着床、生长;降低子宫平滑肌兴奋性,活动减弱,降低对催产素敏感性,安宫保胎;宫颈腺体分泌黏液变稠,阻止精子通过
乳腺	促进乳腺腺泡发育,为后期泌乳做好准备
代谢	促进机体产热,基础体温升高,排卵后可升高 0.5 ℃左右

二、卵巢功能的调节

从青春期起,妊娠和哺乳期除外,卵巢功能受下丘脑-腺垂体的调节,而卵巢分泌的激素又影响子宫内膜,使之发生每月一次的周期性脱落,形成月经周期(menstruation cycle)。月经周期的形成是下丘脑-腺垂体-卵巢轴主导的(图 12-5),与体液中 GnRH、FSH、LH 及卵巢激素浓度关系密切。

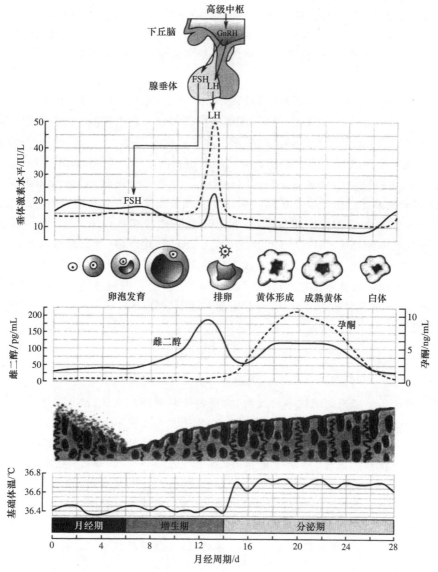

图 12-5　月经周期中卵巢和子宫内膜变化

正常成年女性月经周期长短存在差异,通常为 20～40 d,平均 28 d。月经周期可根据子宫内膜的周期性变化分为增殖期、分泌期和月经期。

1. 增殖期

从月经停止到排卵为止,即月经周期的第 5～14 天,称增殖期(proliferative phase)。此期内,卵巢中的卵泡处于发育和成熟阶段,不断分泌雌激素,促使子宫内膜、血管、腺体增生,但腺体并不分泌。卵泡到此期末发育成熟并排卵。此期的形成是由于青春期后,下丘脑 GnRH 增多,进而促使腺垂体 FSH 及 LH 分泌增多,在 LH 的配合下,FSH 促使卵泡发育成熟,卵泡细胞分泌雌激素,在雌激素作用下子宫内膜发生增殖期变化。增殖期末即排卵前一天左右雌激素浓度达到高峰,此时,雌激素可正反馈作用于下丘脑,使其分泌的 GnRH 不断增加,进而刺激腺垂体分泌释放 LH 及 FSH,特别是 LH 浓度增高最为明显,形成 LH 峰。在高浓度的 LH 作用下,成熟卵泡破裂排卵。

2. 分泌期

从排卵后到下次月经前,即月经周期的第 15~28 天,称分泌期(secretory phase)。排卵后形成的黄体可以分泌孕激素和雌激素,受激素的影响,子宫内膜细胞增生,糖原含量增加,分泌腺由直变弯,处于分泌期,为受精卵着床发育做好准备。

3. 月经期

从月经开始至出血停止,即月经周期的第 1~4 天,称月经期。此期,子宫内膜血管发生痉挛性收缩,子宫内膜缺血、脱落、流血而形成月经。月经期间,子宫内膜脱落留下创面,要注意卫生,避免剧烈运动。此期发生在月经周期的第 1~5 天,相当于排卵后第 8~10 天,此阶段雌激素和孕激素在血中的浓度达到高水平,因为负反馈作用使下丘脑分泌的 GnRH 和腺垂体分泌的 FSH、LH 减少。由于 LH 减少,黄体开始退化,孕激素、雌激素分泌因此迅速减少。子宫内膜由于突然失去这两种激素的支持,发生脱落形成月经。孕激素、雌激素浓度减少后,对下丘脑-腺垂体的抑制作用消除,下丘脑分泌的 GnRH 和腺垂体分泌的 FSH、LH 再次增多,在 FSH 作用下,一批卵泡再次开始生长发育,激素水平再次形成规律性变化,形成下一次月经周期。如果怀孕,胎盘分泌 HCG,使月经黄体变成妊娠黄体,继续分泌孕激素和雌激素,子宫内膜继续增厚,不再来月经,直至分娩以后,激素水平逐渐恢复,月经周期才逐渐恢复。

知识链接

避 孕

可以通过几个环节达到避孕的目的:抑制精子和卵细胞生成;阻止精子和卵细胞相遇;干扰女性生殖道内环境,不利于精子存活;使子宫内环境不利于胚泡的着床与生长。实际生活中的避孕措施有:①女性避孕药,多为人工合成的性激素(雌激素、孕激素)。使用这些药物提高雌激素、孕激素的浓度,通过负反馈可以抑制"下丘脑-垂体-卵巢"轴,从而抑制排卵;同时孕激素可减少子宫颈黏液的分泌量,使黏稠度增加,不利于精子通过。有些药物会导致月经不调。②节育器,放置在宫腔内,干扰宫腔环境,不利于胚泡着床,达到避孕目的,有宫外孕史的不宜放置。③屏障措施,包括男性避孕套和女用避孕套,能阻止精子与卵细胞相遇,达到避孕效果,还能预防疾病。

二、分娩

分娩(parturition)是成熟胎儿及其附属物从母体子宫娩出体外的过程。自然分娩的过程可分为三个阶段。第一阶段宫口扩张,第二阶段胎儿娩出,第三阶段胎盘娩出。妊娠晚期,子宫平滑肌兴奋性提高,在催产素、雌激素等激素作用下,子宫平滑肌收缩,驱使胎儿沿产道下降,它是分娩的动力,宫颈受到胎头刺激反射性引起催产素分泌增加,催产素又可加强子宫肌收缩,于是构成一个正反馈,收缩越来越强,直到分娩过程完成。

第三节 妊娠与分娩

一、妊娠

妊娠(pregnancy)是指母体内胚胎的形成以及胎儿在母体内生长发育的过程,包括受精、着床、妊娠的维持及胎儿的生长。

(一)受精

受精(fertilization)是指成熟精子与卵细胞在输卵管结合成受精卵的过程。排入女性宫颈口的精子在通过生殖道的多种生理屏障后,在向输卵管游进的过程中,受一些酶的作用,获得具有使卵子受精的能力,在输卵管壶腹部与之相遇,融合形成受精卵。

(二)着床

着床(implantation)是指受精卵分裂形成的胚泡进入子宫内膜的过程。受精卵在输卵管的收缩运动、上皮细胞纤毛摆动等推动作用下,边分裂边移动,在受精后第4~5天,形成胚泡进入子宫腔。第8天左右,胚泡被子宫内膜吸附,与之发生相互作用,逐渐进入子宫内膜,几天后完成植入过程。同时,子宫内膜在体内雌激素和孕激素的作用下,继续发育增厚,此时的子宫内膜称蜕膜。植入后的胚泡最外层的一部分细胞发育成绒毛膜,蜕膜与绒毛膜结合形成胎盘,而胚泡的其他大部分细胞发育成胎儿。胚泡与子宫内膜的同步发育是着床成功的关键。胚泡与子宫内膜发育的不同步将使着床率明显下降,甚至不能着床,因此,使子宫内膜和胚泡的发育不同步,即可达到避孕目的,如宫腔内放置避孕环就是干扰胚泡植入的一种常用避孕方法。

(三)妊娠的维持及激素调节(图 12-6)

正常妊娠的维持主要依赖于垂体、卵巢及胎盘分泌的各种激素的相互配合。受精与着床之前,在腺垂体促性腺激素的作用下,卵巢中黄体分泌大量孕激素和雌激素,使

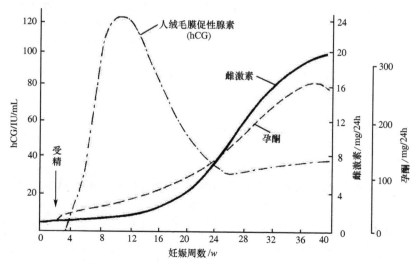

图 12-6　妊娠期 hCG、雌激素和孕激素分泌变化示意图

子宫内膜进入分泌期,为妊娠做好准备。若受孕,则在受精后第 6 天左右,胚泡滋养层细胞开始分泌人绒毛膜促性腺激素,并刺激黄体转化为妊娠黄体,继续分泌孕激素和雌激素,以适应妊娠的需要。胎盘形成后,不仅在母体和胎儿之间可有效进行选择性的物质交换,而且,胎盘可分泌大量的激素,对维持妊娠起重要作用。

1.人绒毛膜促性腺激素(hCG)

hCG 是由胎盘合体滋养层细胞分泌的一种激素,能刺激月经黄体变成妊娠黄体,维持雌激素、孕激素的分泌,还可抑制淋巴细胞的活性,防止母体产生对胎儿的排斥反应,达到"安胎"效应。hCG 在妊娠早期即出现,测定母体血中或尿中 hCG 浓度是诊断早期妊娠的一个指标。

2.人绒毛膜生长素(human chorionic somatomammotropin,hCS)

hCS 是胎盘合体滋养层细胞分泌的多肽,故具有生长激素的作用,可调节母体与胎儿的糖、脂肪和蛋白质代谢,促进胎儿生长。

3.类固醇激素

胎盘也能分泌大量类固醇类激素:孕酮和雌激素。

(1)孕酮由胎盘的合体滋养层细胞分泌。合成所需原料胆固醇来自母体,在妊娠期间,它能维持子宫内膜蜕膜化;降低子宫的收缩,防止胎儿被母体排斥;促进乳腺腺泡的发育。

(2)雌激素:胎盘分泌的雌激素中,90%是雌三醇,雌二醇很少。雌三醇是胎儿与胎盘共同参与合成的。检测孕妇尿中雌三醇的含量,可反映胎儿在子宫内的情况,如雌三醇突然降低,则预示胎儿危险或发生宫内死亡。雌激素的作用是:通过产生前列腺素而增加子宫胎盘之间的血流量,还能促进母体子宫和乳腺的生长,松弛骨盆韧带和调节母体与胎儿的代谢。

思政案例

袁隆平先生写给母亲的一封信

2021 年 5 月 22 日 13 点 07 分,"共和国勋章"获得者、中国工程院院士、"杂交水稻之父"袁隆平先生在长沙逝世,享年 91 岁。随后,一篇署名为袁隆平、题为"妈妈,稻子熟了"(或"稻子熟了,妈妈,我想你了")的文章在网络刷屏,文中母子之间真挚的感情感动了无数人。这是袁隆平先生在自己 80 岁生日晚会上的致辞,这篇致辞以书信体的形式,表达了对母亲的思念、赞美、敬佩、感激、愧疚之情,字里行间深情满怀,声情并茂,感人肺腑。

一个伟大的母亲,在一个伟人心中播下了希望的种子,而这种子多年以后,填满了一代又一代人的饭碗。

▌ 本章重难点小结 ▌

一、本章提要

通过本章节的学习,使同学们了解男性生殖和女性生殖的基本内容。具体包括以下内容:

1.熟悉生殖、月经周期、妊娠、分娩的概念。熟悉雌激素、孕激素、雄激素的生理作用,熟悉男性睾丸的功能,内分泌及生精功能。掌握女性卵巢的功能,生卵及内分泌功能,女性生殖功能的调节,月经周期。

2.具有对男性生殖功能、女性生殖功能进行评估和健康教育的能力。

3.了解男性生殖功能的调节,了解妊娠、分娩的过程。

二、本章重难点

1.重点:卵巢生卵功能。

2.难点:月经周期。

课后习题

一、名词解释

1.生殖　　　　2.月经　　　　3.妊娠　　　　4.受精　　　　5.着床

二、填空

1.睾丸的主要生理功能是_____和_____。

2.雄激素是由睾丸的_____细胞产生的,抑制素是由_____分泌的。

3.卵巢周期可分为_____、_____和_____三个时期。

4.月经的产生是由于血中雌激素和孕激素含量突然大幅度_____,致使子宫内膜组织坏死、脱落出血。

5.月经周期中,子宫内膜的变化可分为_____期、_____期和_____期。

6.引起排卵发生的关键性因素是_____峰。该峰是由排卵前_____高峰所诱导出现的,后者对腺垂体及下丘脑的这种作用为_____效应。

7.妊娠8～10周以前,妊娠的维持主要靠胎盘分泌的_____,而妊娠8～10周以后则主要靠胎盘分泌的_____和_____。

8.卵巢分泌的雌激素主要是_____。怀孕期间,胎盘大量产生的雌激素主要是_____。

三、选择题

1.精子在体内主要贮存在(　　　)。

A.输精管及附睾　　B.睾丸　　　　C.前列腺　　　　D.精囊腺　　　　E.尿道球腺

2.关于雄激素的作用的叙述,下列哪项是错误的?(　　　)

A.刺激雄性附性器官发育并维持成熟状态　　　　B.刺激男性副性征出现

C.促进肌肉与骨骼生长,使男子身高在青春期冲刺式生长

D.分泌过盛可使男子身高超出常人　　　　E.维持正常的性欲

3.抑制素主要由何种细胞分泌?(　　　)

A.睾丸支持细胞　　　　B.睾丸间质细胞　　　　C.睾丸生殖细胞

D.精原细胞　　　　E.精子

4.支持细胞的功能不包括(　　　)。

A.支持生精细胞　　　　B.营养生精细胞　　　　C.分泌抑制素

D.产生精子　　　　E.构成血-睾屏障

5.关于睾丸功能调节的叙述,下列哪项是错误的?(　　　)

A.FSH对生精过程有刺激作用　　　　B.LH刺激间质细胞分泌睾酮

C.FSH对生精有始动作用

D.睾酮与雄激素结合球蛋白,促进精母细胞减数分裂

E.睾酮对腺垂体FSH的分泌起负反馈作用

6.女性的主性器官为( )。

A.子宫 B.卵巢 C.输卵管 D.阴道 E.外阴

7.女性每个月经周期中,通常发育成为优势卵泡的数目是( )。

A.1个 B.5个 C.10个 D.15个 E.20个

8.闭锁卵泡是由( )。

A.排卵后卵子受精,塌陷卵泡形成 B.排卵后卵子未受精,塌陷卵泡形成

C.始基卵泡形成 D.初级卵泡形成

E.未成熟卵泡蜕变形成

9.关于黄体形成的叙述,下列哪项是正确的?( )

A.由未成熟卵泡蜕变形成 B.由卵丘细胞形成 C.由受精卵形成

D.由排卵后的塌陷卵泡形成 E.由闭锁卵泡蜕变形成

10.有关女子基础体温的叙述,哪一项是错误的?( )

A.随孕激素及其代谢产物的变化而波动 B.随雌激素水平的波动而变化

C.在排卵前短暂降低 D.排卵后升高1℃左右

E.在黄体期一直维持在高水平上

11.关于月经出血的叙述,下列哪项是错误的?( )

A.黄体期后期FSH和LH分泌减少

B.黄体退化,雌激素和孕激素分泌进入低潮

C.前列腺素F2α释放,子宫内膜血管痉挛

D.溶酶体释出蛋白水解酶,使组织溶解,内膜剥脱,形成出血

E.出血期中由于雌激素和孕激素的正反馈,FSH和LH又开始加强分泌

12.月经血不会发生凝固是因为( )。

A.雌激素阻止血液凝固 B.孕激素阻止血液凝固

C.子宫分泌前列腺素,阻止血液凝固 D.子宫内有丰富的纤溶酶原激活物

E.子宫内有大量的肝素

13.结扎输卵管的妇女( )。

A.不排卵,有月经 B.不排卵,无月经 C.仍排卵,有月经

D.副性征存在,附性器官萎缩 E.副性征消失,附性器官正常

14.血中哪一种激素出现高峰可作为排卵的标志( )。

A.催乳素 B.卵泡刺激素 C.黄体生成素

D.催乳素释放因子 E.催乳素释放抑制因子

15.妊娠3个月后,诊断死胎的化验指标主要是( )。

A.孕妇尿中雌酮突然减少 B.孕妇尿中孕酮突然减少

C.孕妇尿中β-雌二醇突然减少 D.孕妇尿中雌三醇突然减少

E.孕妇尿中hCG突然减少

四、问答题

1.睾丸是怎样产生精子的?简答下丘脑-腺垂体对睾丸生精功能的调节。

2.睾酮有哪些主要生理作用?其分泌的调节机制如何?

3.雌激素和孕激素各有哪些生理作用？

4.试述在月经周期中,子宫内膜与下丘脑、腺垂体和卵巢的相应变化。

5.何谓雌激素的正反馈效应？有何意义？

五、案例分析

1.王×,女,26岁,孕20周,例行产检时,问护士:怀孕后为什么不来月经？

2.李×,女,38岁,已育一子10岁,二胎政策开放后,现已怀孕24周,担心孕期再次怀孕,请解释为何孕妇不会再次受孕。

课后习题参考答案

（邱文静）

第十三章
人体重要阶段的生理特征

[学习目标]

1.了解小儿各年龄分期及各系统的解剖生理特点。

2.了解青春期男性、女性生理特点。

3.了解更年期男性、女性生理特点。

4.了解老年人的年龄划分标准及老年人各系统的生理变化。

5.引导学生识恩、感恩生活,树立乐观的生活态度,形成施恩及报恩的行为习惯,弘扬尊老爱幼的中华传统美德。

人的一生从出生到衰老直至死亡需经历不同生命阶段,一般来说可分为婴儿期、幼儿期、学龄前期、学龄期、青春期和老年期等几个阶段。不同的时期,人体的生长发育、形态功能乃至心理特征都有各自的特点。

第一节　小儿生理

小儿时期是机体处于生长发育的阶段,个体差异、性别差异和年龄差异都非常大,每个阶段都有其自身的特点。

一、小儿各年龄分期和各期特点

小儿的生长发育是一个连续渐进的动态过程。但在实际工作中,常根据小儿的解剖、生理和心理等特点,人为地将小儿按年龄划分为七个或八个(包含围生期)不同的阶段或年龄期。

(一)胎儿期

从精子和卵子结合形成受精卵开始至胎儿出生为止,约 40 周(280 d)。特点:①胎儿期完全依赖母体而生存。②孕母的健康对胎儿的存活与生长发育有直接影响。母亲的健康状况、情绪、理化因素的刺激、生活工作条件、营养和卫生环境以及疾病、用药等因素都直接影响胎儿的生长发育,并可导致死胎、流产、早产或先天畸形的严重后果。③最初 12 周(胚胎期,妊娠早期)是器官原基分化的关键时期,易受外界不利因素的影响而出现夭折或先天畸形、遗传性疾病。

(二)围生期(围产期)

指出生前、产时、产后的一个特定时期,我国采用定义为:自胎龄满 28 周(体重≥1 000 g)至出生后 7 d 足天内。特点:①围生医学属交叉学科,具有跨学科特性。②这一时期从妊娠的晚期经分娩过程至新生儿早期,经受了巨大的变化,围生儿很容易受到胎内、分娩过程中及出生后各种因素的影响而患病,甚至死亡。③围生儿死亡率是衡量一个国家和地区妇幼卫生工作质量的重要指标。

（三）新生儿期

自胎儿娩出脐带结扎开始至生后 28 d 内,此期实际包含在婴儿期之内。特点:①是人类独立生活的开始阶段。②新生儿机体发育尚未成熟,适应外界环境的能力较差。③发病率及死亡率高,尤以早期新生儿(第一周新生儿)最高,应加强护理,注意保暖,细心喂养,预防各种感染。

（四）婴儿期

婴儿期又称为乳儿期,出生后至满 1 周岁之前,包括新生儿期在内。特点:①是小儿生长发育最迅速的时期,身长在一年中可增长 50%,体重可增加 2 倍。②对营养素和能量的需要量相对较高,与消化吸收功能不完善之间存在矛盾,消化紊乱与营养紊乱性疾病多见,故应提倡母乳喂养,指导合理喂养方法。③免疫功能变化大,婴儿 5～6 个月后经胎盘从母体获得的 IgG 逐渐消失,自身的免疫功能尚未发育成熟,感染性疾病(包括传染病)多见,故应按时进行预防接种,积极预防各种感染性疾病和传染病。

（五）幼儿期

1 周岁后到满 3 周岁之前。特点:①体格生长速度稍减慢。②智能发育较快,语言、思维、社交能力及自我意识发展迅速。③开始行走,活动范围增大。好奇心强,自我保护能力差。④饮食变化大,由乳类向成人饮食过渡。⑤意外事故较多见,营养性疾病及腹泻亦较多见,故应防止意外创伤和中毒,加强断奶后的营养和喂养指导,重视传染病的预防工作,还应着手进行生活习惯和卫生习惯的培养和训练。

（六）学龄前期

3 周岁后到 6～7 周岁入小学前。特点:①体格生长较为缓慢,但稳步增长。②智能发育增快,是性格形成的关键时期。③小儿可塑性较大,因此应注意早期教育,注意培养良好的道德品质及生活卫生习惯。④知识面扩大,自理能力和社交能力得到锻炼。⑤意外事故较多见,其他疾病减少。

（七）学龄期

学龄期又称为小学学龄期,从入小学起(6～7 岁)到进入青春期前。特点:①体格生长稳步增长,但相对较慢。②除生殖器官外,各器官外形本期末已接近成人。③智能发育更加成熟,是学习的重要时期。④发病率相对较低,但免疫性疾病、近视、龋齿等开始增多,心理、行为问题也开始增多。

（八）青春期

青春期一般从 10 岁至 20 岁,各人青春期起始和结束的时间都有较大的差异。此期儿童体格生长发育出现第二次高峰,同时生殖系统的发育也加速并日趋成熟。青春期的生理将在本章第二节着重讲述。

二、小儿各系统的解剖生理特点

（一）运动系统

小儿骨骼组成成分中,水和有机物较多(蛋白质等),钙和其他无机盐含量较少,钙化不完全,因而骨骼的坚固性较差,弹性较好,可塑性较大,在压力作用下容易发生弯曲和变形。小儿关节的白窝较浅,关节周围的肌肉较细长、柔软,韧带较松,所以其伸展性及活动范围比成年人大,尤其是肩关节、脊柱和髋关节的灵活性与柔韧性明显比成年人好,但牢固性较差,在过猛外力作用下易脱臼。小儿肌纤维较细,肌肉中水分含量较大,蛋白质及储存的糖原较少,因此骨骼肌力量较差,容易疲劳,但恢复较快。

(二)呼吸系统

小儿呼吸道(鼻、咽、喉、气管、支气管)的管腔狭窄,黏膜柔嫩,血管丰富,纤毛运动能力差;肺的弹力组织发育不完全,呼吸肌收缩力差,因而小儿呼吸浅而快,肺活量和通气量较小,呼吸道适应力和抵抗力较差。

(三)循环系统

1. 血液

小儿的血液总量相对比成人多,占体重的 $8\%\sim10\%$。但小儿的造血器官易受伤害,某些药物及放射性污染对造血器官危害极大。婴儿小儿生长发育迅速,血液循环量增加很快,喂养不当或幼儿严重挑食、偏食,容易发生贫血。

小儿血液中血小板数目与成人相近,但血浆中的凝血物质(纤维蛋白、钙等)较少。因此一旦出血,凝血较慢。幼儿白细胞吞噬病菌能力较差,发生感染容易扩散。

2. 心脏

由于婴幼儿心肌收缩力较弱,因此心输出量少,而新陈代谢旺盛,且迷走神经兴奋性低,交感神经占优势,故心率快。心率随年龄增长而逐渐减慢,新生儿平均 $120\sim140$ 次/min,1 岁以内 $110\sim130$ 次/min,$2\sim3$ 岁 $100\sim120$ 次/min,$4\sim7$ 岁 $80\sim100$ 次/min,而 $8\sim14$ 岁 $70\sim90$ 次/min。

(四)消化系统

小儿的乳牙硬度较差,且易患龋齿;食管较窄,黏膜薄嫩,弹力较差,易损伤;胃容量小,蠕动能力较差,消化能力也较差;婴幼儿肠管相对较长,小肠黏膜有丰富的毛细血管和淋巴管,吸收能力较强,但植物神经的调节能力差,容易发生肠道功能紊乱,引起腹泻或便秘;婴幼儿肝脏相对较大,在肋缘下摸到肝脏下缘,一般为生理现象。其肝脏分泌胆汁较少,对脂肪的消化能力较差。

(五)泌尿系统

小儿肾脏未成熟的肾单位较多,肾小管也较短,浓缩尿和排泄毒物的功能较差;膀胱的肌肉层较薄,弹性组织发育不完善,储尿能力较差;尿道较短,黏膜薄嫩,容易感染。

(六)神经系统

婴幼儿时期脑的发育非常迅速,从出生到 7 岁,脑重量增加近 4 倍,7 岁左右已基本接近成人。脊髓和脑干在出生时即已发育成熟,而小脑发育则相对较晚,从 1 岁左右迅速发育,$3\sim6$ 岁逐渐发育成熟。幼儿大脑皮层发育尚未完善,兴奋占优势,抑制过程形成较慢。但兴奋持续时间较短,容易泛化,主要表现为对事物保持注意的时间不长,常随兴趣的改变而转移注意,动作缺乏准确性等。

(七)感觉器官

小儿眼球前后径较短,呈生理性远视,一般到 $5\sim6$ 岁转为正视。晶状体弹性大,调节能力强,因此能看清很近的物体。如果小儿形成不良的用眼习惯,长时间视物过近,则会使睫状肌过度紧张而疲劳,致使晶状体变凸,形成近视。

小儿外耳道比较狭窄,外耳道壁尚未完全骨化。咽鼓管相对比较短、平直、管径较粗。当鼻腔有感染时,病菌易侵入中耳,引起中耳炎。

（八）免疫系统

低龄儿童的非特异性免疫、体液免疫和细胞免疫功能都不成熟,因此抗感染能力比成年人和年长儿低下,故适当的预防措施对低龄儿童特别重要。

‖ 知识链接 ‖
生长发育的一般规律

生长发育是一个连续的过程,但并非等速进行,具有阶段性。一般体格生长,年龄越小,增长越快,生后 6 个月内生长最快,周岁后基本稳步成长,至青春期又迅速加快。生长发育遵循由上到下、由近到远、由粗到细、由低级到高级、由简单到复杂的规律。比如,孩子出生后运动发育规律是先抬头、后抬胸,再会坐、立、行走,这是由上到下;先会挥动手臂,然后才会做手指的运动,这是由近而远;先会抓东西,然后才会用拇指和食指捏取东西,这是由粗糙到精细;先会发单音,后是词组、句子,这是由简单到复杂;先会看、听、感觉事物,认识事物,再发展到有记忆、思维、分析和判断,这是由低级到高级。

第二节 | 青春期生理

青春期又称为少年期、中学学龄期,是指从第二性征出现到生殖功能基本发育成熟、身高停止增长的时期。女孩一般从 11~12 岁开始到 17~18 岁,男孩从 13~14 岁开始到 19~20 岁。男性比女性晚 2 年左右。特点:①是第二个体格生长高峰,身高增长显著加速;②第二性征及生殖系统迅速发育并逐渐成熟,性别差异明显;③至本期末各系统发育成熟,体格生长停止;④青春期发育存在明显个体差异及种族差异,可相差达 2~4 年;⑤发病率低,但可出现心理、生理、行为问题及神经-内分泌紊乱性疾病。故在这一时期,除供给足够的营养,加强体育锻炼和道德品质教育外,还应重视和加强青春期保健,进行青春期生理卫生和心理卫生知识的宣传教育,使他们的心身都能得以健康成长。

一、男性青春期

此期下丘脑及高级中枢迅速发育成熟,在它们的调控下,人体肌肉和内脏器官等生长发育加速,身高、体重迅速增加,性发育明显加快。

（一）性器官的发育

青春期前,睾丸很小,曲细精管纤维管壁上的各类细胞尚未分化,其间有少量的原始生精细胞。男性青春期最早的变化是睾丸体积的增大,这主要是由曲细精管发育所引起的。进入青春期后,在垂体促性腺激素的作用下,曲细精管的各类细胞迅速分化增生,从基膜至管腔可以看到排列有序的处于不同发育阶段的各种生精细胞。间质细胞开始分泌雄性激素,主要为睾酮,并逐渐增多。青春期的发育过程一般分为三个时期:

第一期:为青春期开始阶段,在 9~12 岁。此期睾丸的支持细胞、间质细胞数量稍有增加,睾丸开始增大,曲细精管量少而细微,生精细胞仅有精原细胞和精母细胞,间质细胞开始分泌少量睾酮,附属性器官开始缓慢生长,但仍处于幼稚状态。

第二期:为迅速发育阶段,在12~15岁。此期睾丸体积迅速增大,曲细精管明显发育,出现精子细胞和精子,但精子数低于成人,间质细胞分泌睾酮增加。阴囊、阴茎、前列腺等附属性器官快速生长。

第三期:为成熟阶段,大约在15岁以后。此期生殖器官逐渐发育成熟,睾丸发育逐步接近成人大小,精子的数量和睾酮的分泌量已达到成人水平。

(二)第二性征发育

男女生殖器官的差异称为第一性征,也称作主性征。当步入青春发育期以后,男、女除生殖器以外,在外观及体形上的差异称为第二性征,又称为副性征。男性第二性征主要表现为:声音变粗,长出胡须、阴毛,1~2年后,腋毛开始长出,前额变宽,额部发际后移,逐渐形成男性成人面貌。

二、女性青春期

女性从月经初潮到性器官发育成熟的时期为青春期。女性青春期的性发育包括:月经初潮、生殖器官发育、第二性征发育。

(一)月经初潮

第一次月经来潮称为月经初潮。这是青春期到来的特征,是女性性功能成熟的一项生理标志。月经初潮的平均年龄为13岁,但可以早在10岁或晚在18岁。月经初潮开始后一段时间,因卵巢并未完全成熟,功能并不稳定,月经周期多为无排卵性月经,往往不规律。一般从月经初潮到性成熟期需3~5年时间,但有部分女孩在月经初潮后很快有排卵的月经周期,具有受孕的能力。月经初潮的年龄受地区、海拔高度、种族、社会因素、环境、遗传、营养状况及生活条件等因素的影响。

(二)生殖器官发育

女性生殖器官在青春期前发育缓慢,基本处于幼稚状态。进入青春期后,在激素的作用下迅速发育,并与其他系统共同进入成熟阶段。进入青春期,下丘脑-垂体-卵巢轴发育渐趋成熟,女性体内雌激素、孕激素与少量雄激素三种性激素水平增高。在性激素的作用下,生殖器官发育增大,逐渐趋于成熟。可见阴阜隆起,出现阴毛,大阴唇变肥厚,小阴唇变大且有色素沉着,处女膜变厚,中间孔径约为1 cm,前庭大腺功能开始活跃。阴道长度与宽度均增大,阴道长度由青春期前的8 cm左右增加到月经初潮时的11 cm左右。阴道黏膜变厚,出现褶皱,黏液腺发育并有分泌物排出,为酸性。子宫增大,尤其是子宫体增大明显,宫颈仅占子宫全长1/3,宫颈宽度增大,颈管变大,腺体增生,腺上皮产生大量透明分泌物,取分泌物涂片,镜下可见羊齿状结晶,是雌激素作用的表现。输卵管变长增粗,卵巢增大成扁卵圆形。卵巢的体积在8岁之前极小,表面光滑,8~10岁开始发育较快,以后直线上升,质量由青春期前的6 g增加到9~10 g,皮质内有发育不同程度的卵泡,卵巢由于排卵滤泡破裂后修复,使表面凹凸不平。

(三)第二性征发育

女性的第二性征主要表现为音调变高,乳房丰满而隆起,乳头变大,出现腋毛及阴毛,骨盆横径的发育大于前后径的发育,胸、臀部的皮下脂肪增多,显现出女性特有的体态。

知识链接

青春期抑郁症，为什么很多是尖子生？

家长、老师和社会，已心照不宣地把"尖子生"和"完美"画上了等号，似乎好成绩就代表着能力好，个性好，受人欢迎，等等。其实学习成绩只是反映了学习某些知识和掌握某种技能的水平状况而已，和身心健康水平没有必然的联系。成绩突出的孩子，内心往往住着期待过高的父母，在父母高标准、低包容性的教育方式下，孩子们的心态极不自信，在行为上却又过度追求完美。一旦遭遇重大失败，打破了他们多年来对自己"完美"形象的认知，接下来的路就不知道该怎么走了，从此开始不断地自我怀疑。对于这样的尖子生，家长和老师们要做的就是帮助他们走下"神坛"。只有放下来自外界的种种过高期待，他们才能在这个逐步确立自我认同的年龄，慢慢探寻，找到自己人生的方向、意义和价值感。

第三节 更年期生理

更年期是指性机能从正常逐渐衰退到老年状态的一个过渡时期。一般女性在45岁后，男性在50岁以后，由于下丘脑、垂体功能的退化，人体性腺、性器官的结构与功能出现了由旺盛到衰老的过程。

一、男性更年期

男性更年期是男性由中年过渡到老年的一个必经生理阶段，并非所有男性步入更年期后都会出现临床症状，据统计，30%～40%的中老年男性可能会出现不同程度的更年期症状和体征。也就是说，这个过渡时期可以是一个正常的老化过程，也可以是一个伴随着临床症状的疾病过程。

（一）男性性腺结构与功能变化

1.睾丸变化

有人认为男性40岁之后睾丸的重量就缓慢下降，较睾丸的体积变化更早。睾丸体积在50岁以后缓慢缩小，60岁以后更加明显，70岁时相当于11～12岁男孩睾丸的大小。50岁以后睾丸曲细精管开始萎缩，70岁时明显缩小，生精能力下降。睾丸间质细胞常有变性变化，同时对促性腺激素的应答能力减弱。

2.男性激素变化

大多数50～60岁男子尿中的男性激素是青年时期的1/2，到65岁左右不到1/2；50～60岁时男性激素活性与青年人相比，其轻度降低，60～70岁时其活性减至青年期的1/3。很多学者发现，大部分高龄者血浆中游离睾酮含量降低。

男性进入50岁以后可出现一系列性功能的变化，如性欲减退、性活动减少、勃起不坚，易出现勃起功能障碍。

（二）男性更年期综合征的症状

更年期过程可对多器官系统的功能造成不良影响，并降低生活质量，出现一定的症状或（和）体征，同时伴有血清睾酮水平减低，称为男性更年期综合征。

其症状一般分为三大类：

1.精神症状

精神症状主要是性情改变，表现为紧张焦虑、抑郁、易怒、偏执状态。患者精神不集中，情绪不稳定，可出现猜疑、嫉妒、妄想、疑病、幻觉、幻听，悲观失望，严重者可出现自伤、自杀企图等情绪障碍行为。

2.植物性神经功能紊乱

心血管系统症状如心悸、心前区不适、胸闷、呼吸不畅，或血压波动，头晕、耳鸣、阵发性面部潮红、四肢麻木。胃肠道症状如食欲减退、胃肠功能紊乱等。神经衰弱表现如失眠、多梦，易惊醒，记忆力减退、健忘、反应迟钝等。

3.性功能和生殖器官方面的症状

这方面多表现为性功能减退，自感有勃起功能障碍、性欲降低、性交次数明显减少、射精强度减弱或不射精。这种性功能减弱有生理功能方面的原因，也有精神、心理方面的原因。

男性更年期综合征的形成原因主要是因为性激素水平下降，除了年龄因素以外，还与工作生活压力大、患有慢性疾病、不良生活方式、生活环境恶劣及缺乏体育运动等有关。可进行心理预防、对症处理以及雄性激素替代疗法。保持精神愉快和情绪稳定，并配合合理营养、体育锻炼、适度性生活及药物等综合方法。

二、女性更年期

（一）围绝经期

1994 年，世界卫生组织（WHO）将延用百年的"更年期"一词改称为"围绝经期"。围绝经期是指妇女绝经前后的一段时期（从 45 岁左右开始至停经后 12 个月内的时期），包括从接近绝经，出现与绝经有关的内分泌、生物学改变和临床特征起至最后 1 次月经后 1 年。围绝经期是卵巢功能衰退的征兆，是正常的生理变化时期，包含绝经前期、绝经期、绝经后期（图 13-1）。

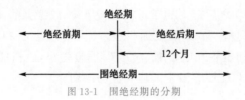

图 13-1　围绝经期的分期

1.绝经前期

绝经前期指月经周期开始变化到最后一次月经前的时期。这期间卵巢功能减退，而垂体与下丘脑功能仍属于正常，导致卵巢对垂体促性腺激素的敏感性降低，卵泡需要在高水平的促性腺激素作用下，方能逐步发育并排卵。因此，卵巢不能按时排卵，有些卵泡常发育到不同阶段时停滞不前，它们仍能分泌一定量的雌激素，但难以对下丘脑和垂体产生正反馈作用。缺少孕激素，缺乏雌、孕激素共同对下丘脑、垂体促性腺激素分泌的负反馈抑制作用，导致垂体的促性腺激素分泌功能反而呈亢进状态。此期偶尔会出现排卵与不健全黄体，大多数属于无排卵的月经周期。

2. 绝经期

绝经期指卵巢功能的进一步减退而使月经永远停止的时期。从女性生命中的最后一次月经开始,在没有病理或其他生理原因的影响下连续闭经 12 个月,才算绝经。此期卵巢功能减退,卵泡对促性腺激素刺激不敏感,卵泡不能发育而退化。血中雌激素减少,一方面不足以使子宫内膜脱落出血,月经停止来潮。同时失去了对下丘脑、腺垂体的负反馈功能,所以血中促性腺激素量增加,卵泡刺激素(FSH)可达正常分泌量的 10 倍以上,黄体生成素(LH)升高 3 倍多。我国妇女绝经年龄在 45～55 岁,平均为 49 岁。绝经年龄有种族、个体差异,并与初潮年龄、孕产次数、营养状况、生活习惯、遗传、社会、心理等因素有关。

3. 绝经后期

绝经后期指从月经停止开始持续闭经 12 个月的时期。此期卵巢逐渐萎缩、纤维化,体积减小,质变硬,卵巢功能丧失,生殖功能已不存在,渐渐步入老年期。

(二)围绝经期综合征的症状

围绝经期综合征是指妇女在绝经前后由于雌激素水平波动或下降所致的植物神经系统功能紊乱为主,伴有神经心理症状的一组症候群,多发生于 45～55 岁。大多数妇女围绝经期症状轻微,在不知不觉中度过,但也有些人症状严重,影响了正常工作和生活,需要进行治疗。围绝经期有关症状可概括为以下四个方面:

(1)神经精神症状:如阵发性面部潮红、头颈胀热、出汗、烦躁不安、易激动、头昏、头痛、耳鸣、失眠、乏力;注意力不集中、记忆力减退、情绪低落、皮肤感觉异常等。

(2)月经不规律。

(3)心血管系统功能紊乱:心慌气短、血压升高或者不稳等。

(4)泌尿生殖道症状:泌尿生殖器官萎缩、排尿困难、尿急或压力性尿失禁、性交困难、性功能减退或亢进等。

围绝经期症状的发生机制还不十分清楚。除了与社会文化、心理、饮食习惯等因素有一定关系外,主要是由于长期缺乏雌激素,内分泌平衡的改变导致自主神经系统功能失调而产生不同程度的症状。早在 20 世纪 50 年代就有人提出并应用雌激素替代治疗来改善症状。近年来又有人提出在补充雌激素的同时加用孕激素联合治疗的激素替代治疗,更可以保护子宫内膜,避免长期单用雌激素造成子宫内膜过度增生与癌变。

第四节 | 老年期生理

随着年龄的增长,机体在结构和功能上发生的进行性退化,称为老化。

一、老年人的年龄划分标准

世界卫生组织(WHO)对老年人年龄的划分有两个标准:在发达国家将 65 岁以上的人群定义为老年人,而在包括我国在内的发展中国家,则将 60 岁以上的人群称为老年人。

老年期常被视为生命中的一个重要阶段,事实上对老年期还可以再划分为不同阶段。世界卫生组织根据现代人在生理和心理上的变化,将人的年龄界限又做了新的划分:44 岁以下为青年人;45～59 岁为中年人;60～74 岁为年轻老人;75～89 岁为老年人;90 岁以上为长寿老人。

二、老年人各系统的生理变化

(一)循环系统生理变化

随着年龄的增加,心肌收缩力下降,心输出量减少,窦房结功能减退,心脏传导系统亦出现退行性变。动脉管壁变厚,胶原纤维增加,弹性纤维减少,出现钙质沉积以及变形。多数老年人有动脉粥样硬化,内脏器官血流量减少,特别是肾脏;弹性血管硬化,收缩压升高,同时阻力血管管腔变小,外周阻力增大,舒张压也升高;由于压力感受器敏感性下降,可出现体位性低血压,容易跌倒而受伤。

老年人脑、冠状动脉的血流量少于青年人,脑血流量下降可致眩晕及意识模糊,冠状动脉血流量下降可致心脏供血不足,从而使机体对活动的耐受力和应激反应能力降低。

(二)呼吸系统生理变化

老年人常见骨质疏松、椎体下陷、胸椎后凸及胸骨前突,使胸廓前后径变大,横径相对变小而呈桶状胸,使正常胸廓结构发生改变而影响胸廓的呼吸运动。肋软骨钙化使得肋骨的活动能力减弱,肋间肌和呼吸辅助肌弹性降低,肺通气量下降。

随着年龄的增加,肺组织重量减轻,肺泡数目减少,肺泡壁弹性纤维逐渐减少,肺泡弹性下降,导致肺不能有效地扩张。另外,由于弹性纤维和胶原纤维减少,肺弹性回缩力减弱,气道阻力增大,导致残气量增多,肺活量减小。

肺动脉壁随年龄增加可出现肥厚、纤维化、透明化等改变,肺静脉内膜硬化使肺静脉和肺动脉压力增高。增龄后肺毛细血管容积降低,血流量减少,通气/血流比值改变,使肺换气功能减弱。

咳嗽反射功能和支气管壁纤毛运动减弱,呼吸道排出分泌物及异物的能力降低。支气管分泌免疫球蛋白减少,细菌易在呼吸道停留而导致呼吸道感染。

(三)消化系统生理变化

老年人牙齿的釉质和牙本质逐渐磨损,牙龈萎缩使牙根暴露,使釉质下牙本质神经末梢外露,对冷、热、酸等刺激过敏,易引起酸痛,严重者牙髓暴露可致剧痛。老年人的胃肠蠕动减慢,食物排空延缓,同时胃肠道腺体萎缩变性使胃酸、胃蛋白酶、胰淀粉酶以及胰脂肪酶等的分泌量减少,因此老年人的消化吸收功能低下。老年人还因动脉硬化、血管阻塞性病变而影响消化器官的供血而进一步导致消化器官功能低下,影响对维生素、铁、钙等的吸收。肝脏体积明显缩小,肝功能减退,解毒功能降低,易引起药物不良反应。

(四)泌尿系统生理变化

老年人肾萎缩,肾单位减少,肾血管退化变性,弹性降低。小动脉紧张性增高,肾血流阻力增大,血流量减少。同时肾小球滤过率、肾小管和集合管的重吸收及分泌功能均随增龄而下降。由于尿浓缩能力、调节水盐代谢和酸碱平衡能力降低,故易发生脱水或酸碱中毒。但肾的代偿能力较强,一般情况下,不会导致肾功能不全。

膀胱的改变主要是肌层萎缩、变薄、纤维组织增生。男性老人常有前列腺肥大,而女性老人膀胱出口处有腺体增生,这都会影响排尿,使膀胱内残留尿液增加。神经反射功能的改变,使老人膀胱常发生不自主收缩,从而引起尿失禁、尿频、尿急和夜尿增多等。

(五)生殖系统生理变化

老年男性睾丸逐渐萎缩、纤维化,生精能力和精子活性降低。性激素分泌减少,性功能减退。老年女性卵巢萎缩,内分泌功能减退;子宫逐渐缩小,子宫内膜萎缩;阴毛脱落变稀疏,大、小阴唇皮下脂肪减少,外阴黏膜变薄,阴道黏膜上皮变薄,皱襞减少。

(六)内分泌系统生理变化

甲状腺功能下降,使老年人代谢率降低,因此若饮食不节制,体重容易增加。血中胆固醇增加,动脉硬化加重。肾上腺皮质功能减退,对外伤、感染、手术等有害刺激的耐受能力降低。虽然老年人胰岛素的分泌量变化不大,但由于肝细胞膜上的胰岛素受体与胰岛素的结合能力下降,因而对胰岛素的反应不敏感,易得糖尿病。

(七)神经系统生理变化

老年人神经系统的改变主要是:①神经细胞数量减少,老年人脑神经元数量比成年人少 10%～30%,脑的重量也比成年人轻 5%～20%,体积缩小,皮质变薄,脑沟增宽,脑室扩大;②脂褐质沉积,脂褐质、淀粉样蛋白沉积在神经元内和神经元周围,使其功能减退至消失;③细胞形态改变,神经元突起减少,轴索萎缩;④脑血管改变,脑血管内膜增生,管腔狭窄。

‖ 知 识 链 接 ‖

阿尔茨海默病

阿尔茨海默病(AD)是一种起病隐匿的进行性发展的神经系统退行性疾病。临床上以记忆障碍、失语、失用、失认、执行功能障碍以及人格和行为改变等表现为特征,病因迄今未明。65 岁以前发病者,称为早老性痴呆;65 岁以后发病者称为老年性痴呆。

思政案例

中华传统美德"孝悌理论"

在中华民族悠久的文明史中,"先王以孝,以顺天下"、孔子的"君君臣臣,父父子子""百善孝为先"等均表达了孝文化对于国家、社会、个人的深远意义。

孝,即对父母的爱;悌,指兄弟姐妹间的爱。在孔子看来,孝悌是做人、做学问的根本。孟子在此基础上所提出的"老吾老以及人之老,幼吾幼以及人之幼"思想,将孝悌推广到了他人和社会。再到宋明时期,理学家们形成了天人合一的博爱思想。除此之外,还有像"鸦有反哺之义,羊有跪乳之恩"这样的典故,表明了动物都懂得恩情的回报,对于人来说更是不言而喻的道理。所以,当代的大学生应谨遵孝悌理论的精髓,学会感恩。

‖ 本章重难点小结 ‖

一、本章提要

通过本节学习,同学们可了解人体各年龄阶段解剖、生理、心理等方面的变化。具体包括以下内容:了解小儿各年龄分期及各系统的解剖生理特点,青春期及更年期两性生理特点,老年人的年龄划分标准及老年人各系统的生理变化。

二、本章重难点

小儿各系统的解剖生理特点,第二性征的概念和表现,男性更年期综合征的概念及症状,围绝经期的概念,围绝经期综合征的症状特点,老年人年龄划分标准。

课后习题

一、名词解释

1.青春期　　2.第二性征　　3.男性更年期综合征　　4.围绝经期

5.围绝经期综合征

二、填空题

1.女孩青春期一般从_____岁开始到_____岁,男孩从_____岁开始到_____岁。

2.青春期的发育过程一般分为三个时期:_____、_____和_____。

3.男性更年期综合征的症状一般有_____、_____和_____三类。

4.世界卫生组织(WHO)规定:发达国家,_____岁以上的人群为老年人;而在发展中国家,_____岁以上为老年人。

三、问答题

1.小儿生长发育可分为哪几个时期?

2.人体青春期有哪些生理特征?应采取哪些应对措施?

3.围绝经期症状有哪些表现?

4.在老年期,神经系统、循环系统发生了哪些主要变化?

四、案例分析

患者,女,49岁,近半年月经紊乱,半年前开始常每20 d来潮一次,经量多,经期持续时间长。但此次行经距上次62 d,量多如注,伴全身乏力。体格检查:T,36.6 ℃;P,76 次/min;R,18 次/min;Bp,90/60 mmHg,贫血貌。妇科检查:外阴已婚已产型,阴道有大量血液及血块,宫颈已产型,质中,无举痛,子宫体稍增大,质软,活动,无压痛,两侧附件未见异常。

思考问题:

1.该病人可能的疾病诊断是什么?

2.对该病人的治疗原则是什么?

课后习题参考答案

（舒丹）

实训指导

实训一　　蛙坐骨神经-腓肠肌标本制备

【实训目标】

学会神经肌肉实验的电刺激方法,观察刺激强度与反应之间的关系。加深理解刺激、反应和兴奋性的概念。

【实训方法】

1.教师对步骤及注意事项进行讲解。

2.教师对实验内容进行演示。

3.结束后按照实验报告书写的格式及内容,将实验的内容和结果及心得体会进行如实记录。

【实训准备】

实验室、实验报告、蟾蜍或蛙、蛙类手术器械、蛙板、电子刺激器、生理记录仪、任氏液、培养皿、棉花、大头针、丝线等。

【实训内容】

1.破坏脑和脊髓:左手握蛙,以食指压蛙头部前端,拇指按压背部,使头前俯(见实训图-1)。右手持探针由头前端沿中线向尾方划触,触及凹陷处即枕骨大孔,探针由此垂直刺入,其尖端向头方刺入颅腔并左右移动捣毁脑组织,然后退出探针,再从枕骨大孔处转向尾方,插入椎管捣毁脊髓。待蛙四肢瘫软,抽出探针。

2.剪去躯干上部及内脏:在蛙肩关节稍下方处,用粗剪刀剪断脊柱(见实训图-2)。将蛙头、前肢和内脏一并弃去,只保留一段腰背部脊柱、后肢及腹侧脊柱两侧的坐骨神经(见实训图-3)。

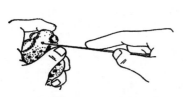 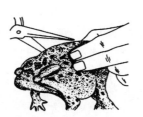 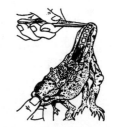

实训图-1　破坏蛙脑脊髓　　　　　实训图-2　剪断脊柱　　　　　实训图-3　剪去躯干上部及内脏

3.去皮:左手捏住脊髓断端,右手捏住断端边缘皮肤,向下剥掉全部后肢皮肤(见实训图-4)。将标本放在盛有任氏液的培养皿中,并把手及用过的器械洗净。

4. 分离两腿:用镊子夹住脊柱,将标本提起,以粗剪刀剪去骶骨后放在瓷板上,沿中线将脊柱纵向剪成两半,并从耻骨联合中央剪开两腿。标本浸入任氏液中。

5. 游离坐骨神经:将一侧大腿置于瓷板上,用玻璃分针沿脊柱向下游离坐骨神经,再在下肢股部背侧股二头肌和半膜肌之间找出腿部坐骨神经,小心分离,并剪断坐骨神经所有的分支直至膝关节。然后以粗剪刀剪下一小段与神经相连的脊柱(1~2个脊柱骨),用镊子夹住该段脊柱,轻轻提起神经,逐一剪去分支。

6. 分离腓肠肌:用镊子或玻璃分针将腓肠肌跟腱分离后穿线结扎。在结扎处下端用粗剪刀剪断跟腱,用手持线提起腓肠肌进行游离至膝关节处,在膝关节以下剪去小腿其余部分,制成坐骨神经腓肠肌标本(见实训图-5)。用浸过任氏液的锌铜弓触及坐骨神经,如腓肠肌收缩,则表明标本性能良好,将其浸入任氏液中备用。

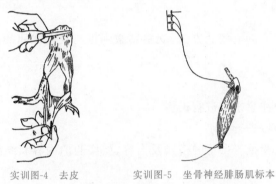

实训图-4 去皮   实训图-5 坐骨神经腓肠肌标本

7. 安装实验装置:将制备的坐骨神经腓肠肌标本按实训图-6安装好实验装置。

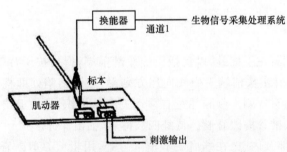

实训图-6 记录神经肌肉标本收缩反应的实验装置

8. 将电刺激器的电压强度调至最小,开动生物信号采集系统,给予标本一个弱刺激,逐步增大刺激强度,直到刚能描出收缩曲线为止。此时的刺激就是阈刺激,此时电刺激器输出的电压值,就是该标本的强度,为阈值。在此之前肌肉没有出现收缩反应的刺激均为阈下刺激。达到阈值后继续增大刺激强度,收缩幅度随之增大(因兴奋的神经纤维和肌细胞数目随之增多)。当刺激强度增大到某一值时,收缩幅度便不再随刺激强度的增大而提高,此时的刺激强度称为最适强度,具有这种强度的刺激即最大刺激。

【注意事项】

制备标本时应避免损伤神经,并常用任氏液湿润神经和肌肉。

实训二　反射弧的分析

【实训目标】

了解反射弧的组成并探讨反射弧的完整性与反射活动的关系,任何反射活动均需通过一定的反射弧才能完成。反射弧由感受器、传入神经、反射中枢、传出神经和效应器五部分组成。反射活动的完成依赖于反射弧的完整性。只要反射弧中任一环节被破坏,反射活动就不能进行。

【实训方法】

1. 教师对反射弧分析的步骤及注意事项进行讲解。

2. 教师对实验内容进行演示。

3. 结束后按照实验报告书写的格式及内容,将实验的内容和结果及心得体会进行如实记录。

【实训准备】

实验室、实验报告、蟾蜍或蛙、蛙类手术器械、蛙板、铁支架、刺激器、刺激电极、烧杯、培养皿、0.5％硫酸、棉花、橡皮筋、大头针、丝线等。

【实训内容】

1. 制备脊蛙

破坏蟾蜍或蛙脑部,保留脊髓,以一小棉球塞入创口止血,然后迅速用铁夹夹住蟾蜍下颌,悬挂在铁支架上(见实训图-7)。

2. 检查右侧屈腿反射

待蛙四肢松软后,用盛在培养皿中的0.5％硫酸溶液刺激蛙右后肢足趾皮肤,观察有无屈腿反射,然后用小烧杯盛清水洗去皮肤上的硫酸溶液。

3. 剥去右后肢足趾皮肤

在右后肢踝关节上方皮肤做一环状切口,将足部皮肤剥掉,重复步骤2,观察有无屈腿反射。

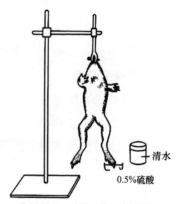

实训图-7　反射弧分析实验装置

4. 检查左侧屈腿反射

用0.5％硫酸溶液刺激蛙左后肢足趾皮肤,观察有无屈腿反射。

5. 剪断左腿坐骨神经

在左侧大腿背侧剪开皮肤,在股二头肌和半膜肌之间分离出坐骨神经,在神经上做两个结扎,在这两个结扎之间将神经剪断,重复步骤4,观察有无屈腿反射。

6. 检查搔扒反射

将浸有1％硫酸溶液的滤纸片贴在蟾蜍腹部的皮肤上,观察搔扒反射。

7. 观察反射活动是否还存在

破坏蟾蜍脊髓,再重复搔扒反射实验,观察反射的活动是否还存在。

【实训结论】

反射活动的完成依赖于反射弧结构和功能的完整性。

【注意事项】

1.蟾蜍趾尖皮肤要剥净。

2.分离神经应小心,勿使其受损,坐骨神经分支尽量剪除,否则会影响实验结果。

3.破坏脊髓时应完全,以见到两下肢伸直,肌肉松软为指标。

4.浸入硫酸中的部位应仅限于趾尖部位,每次浸入的范围,时间要相同,趾尖不能与培养皿接触。

5.每次用硫酸刺激后,应立即用自来水洗去皮肤残存的硫酸,再用纱布擦干,以保护皮肤并防止再次接受刺激时冲淡硫酸溶液。

【实训作业】

1.用反射弧分析各项实验会出现什么结果,其机理是什么。

2.何为屈腿反射?用硫酸溶液浸趾尖引起的屈腿反射的反射弧包括哪些具体组成部分?

实训三　　肌肉的收缩形式与刺激频率的关系

【实训目标】

观察不同刺激频率下骨骼肌的收缩形式,明确强直收缩的成因。

【实训方法】

1.教师对不同刺激频率下骨骼肌的收缩形式的实验步骤及注意事项进行讲解。

2.教师对实验内容进行演示。

3.结束后按照实验报告书写的格式及内容,将实验的内容和结果及心得体会进行如实记录。

【实训准备】

实验室、实验报告、蟾蜍或蛙、蛙类手术器械、蛙板、铁支架、电刺激器、刺激电极、烧杯、培养皿、生物信号处理系统、任氏液、铁支架、双凹夹、滴管、线等。

【实训内容】

1.制备蛙腓肠肌标本:

(1)破坏脑脊髓:方法见实验四。

(2)剪开一侧下肢皮肤,暴露腓肠肌。脚趾部与股骨部用蛙钉固定于蛙板上。

(3)在跟腱下穿一丝线并结扎,在远端剪断跟腱。

(4)将结扎跟腱的线提起,用细剪使腓肠肌与胫骨分离。

2.标本与仪器的连接:垂直提起腓肠肌上的结扎线,连接于肌张力换能器的取压头小孔上,将换能器输出连于计算机的输入通道,刺激电极固定在铁夹上,使其与腓肠肌接触良好,刺激电极的连线接于计算机程控刺激器输出端。

3.实验观察项目：

(1)刺激强度和肌肉收缩的关系：打开计算机，等待自动进入智能型生物信息采集处理系统主页，用鼠标在空白处双击后进入主界面。单击顶级菜单"实验项目"时，下拉式菜单将弹出。这时若你选中肌肉神经实验，则会向右弹出具体实验的子菜单，选定"刺激强度与反应的关系"项单击，界面上出现参数选择对话框，根据实验需要填入合适的数据后单击"确定"按钮便进入实验的监视。实验方式最好选择程控。

生物信号的观察：信号通道窗口可见当刺激器的电压强度调到最小，给予肌肉刺激时，肌肉未出现收缩反应，逐个增大刺激强度，当刺激刚好能使肌肉收缩时的刺激强度为该标本的阈强度或阈值，此时的刺激就是阈刺激。在此之前的刺激均为阈下刺激。达到阈值后再逐个增大刺激强度，肌肉收缩的幅度也随之增大(因兴奋的肌细胞数目随之增多)。直至连续几次收缩的幅度不再增大时(此时兴奋的肌细胞数目已达到最多)，引起最大收缩的最小的刺激即最适刺激。

(2)刺激频率与反应的关系：单击顶级菜单"实验项目"，在肌肉神经实验中选定"刺激频率与反应的关系"项单击，出现对话框后，填入合适的数据(如单收缩、不完全强直收缩和完全强直收缩的刺激频率的设置可以分别是 1 次/s、6 次/s、20 次/s)并单击现代或经典实验，便进入实验的监视。

生物信号的观察：选择的实验类型不同，将记录出不同形式的实验结果(如果选择的是经典实验，是指以对话框中设置的刺激强度和频率进行刺激，只画出三组图形；若选择的是现代实验，则刺激强度不变，每次刺激频率递增量为设置的量，画出许多组图形)。为了把图形做得满意，可根据实验图形调节对话框的数据。经典实验主要是调节三种收缩形式的刺激频率(Hz)和刺激强度(V)，现代实验主要是进行刺激强度和刺激频率增量即频率阶梯的设置。调节或设置好后，即可记录出几个单收缩曲线和一段不完全强直收缩和完全强直收缩的曲线。

4.实验结果处理：将实验结果进行图形剪辑，并在剪辑页上书写实验标题，标出阈强度、最适刺激强度、单收缩、不完全强直收缩、完全强直收缩。练习实验人员名单输入、存盘及打印设置等操作。

【实训结论】

在一定的刺激强度下，不同的刺激频率可使肌肉出现不同的收缩形式。

【注意事项】

1.避免用手指和金属器械接触和夹持标本，避免损伤神经，并常滴任氏液湿润肌肉，放置标本时要保持其自然长度。

2.随时保持刺激电极与腓肠肌的良好接触，实验中要避免只有一根电极接触。

3.每次连续刺激一般不要超过 3 s。单刺激或连续刺激后，让肌肉短暂休息 0.5～1 min，以免肌肉疲劳。

【实训作业】

1.一定范围内刺激强度增大，肌肉收缩的幅度有何变化？ 为什么？

2.随着刺激频率的升高，肌肉收缩的形式有何变化？ 为什么？

实训四　出血时间、凝血时间的测定

【实训目标】

学会测定出血时间、凝血时间的方法。

【实训方法】

1. 教师对测定出血、凝血时间的步骤及注意事项进行讲解。

2. 教师对实验内容进行演示。

3. 要求学生将实验的内容和结果进行如实记录。

【实训准备】

采血针、秒表、小滤纸条、载玻片、75%酒精、棉棒、毛细玻璃管（长 10 cm，内径 0.8~1.2 mm）。

【实训内容】

1. 出血时间的测定：用 75%的酒精将指尖皮肤消毒，再用无菌干棉棒擦干。用采血针穿刺指端 2~3 mm 深，让血液自然流出（勿用手挤压），记下时间。每隔半分钟用滤纸条吸干流出的血液一次（不能触及皮肤），直到血流停止，记录出血时间。正常值为 1~3 min。

2. 凝血时间的测定：毛细管法穿刺指尖，让血液自然流出，擦去第一滴血。用毛细玻璃管吸取第二滴血，直至充满官腔为止，立即记录时间。每隔半分钟折断毛细玻璃管长 5~10 mm 的小段，直至两段玻管之间有血丝连接时，表示血液已经凝固，此段时间即为凝血时间。正常值为 4~12 min。

【实训结论】

1. 出血时间不正常：多见于血管结构或功能异常（扩张、收缩）；血小板数量增多或减少，血小板黏附功能异常，假血友病、聚集无力症和低纤维蛋白原血症等。

2. 凝血时间不正常：凝血因子减少，凝血酶减少，纤维蛋白原减少，纤溶系统亢进；高血糖、高血脂等。

【注意事项】

1. 针刺深度要适宜，必须让血液自然流出，不能挤压。

2. 毛细管两端最好用胶泥封闭，置于 37 ℃水浴中，以保持温度恒定。

【实训作业】

按照实验报告格式书写实验报告，交流讨论影响该结果的因素。

实训五　血液凝固和影响血液凝固的因素

【实训目标】

观察测定血液凝固的现象及影响因素。

【实训方法】

1.教师对测定血液凝固及影响因素的实验步骤及注意事项进行讲解。

2.教师对实验动物进行颈总动脉插管,学生取血,观察测定各因素对血液凝固的影响。

3.要求学生将实验的内容和结果进行如实记录。

【实训准备】

家兔、20 mL 注射器、胶头滴管、小试管、1 mL 吸管、100 mL 烧杯、恒温水浴箱、冰块、棉花、液状石蜡油,草酸钾 1～2 mg、生理盐水、20% 氨基甲酸乙酯、肝素 1～2 mg。

【实训内容】

1.麻醉:称重后将家兔固定在兔固定箱内,从兔耳缘静脉缓慢注入 20% 氨基甲酸乙酯(5 mL/kg),检查角膜反射和屈腿反射。

2.固定、备皮:待其麻醉后,平卧位固定于手术台上,剪去颈部的毛。

3.分离颈总动脉并插管:沿正中线剪开颈部皮肤 5～7 cm,分离皮下组织和肌肉,暴露气管,在气管两侧的深部找到颈总动脉,分离出一侧颈总动脉,在其下穿过两条线,一线将颈总动脉于远离心脏端结扎,另一线备用(供固定动脉插管用)。在颈总动脉近心脏端用动脉夹夹闭动脉,在远心端结扎的下方用眼科剪做 V 型切口,向心脏方向插入动脉插管,用丝线固定,需要放血时开启动脉夹即可。

4.取干洁的小试管 7 支并编号,按实验表 1 创造各种不同的实验条件。由颈总动脉插管放血,各管加血 1 mL,每 30 秒倾斜试管一次,直到血液凝固而不再流动为止。记录血液凝固时间。

实验表 1   影响血液凝固的因素

试管编号	实验条件	凝血时间
1	空白对照	
2	放粗糙棉花少许	
3	液体石蜡油润滑试管内表面	
4	保温于 37 ℃水浴中	
5	浸在盛有碎冰块的烧杯中	
6	肝素 8 单位(加血后摇匀)	
7	草酸钾 1～2 mg(加血后摇匀)	

【实训结论】

棉花增加了粗糙面而加快了血液凝固,液体石蜡油增加了光滑面而延缓了血液凝固;37 ℃恒温时保持了酶的活性凝血速度加快,冰浴时温度较低酶的活性降低延缓了血液凝固,肝素增强了抗凝血酶的活性并且封闭了许多凝血因子,故血液不易凝固,草酸钾络合了血浆中的钙离子,故血液也不会发生凝固。

【注意事项】

1.准确记录凝血时间。

2.不频繁摇动试管,应每 30 秒倾斜试管一次,试管内血液不再流动为已凝固的标准。

3.每管滴加试剂和取血的量要尽量一致。

【实训作业】

按照实验报告格式书写实验报告,交流讨论分析影响结果的因素。

实训六　　ABO 血型系统的鉴定

【实训目标】

了解 ABO 血型的分型原则,学会 ABO 血型鉴定的方法。

【实训方法】

1.教师对 ABO 血型鉴定的理论知识、实验步骤及注意事项进行讲解。

2.教师进行演示。

3.学生分组进行操作,教师适时指导。

【实训准备】

采血针、75%酒精、棉棒、牙签、反应瓷板、生理盐水、小试管、胶头滴管、标准血清。

【实训内容】

1.标注:在反应瓷板的相应位置上标注 A、B 字样。

2.滴加抗体:相应凹槽滴加抗 A、抗 B 标准血清各一滴。

3.制备红细胞血液:消毒手指后,针刺,擦掉第一滴血,继续取血一滴,加入 1 mL 生理盐水中,制成红细胞悬液。

4.观察结果:用吸管吸取红细胞悬液,分别加入 A、B 型标准血清抗体中,用牙签搅匀,放置 5~10 min 观察结果。

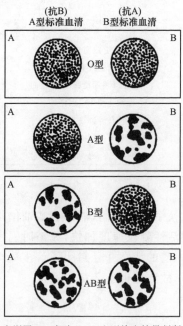

实训图-8　实验 ABO 血型检查结果判断

【实训结论】

观察结果,红细胞聚集成簇为凝集,红细胞仍可均匀悬浮或下沉的为不凝集。结果通常以"＋"表示凝集,"－"表示不凝集。

【注意事项】

1.采血针必须无菌,采血部位必须严格消毒,以防感染。

2.制备红细胞混悬液不能过浓,防止形成团块造成假结果。

3.滴红细胞悬液的滴管和作混匀用的竹签绝对不能混淆。

4.注意区别凝集现象与红细胞叠连。发生红细胞凝集时,肉眼观察呈朱红色颗粒,且液体变得清亮。

【实训作业】

小组交流讨论分析影响鉴定结果的因素,按照实验报告要求书写实验报告,

实训七 正常人体心音听诊

【实训目标】

观察识别第一心音和第二心音,学习心音听诊方法,了解心音产生的原理、意义、正常心音特点。

【实训方法】

1.教师示范听诊器的使用方法、心音听诊区的位置。介绍正常心音特点,识别第一心音和第二心音方法。

2.学生两人一组互相练习心音听诊方法。

3.结束后按照实验报告书写的格式及内容,将实验的内容和结果及心得体会进行如实记录。

【实训准备】

实验室、实验报告、听诊器。

【实训内容】

1.受试者安静端坐,胸部裸露。

2.观察心尖搏动部位、范围。

3.确定各听诊部位:二尖瓣听诊区:左第五肋间锁骨中线内侧(心尖部)。三尖瓣听诊区:胸骨右缘第四肋间或胸骨剑突下。主动脉瓣听诊区:胸骨右缘第二肋间为主动脉瓣第一听诊区,胸骨左缘第三肋间为主动脉瓣第二听诊区。肺动脉瓣听诊区:胸骨左缘第二肋间。

4.听心音:检查者戴好听诊器,注意听诊器的耳具应与外耳道开口方向一致(向前),以右手拇指、食指轻持听诊器探头,紧贴于受试者胸部皮肤上,按上述听诊部位依次听取心音,根据两个心音特点注意区分第一心音和第二心音。如难以区分时,可同时用手指触诊心尖搏动或颈动脉脉搏,此时出现的心音即为第一心音。

【实训结论】

心音是心脏瓣膜关闭和心肌收缩引起振动所产生的声音。用听诊器在胸壁前听诊,在每个心动周期内一般可听到两个心音,健康儿童和青年有时可听到第三心音。第一心音标志着心室收缩开始,第二心音标志心室舒张开始。

【注意事项】

1.实训室内必须保持安静。

2.听诊器胶管不得交叉、扭结或与他物摩擦,以免影响听诊。

3.如呼吸音影响到听诊,可嘱受试者暂停呼吸片刻。

【实训作业】

1.第一心音和第二心音的特点分别是什么?

2.分析心音的响度与心脏和血管功能状态之间的联系。

实训八 | 人体心电图描记

【实训目标】

学习心电图的记录方法和心电图波形的测量方法,掌握心电图机的基本使用方法,了解人体正常心电图各波的波形及其生理意义。

【实训方法】

1.教师示范心电图机的使用方法、电极的安放和导联线的连接并记录心电图。

2.学生分组练习心电图描记。

3.结束后按照实验报告书写的格式及内容,将实验的内容和结果及心得体会进行如实记录。

4.教师指导学生对描记心电图结果进行测量分析。

【实训准备】

实验室、实验报告、心电图机或计算机采集系统、电极夹、诊断床、酒精棉球、生理盐水。

【实训内容】

1.受试者安静平卧或取坐式,摘下眼镜、手表、手机等,全身放松。

2.将心电图机面板上各控制钮置于适当位置。检查心电图机接地后接通电源。

3.确定准备安放电极的部位,用酒精棉球脱脂,再用生理盐水擦湿,以减小皮肤电阻。电机夹应安放在肌肉较少的部位,一般两臂应在腕关节上方(屈侧)约 3 cm 处,两腿应在小腿下段内踝上方约 3 cm 处。

4.按所用心电图机之规定,正确连接导联线。国际上一般以 5 种不同颜色的导联线插头与身体相应部位的电极连接:上肢导联线颜色:左黄、右红;下肢导联线颜色:左绿、右黑;胸部导联线颜色:白色。常用胸部电极的位置有 6 个。

5.调节基线调节装置,使基线位于适当位置。

6.打开输入开关,调好心电图机的工作状态,并输入标准电压(1 mV=1 000 μV)。

7.在基线平稳、无干扰后,即可按所用心电图机的操作方法依次记录肢体导联Ⅰ、Ⅱ、Ⅲ、a VL、a VF,胸前导联 V1、V3、V5 等 9 个导联的心电图,并同时记录标准电压。

8.记录完毕后取下记录纸,并完整填写相关信息。

9.测量并分析Ⅱ、V5 等导联的 P 波、R 波、T 波振幅,以及 P-R、Q-T、R-R 间期。

【实训结论】

心脏兴奋活动的综合性电位变化可以通过体液传播到人体的表面,经体表电极引导并放大而成的波形为心电图。心电图可以反映心脏综合性电位变化的发生、传导和消失过程。正常心电图包括 P、QRS 和 T 三组波形,它们代表心脏活动的不同状态。

其中,P波主要反映心房去极化;QRS波群主要反映心室去极化;T波则主要反映心室复极化。

【注意事项】

1.实训室内必须保持安静。

2.对心电图机的操作要按使用手册进行,不可随意进行操作。

3.在描记心电图时,受试者应呼吸平稳、肌肉放松,以防肌电干扰。

【实训作业】

1.正常心电图包含几个波形?其生理意义分别是什么?

2.如果打印出的记录纸没有直接显示心率,如何进行计算?

实训九 | 人体动脉血压测量

【实训目标】

熟悉测量动脉血压的流程与注意事项,掌握水银台式血压计的正确使用方法,学会分析血压测量结果。

【实训方法】

1.教师示范血压计的使用方法、肱动脉搏动点的位置。介绍袖带的正确缠法,识别依据搏动音来提示收缩压和舒张压的方法。

2.学生两人一组,互相练习动脉血压测量方法。

3.结束后按照实验报告书写的格式及内容,将实验的内容和结果及心得体会进行如实记录。

4.教师指导学生对异常动脉血压进行复测和分析。

【实训准备】

实验室、实验报告、血压计、听诊器。

【实训内容】

1.受试者静坐在座位 5 min 以上,保持测量肢体与心脏呈水平位置(坐位时上肢平第四肋),将衣袖卷至肩部露出上臂,袖口不可太紧,必要时脱袖,伸直肘部并稍外展,掌心向上。

2.放平血压计,打开水银槽开关,驱尽袖带内空气,平整地将袖带缠于上臂中部,袖带下缘距肘窝 2~3 cm,松紧以能插进一指为宜。

3.戴好听诊器,将听诊器胸件紧贴肘窝内侧肱动脉搏动最明显处,不宜塞在袖带内;一手固定胸件,另一手握住输气囊关闭气门,充气至肱动脉搏动音消失,再上升 20~30 mmHg,然后以 4 mmHg/s 的速度缓慢松开气门,使柱缓慢下降,同时应注意肱动脉搏动变化所指的刻度。

4.当从听诊器中听到第一声搏动音,此时汞柱所指刻度即为收缩压;随后搏动声继续存在并增大,直到搏动音突然变弱或消失时,此时汞柱所指刻度为舒张压。

5.测量完毕驱尽袖带内余气,解开袖带,拧紧气门的螺旋帽,整理袖带,放入盒内,将血压计倾 45°关闭水银槽开关(防止水银倒流),再将血压计盒关闭。

【实训结论】

血压是指充满心血管系统的血液作用于管壁的压力。心脏的房室和动静脉各部分都有高低不同的血压,但通常所说的血压是指一些体检和实验常用的大动脉的血压,如肱动脉、颈总动脉、股动脉等处的动脉血压。

人体动脉血压测定使用间接测定法时,利用放在肱动脉上的听诊器可以听到。当袖袋压刚小于肱动脉血压,血流冲过被压扁动脉时产生的湍流引起的振动声来测定心脏收缩期的最高压力,叫作收缩压。继续放气至此声变得低沉而长时所测得的血压读数,相当于心脏舒张时的最低血压,叫作舒张压。当放气到袖袋内压低于舒张压时,血流平稳地流过无阻碍的血管,振动声消失。

【注意事项】

1.实训室内必须保持安静。

2.压脉带裹绕要松紧适宜,并使受测手臂与心脏保持同一水平位置。

3.听诊器安放时既不能压得太重,也不能接触过松,更不能压在袖带底下进行测定。

4.重复测压时,须将压脉带内空气放尽,使压力降至零位,而后再加压测量。

5.测压时阻断循环不应超过 2 min,延长脉压袋施压的时间会引起静脉充血和不适感。可能引起反射性血压变化而影响测量的可靠性。

6.血压计用毕应将袖带内气体驱尽,卷好,放置盒内,以防玻璃管折断;并关闭水银贮槽。

【实训作业】

1.青年人收缩压和舒张压的正常值分别是多少?其生理意义分别是什么?

2.如果测量出的动脉血压值偏高或偏低,其可能的原因有哪些?

实训十　蛙心搏动观察及心搏起源分析

【实训目标】

观察蛙心起搏点和心脏不同部位自律细胞自律性高低,并通过结扎阻断窦-房兴奋传导或房-室兴奋传导,分析蛙心起搏点的位置。

【实训方法】

1.教师示范暴露蛙心包和心脏的解剖操作流程,并指导学生识别蛙心各组成结构。

2.学生分组互相练习蛙心解剖操作并观察蛙心跳动并计数跳动次数。分别在窦房沟及房室沟进行结扎,观察并分析蛙心跳动状态的改变。

3.结束后按照实验报告书写的格式及内容,将实验的内容和结果及心得体会进行如实记录。

【实训准备】

实验室、实验报告、蛙(或蟾蜍)、蛙类手术器械、蛙心夹、滴管、任氏液、丝线。

【实训内容】

1.取蛙一只,用探针破坏脑和骨髓,仰位固定在蛙板上。用粗剪刀剪开胸部皮肤并沿中线剪开胸骨,将胸骨向两侧牵拉,充分暴露心包和心脏。

2.用眼科剪剪开心包膜,暴露心脏,识别左、右心房、心室、动脉圆锥、主动脉干。

3.用玻璃分针将心脏向上翻转,在背面可见搏动的静脉窦、心房和心室。注意在静脉窦与心房交界处有一半月形白线,即窦房沟。

4.观察静脉窦和心房、心室的跳动,并计数其跳动次数。

5.在静脉窦和心房之间穿一丝线,在窦房沟部结扎以阻断窦-房传导,观察心房和心室跳动是否暂时停止,待心房和心室恢复跳动后,观察静脉窦、心房和心室跳动频率有何变化。

6.在房室沟处穿一丝线,将房室沟结扎,以阻断房-室兴奋传导,观察心室是否暂时停止跳动,待心室恢复跳动后,分别记录静脉窦、心房、心室的跳动频率。

【实训结论】

心脏的特殊传导系统具有自律性,不同部位的自律细胞其自律性不同。哺乳类动物窦房结自律性最高,房室交界次之,心肌传导细胞最低。窦房结主导整个心脏的节律性兴奋和收缩,称为正常起搏点。

【注意事项】

1.破坏中枢应彻底,防止蛙上肢肌紧张,影响暴露视野。

2.剪开心包时勿伤及心脏和大血管。

3.实验中随时用任氏液润湿心脏表面。

4.沿静脉窦边缘结扎时,扎线应尽量靠近心房端,以免损伤静脉窦或将部分静脉窦残留,影响实验结果。

5.结扎后如心房和心室停跳时间过长,可用玻璃分针给心房和心室一机械刺激,或对心房、心室加温,促进心房和心室恢复跳动。

【实训作业】

1.根据蛙心静脉窦、心房、心室三者的不同收缩频率,分析蛙心起搏点位于何处。

2.为什么在刚进行结扎的时候,其下方的部分会停止收缩,而后又重新恢复跳动?

实训十一 | 期前收缩和代偿间歇

【实训目标】

掌握记录在体蛙心心跳曲线(心肌收缩曲线)的方法,观察在心肌收缩的不同时期给心脏以额外刺激后的反应,了解心肌兴奋性变化的特征。

【实训方法】

1.教师示范暴露蛙心包和心脏的解剖操作流程,并指导学生识别蛙心各组成结构。

2.学生分组,互相练习蛙心解剖操作,观察并分析当对蛙心进行不同刺激时,蛙心跳动状态的改变。

3.结束后按照实验报告书写的格式及内容,将实验的内容和结果及心得体会进行如实记录。

【实训准备】

实验室、实验报告、蛙（或蟾蜍）、蛙类手术器械、张力换能器、刺激输出线、万能支架、连有细线和焊有漆包线的蛙心夹、双凹夹、滴管、任氏液。

【实训内容】

1.取蛙一只,用探针破坏脑和骨髓,用大头针背位固定四肢于蛙板。

2.自剑突两侧下颌角方向剪开胸部皮肤,用镊子提起胸骨,剪开两侧肌肉,再伸入胸腔,剪去胸骨,注意勿伤及心脏、血管。用镊子提起心包膜,剪开心包膜暴露心脏。

3.将连有细线和焊有漆包线的蛙心夹在心舒期,夹住蛙心尖少许。

4.将蛙心夹上细线连在张力换能器的受力片上。上移换能器,使线绷垂直,观察张力换能器上受力片轻微移动。张力换能器的插头插入 1 通道插孔。

5.打开多媒体生物信号记录分析系统。初次实验可直接进入"实验模块"中。选择实验模块中期前收缩和代偿间歇并设置刺激为单刺激,强度 3 V、波宽 10 ms。

6.调整张力换能器位置,进一步拉紧连接心尖与张力换能器的丝线,根据屏幕上的曲线调整灵敏度。曲线上升支为收缩期,下降支为舒张期。

7.开启刺激,将刺激输出电极先在骨骼肌上检查,确定有刺激输出,然后停止刺激,将输出线红线连在蛙心夹上的漆包线上(连接处应预先刮去漆层),白线夹在蟾蜍伤口处皮肤上。开始观察记录。

8.开启刺激,观察当刺激分别落在心肌收缩曲线的各个部位时,是否有期前收缩和代偿间歇出现,如未出现,可适当调节刺激的强度和波宽。

【实训结论】

心肌每发生一次兴奋后,其兴奋性会发生一系列周期性变化。与其他可兴奋组织相比,其特点是有效不应期特别长,几乎相当于整个收缩期和舒张早期。因此,在心肌的收缩期及舒张早期给予任何强大的外加刺激都不能引起心肌兴奋和收缩。心肌的相对不应期在其舒张中期,在此期给心脏一个较强刺激,可引起一个提前出现的兴奋和收缩,称期前兴奋和期前收缩。期前兴奋也有一个有效不应期。随后到达的正常起搏点的兴奋(窦性兴奋)往往正好落在期前兴奋的有效不应期内,因而不能引起心室肌兴奋和收缩,必须等到下一次正常起搏点的兴奋传来时才发生兴奋。因而在一次期前收缩之后,往往有段较长的心脏舒张期,称为代偿间歇。

【注意事项】

1.彻底破坏中枢以防止蛙上肢肌紧张影响暴露视野,避免实验中动物活动影响曲线记录。

2.随时用任氏液润湿心脏。

3.保护好张力换能器,轻轻地提起心脏,不要过分牵拉。

4.安放在心室上的刺激电极应避免短路。

5.正式刺激心脏之前,先在骨骼肌上检查刺激是否有输出以及输出的大小。

【实训作业】

1.破坏脑和脊髓后,心脏为何还会跳动?

2.期前收缩后是否一定出现代偿间歇?

实训十二 哺乳动物动脉血压的调节

【实训目标】

掌握动脉血压的直接测量法,观察神经、体液因素对动脉血压的调节作用。

【实训方法】

1.教师示范家兔的麻醉和颈部插入动脉插管的解剖操作流程,并指导学生辨识颈总动脉。

2.学生分组互相练习家兔颈总动脉血压测量操作,观察并分析当对家兔进行神经和体液因素等不同刺激时,其动脉血压的改变。

3.结束后按照实验报告书写的格式及内容,将实验的内容和结果及心得体会进行如实记录。

【实训准备】

实验室、实验报告、家兔、兔手术台、哺乳类动物手术器械、动脉插管、动脉夹万能支架、保护电极、注射器(20 mL、5 mL、1 mL)、干棉球、压力换能器、刺激输出线、三通管、3%戊巴比妥钠、肝素(8 u/mL)、肾上腺素(1∶10 000)、去甲肾上腺素(1∶10 000)、乙酰胆碱(1∶10 000)、生理盐水。

【实训内容】

1.取家兔一只,称重,用3%戊巴比妥钠1 mL/kg从耳缘静脉缓慢注入,观察动物的角膜反射、四肢肌张力、呼吸和疼痛反射,麻醉后背位固定于兔手术台上。

2.在颈部从甲状软骨到胸骨上缘沿颈正中线剪毛。从甲状软骨沿颈正中线切开皮肤7~8 cm,分离皮下组织。在气管两侧寻找颈总动脉、颈迷走神经干、交感神经、减压神经,分别分离2~3 cm,穿线备用。

3.在甲状软骨3~4软骨环上做横切口,再向头端做纵切口,使切口呈倒"T"字形,用干棉球止血,插入气管插管,用线结扎固定。

4.动脉插管与压力换能器的直管通过三通管相连,使压力换能器腔、动脉插管和大气相通,从压力换能器的侧管处三通管注入肝素溶液,排空气体,关闭此三通管。找到分离出来的左颈总动脉,下方穿两根备用线,用动脉夹夹住颈总动脉向心端,用一根线结扎离心端(尽量靠头端),用眼科剪在靠结扎处向心脏方向剪一斜切口,将充满肝素的动脉插管插进颈总动脉,并用线结扎固定,注意不要滑脱,缓慢打开动脉夹和通向压力换能器的三通管。根据波形大小调整增益和显速。

5.进行仪器调试,2通道信号选择"压力"。显示方式用连续示波。并设置刺激为单次、强度3 V、波宽1 ms、波间隔10 ms。

6.待血压稳定后开始记录,记录中进行刺激时应注意打上实验标记。

7.观察基础血压波形,如血压波形满意,可开始记录。一级波(心率波)频率与心率一致,幅度表示脉压,二级波(呼吸波)与呼吸周期有关,三级波不易观察到,与中枢紧张性有关。

8.牵拉颈总动脉,用手拉住连换能器一侧颈总动脉上方结扎线,向下牵拉(或用手指在下颌角处沿颈总动脉走行方向向头侧深处压迫颈动脉窦),观察血压、心率的变化。

9.夹闭颈总动脉,在未连换能器一侧颈总动脉下穿线,提起结扎线,使颈总动脉停止血流 15 s,观察血压、心率的变化。

10.从耳缘静脉注射 1:10 000 乙酰胆碱 0.2 mL,观察血压、心率的变化。从耳缘静脉注射 1:10 000 肾上腺素 0.3 mL,观察血压、心率的变化。从耳缘静脉注射 1:10 000 去甲肾上腺素 0.3 mL,观察对血压、心率的影响。

11.开启刺激器(MS2000:按 F5;MS4000:按 F2),先在肌肉上实验是否对肌肉有刺激。再用保护电极勾住减压神经,启动刺激,观察对血压的影响。用两丝线分别结扎减压神经,在两结中间剪断减压神经,分别刺激中枢端和外周端,观察对血压的影响。接着用保护电极勾住迷走神经,启动刺激,观察血压变化。用两丝线结扎迷走神经,在两结中间剪断迷走神经,分别刺激中枢端和外周端,观察对血压的影响。

【实训结论】

哺乳动物血压在生理状态下的相对稳定主要依赖于压力感受性反射。压力感受性反射的感受器主要位于颈动脉窦和主动脉弓,传入神经分别是窦神经和主动脉神经(兔的主动脉神经在颈部自成一束,颈部上方再并入迷走神经),传向延髓的心血管中枢。通过调整心交感中枢、心迷走中枢和交感缩血管中枢的紧张性,改变传出神经心交感神经、心迷走神经、交感缩血管神经的传出冲动频率,调节心血管的活动,使血压相对稳定。任何能影响压力感受性反射弧的组成部分的刺激都能影响动脉血压。

哺乳动物心脏和血管的活动还受体液因素的调节,体液因素主要有肾上腺髓质分泌的肾上腺素和去甲肾上腺素,肾上腺素和去甲肾上腺素对心脏和血管的作用既有共同点,又有不同点。相同之处在于都能兴奋心肌 β1 受体。不同之处在于对血管的作用,肾上腺素既可和血管平滑肌上的 α 受体结合,也能和 β2 受体结合,因此对血管的效应以其受体数量来确定;去甲肾上腺素主要和 a 受体结合,和 β2 受体结合的能力很差,因此无论该血管以何种受体为主,都表现对血管的收缩作用。由于肾上腺素对外周阻力影响不大,因而静注时主要影响心脏,增加心输出量;而去甲肾上腺素由于有广泛的血管收缩作用,静注时致外周阻力增大,血压升高,通过压力感受性反射而使心率减慢。

【注意事项】

1.麻醉时注射不宜过快。耳缘静脉穿刺从远端开始,密切注意动物呼吸。

2.手术中注意止血,注意保暖。

3.每项实验观察都要在血压相对稳定后,再进行下一项实验。

4.如使用耳缘静脉保留针头进行静脉注射,每次静脉注射药物后,立即再注射 0.5 mL 生理盐水,防止残留在导管中的药物影响下一次实验结果。

【实训作业】

1.影响动脉血压的因素有哪些?

2.试分析各种因素对动脉血压造成影响的原理分别是什么?

实验十三　　人体肺通气功能的测定

【实训目标】

学会使用肺量计测定肺容量和肺通气量;学会计算时间肺活量的方法;加深理解肺通气功能的判定指标。

【实训方法】

1.教师对肺通气功能测定的步骤及注意事项进行讲解。

2.教师对实验内容进行演示。

3.结束后按照实验报告书写的格式及内容,将实验的内容和结果及心得体会进行如实记录。

【实训准备】

实验室、实验报告、肺量计、鼻夹、75％酒精棉球、氧气、钠石灰。

【实训内容】

1.肺活量:用力吸气后,用力呼气,所呼出的最大气量。

2.补呼气量:平静呼气末,再用力呼出的气量。

3.潮气量:平静吸气末,平静呼气一次(2 s左右),所呼出的气量。

4.补吸气量:平静吸气末,再用力吸入的气量;等于肺活量－补呼气量－潮气量。

【实训结论】

进出肺的气量随肺容量而变化。测定肺容量的变化可了解肺通气的情况。

【注意事项】

1.保持套筒内水在水平刻度,防止水溢出。

2.测试前,受试者可做必要练习,掌握测试方法。每一单项指标测定完后,令其平静呼吸几次,然后再测下一个指标。

3.不同受试者使用口嘴前,均应进行消毒,做到口嘴一用一消毒,避免交叉感染。

【实训作业】

1.肺活量受哪些因素的影响? 其测定有何意义?

2.按下列公式计算你的肺活量。并与你所测得的肺活量进行比较,如果不低于20％均属正常,如不正常请分析原因。

男性:肺活量＝2 310×体表面积(m^2)。

女性:肺活量＝1 800×体表面积(m^2)。

体表面积(m^2)＝0.001 6×身高(cm)＋0.012 8×体重(kg)－0.152 9。

实验十四 呼吸运动的调节

【实训目的】

观察CO_2过多、缺O_2、H^+浓度增加、切断迷走神经等刺激因素对呼吸运动的影响,并根据结果分析若干因素对呼吸运动的调节作用;学习动物呼吸运动的描记方法。

【实训方法】

1.教师对呼吸运动调节的实验步骤及注意事项进行讲解。

2.教师对实验内容进行演示。

3.结束后按照实验报告书写的格式及内容,将实验的内容和结果及心得体会进行如实记录。

【实训准备】

实验室、实验报告、电刺激器、计时器、兔手术台、哺乳动物手术器械、25％氨基甲酸乙酯、10 mL 注射器、2 mL 注射器、钠石灰气囊、CO_2 气袋、N_2 气袋、橡皮管、20％氨基甲酸乙酯、纱布、线等。

【实训内容】

1.麻醉:将兔称重,由耳缘静脉注入 20％氨基甲酸乙酯溶液(5 mL/kg,即 1 g/kg)麻醉动物。

2.固定:麻醉后将兔背位固定于兔手术台上。

3.手术:用粗剪刀剪去颈部毛,继用手术刀沿兔颈正中切开皮肤 5～7 cm,切开皮下组织,钝性分离肌肉,直至气管,用玻璃针在颈动脉旁分离出两侧的迷走神经,并穿线备用。

4.气管切开术:分离肌肉暴露气管后,再分离气管周围结缔组织,游离一小段气管,通过气管后方穿一线,然后在喉下方的气管上做一倒"T"形切口,如有黏液或血液,可用湿纱布拭去。最后夹住切口的一侧,将"丫"形管插入气管,用原先穿好的线将插管和气管扎紧,再把线绕过插管开叉处结扎住,以防插管从气管内滑出。

5.观察项目

(1)吸入气中 CO_2 浓度增大:用一大试管罩住气管插管开口端和 CO_2 气袋上的橡皮管口,打开 CO_2 气袋螺旋,使一部分 CO_2 进入气管插管内,观察呼吸运动的变化。

(2)造成缺 O_2:将气管插管开口侧通过一钠石灰瓶与盛有一定容量的气囊相连,使呼出的 CO_2 被钠石灰吸收。随着呼吸的进行,气囊内的 O_2 便越来越少,观察呼吸运动的变化。如有氮气装入气囊,让实验动物吸入,造成缺 O_2,可代替上法。

(3)增大无效腔:将气管插管开口端,连接一长约 50 cm 的橡皮管,使无效腔增大,观察对呼吸运动的影响。

(4)增大血液中 H^+ 浓度:由耳缘静脉注射 3％乳酸溶液 2 mL,观察呼吸运动变化。

(5)切断迷走神经:先切断一侧,观察呼吸运动的变化,再切断另一侧,对比切断前后的呼吸频率和幅度的变化。

(6)刺激迷走神经向中端:以中等强度重复电脉冲刺激一侧迷走神经向中端,观察刺激期间对呼吸运动的影响。

【实训结论】

切断双侧迷走神经和刺激迷走神经向中端,以及 CO_2 浓度、缺 O_2、H^+ 浓度等神经体液因素均可影响呼吸运动。

【注意事项】

1.麻醉要适度,尽量保持动物安静,以免影响正常呼吸曲线。

2.每项观察项目前后须有正常呼吸曲线作为对照。

3.气管插管时需注意止血,以防血液阻塞呼吸道或气管插管,造成窒息而动物死亡。

4.调整"丫"形插管开口侧橡皮管口径及气鼓内空气适量,能较准确清晰地反映吸气与呼气的变化。

【实训作业】

1.调节呼吸运动的体液因素常有哪些?各因素的作用及作用原理如何?

2.如何证明肺牵张反射对呼吸运动的调节作用?

实验十五 胃肠运动的观察

【实验目的】

观察正常情况下胃肠运动的形式以及神经和某些药物对胃肠运动的影响。

【实训方法】

1. 教师对胃肠运动观察的步骤及注意事项进行讲解。

2. 教师对实验内容进行演示。

3. 结束后按照实验报告书写的格式及内容,将实验的内容和结果及心得体会进行如实记录。

【实训准备】

实验室、实验报告、哺乳动物手术器械、保护电极、25%氨基甲酸乙酯、阿托品注射液、新斯的明注射液、0.01%乙酰胆碱、0.01%肾上腺素、生理盐水、滴管、注射器。

【实训内容】

1. 麻醉:用25%氨基甲酸乙酯溶液将兔麻醉。用药量是4 mL/kg体重。

2. 气管插管:剪去家兔颈中部的毛,沿颈部正中线切开皮肤,分离出气管。在气管上剪一倒T型切口,插入气管插管,并结扎固定。

3. 找神经:将腹中部的毛剪去,自剑突下沿腹壁正中线切开腹壁,打开腹腔,暴露出胃和肠。在膈下食管的末端及左侧肾上腺上方的腹后壁处,分别找出迷走神经前支和左侧内脏大神经,套以保护电极备用。

4. 观察项目

(1)观察正常情况下的胃、肠运动形式,注意胃肠的蠕动和紧张度,以及小肠的蠕动、分节运动等。

(2)用重复电刺激迷走神经,观察胃肠运动的变化。

(3)用重复电刺激左侧内脏大神经,观察胃肠运动的变化。

(4)在一段肠管上滴加1:10 000的乙酰胆碱5~10滴,观察肠管运动的变化。

(5)在一段肠管上滴加1:10 000的肾上腺素5~10滴,观察肠管运动的变化。

(6)在一段肠管上滴加新斯的明0.2 mg,观察胃肠运动的变化。

(7)在新斯的明作用基础上,在该段肠管上滴加阿托品0.5 mg,观察胃肠运动的变化。

【实训结论】

不同神经体液因素对胃肠运动的调节均不同。

【注意事项】

1. 为避免胃肠暴露时间过长,使腹腔内温度下降,影响胃肠活动,以及使表面干燥,应随时用温热生理盐水湿润胃肠。

2. 每更换一次药物前,都必须在肠管上滴加台氏液,以去掉其上一种药物的影响。

3. 要注意对家兔的保温(冬季)。

【实训作业】

描述各项胃肠运动观察项目的结果,并说明其发生机制。

实训十六 人体体温测量

【实训目标】

学会人体体温的测量方法,说明正常体温及其相对稳定的意义。

【实训方法】

1. 教师对实验的步骤及注意事项进行讲解。

2. 教师对实验内容进行演示。

3. 结束后按照实验报告书写的格式及内容,将实验的内容和结果及心得体会进行如实记录。

【实训准备】

实验室、实验报告、水银体温计(腋表、口表)、干棉球、酒精棉球等。

【实训内容】

1. 熟悉水银体温计的结构和原理

水银体温计有腋表、口表和肛表三种,均由标有刻度的真空玻璃毛细管和下端装有水银的玻璃球组成。腋表球部长而扁,口表的球部细而长,肛表的球部粗而短。水银受热膨胀后,沿着毛细管上升。在球部和管部连接处,有一狭窄部分,防止上升的水银遇冷下降。

2. 实验准备

将浸泡于消毒液中消毒好的体温计取出,用酒精棉球擦拭,并将水银柱甩至 35 ℃以下。注意检查体温计是否完好无损。

3. 测量体温

(1)腋窝测温法:受检者静坐数分钟,解开上衣,擦干腋下汗水。检查者将体温计水银端放于受检者腋窝深处紧贴皮肤,令受检者屈臂紧贴胸壁,夹紧体温计,10 min 后取出,检视记录。

(2)口腔测温法:受检者静坐数分钟,检查者将口表水银端斜放于受检者舌下,令受检者闭口用鼻呼吸,勿用牙咬体温计,3 min 后取出,用干棉球擦干,检视记录。

(3)测量运动后体温:受检者去室外运动 5 min,立即回室内测量口腔和腋下温度各一次,检视记录,比较同一人、同一部位运动前后体温有何变化。

【实训结论】

口腔温度的正常值为 36.7~37.7 ℃,腋窝温度的正常值为 36.0~37.4 ℃。肌肉活动会影响体温。

【注意事项】

甩体温计时不可触及他物,防止碰碎。

【实训作业】

试述测量腋窝和口腔温度的注意事项和人体体温测量的临床意义。

实训十七　　影响尿生成的因素

【实训目标】

1.掌握膀胱插管技术,学习尿量的记录和测量方法。

2.观察神经体液因素(生理盐水、葡萄糖、去甲肾上腺素、呋塞米、血管升压素)对尿生成的影响,并分析其作用机制。

【实训方法】

1.教师对实验的步骤及注意事项进行讲解。

2.教师对实验内容进行演示。

3.结束后按照实验报告书写的格式及内容,将实验的内容和结果及心得体会进行如实记录。

【实训准备】

1.试剂:20%氨基甲酸乙酯、生理盐水、20%葡萄糖、1∶10 000 的去甲肾上腺素、呋塞米、血管升压素

2.仪器:手术剪、镊子、止血钳、玻璃分针、兔手术台、膀胱插管、注射器及针头、微机生物信号采集处理系统、棉线若干、婴儿秤。

3.动物:家兔(2 kg)。

【实训内容】

1.静脉麻醉

从兔耳缘静脉注射 20%氨基甲酸乙酯(5 mL/kg 体重)。

2.仰卧固定

待兔麻醉后,将其仰卧,先后固定四肢及兔头。

3.颈部手术

剪去颈前部兔毛,正中切开皮肤 5~6 cm,用止血钳纵向分离软组织及颈部肌肉,暴露气管及与气管平行的右血管神经鞘,细心分离出右侧鞘膜内的迷走神经,在神经下穿线备用。

4.腹部手术

从耻骨联合向上沿中线做长约 4 cm 的切口,沿腹白线打开腹腔,将膀胱轻拉至体外。在膀胱顶部做一个荷包缝合,在缝线中心做一小切口,插入膀胱插管,收紧缝线,关闭其切口。膀胱插管通过橡皮管与记滴装置相连。手术完毕后,用温热的生理盐水纱布覆盖切口。

5.观察项目

待尿流量稳定后,即可进行下列各项实验观察。

(1)快速注射 37 ℃生理盐水 30 mL,记录尿量变化。

(2)快速静脉注射 20%葡萄糖 5 mL,记录尿量变化。

(3)静脉注射 1∶10 000 的去甲肾上腺素 0.3 mL,记录尿量变化。

(4)电刺激右侧迷走神经。用保护电极以中等强度和频率的连续脉冲(定时刺激,持续时间 20 s,波宽 5 ms,强度 2.0 V,频率 25 Hz)刺激迷走神经,记录尿量变化。

（5）静脉注射呋塞米 5 mg/kg，记录尿量变化。

（6）缓慢静脉注射血管升压素 1 mL，记录尿量变化。

【实训结论】

尿的生成受多种神经体液因素的影响。注射生理盐水、葡萄糖、呋塞米，使家兔尿量增多；注射去甲肾上腺素、血管升压素，电刺激迷走神经，使家兔尿量减少。

【注意事项】

1. 因为需多次静脉注射，注意保护耳缘静脉，尽量先打远心端。

2. 小量注射某种药物后，应紧接着注射 1～2 mL 生理盐水，将残留药物推入家兔体内，使药物及时进入血液循环。每次注射完毕尽量不拔针头，换针管后注射下一种药物。

3. 膀胱插管操作轻柔，避免损伤性闭尿。

4. 警惕动物麻醉过度。

【实训作业】

静脉快速注射生理盐水对尿量有何影响？为什么？

实训十八 视调节反射和瞳孔对光反射

【实训目标】

掌握视调节反射和瞳孔对光反射的检查方法，并认识其临床意义。

【实训原理】

当人眼由远视近时，引起晶状体凸度增加，同时发生缩瞳和两眼辐辏；由近视远时，即发生相反的变化。这一系列调节称为视调节反射。人眼在受到光刺激时，瞳孔缩小，称为瞳孔对光反射。本实验应用球面结缘规律，证明在眼折光系统的视近调节主要是晶状体前表面凸度的增加，并观察视近物和光刺激时瞳孔缩小的现象。

【实训方法】

1. 教师对实训步骤及注意事项进行讲解和演示。

2. 结束后按照实验报告书写的格式及内容，将实验的内容和结果及心得体会进行如实记录。

【实训准备】

实验室、实验报告、蜡烛、火柴、电筒、遮眼板等。

【实训内容】

1. 安静时视调节反射现象：在暗室中，受检者眼前 30～50 cm 处前外方点燃一蜡烛，让受检者注视前 1.5 m 以外的目标，实验者可以观察到受检者眼内的三个烛像，其中最亮的中等大小的正立像是由角膜表面反射形成；较暗最大的正立像是由晶状体前表面反射形成；最小的倒立像是由晶状体后表面反射形成。

2. 眼调节反射实验：让受检者迅速注视眼前 15 cm 处的近物，观察各像的移动和变化情况，此时可见最大的正立像向最亮的正立像靠近且变小。由此证明，视近物时晶状体前表面凸度增加靠近角膜（曲率变大），而角膜前表面和晶状体后表面的曲率及位置均未明显改变，称为眼调节反射。

3.辐辏反射实验:让受检者注视前方远处物体,实验者观察其瞳孔大小。然后将物体迅速移近,可见受检者瞳孔缩小,双眼向鼻侧靠拢。前者为缩瞳反射,后者称为辐辏反射。

4.瞳孔对光反射实验:在光线较暗处,观察瞳孔大小。用手电筒照射受检者一眼,可见瞳孔即刻缩小。再在鼻梁上用遮眼板挡住光线,以防止照射另一眼,重复上述操作,可见被照射眼的对侧瞳孔同时缩小。前者称直接对光反射,后者称间接对光反射。

【实训结论】

眼视近物的调节包括晶状体的调节、瞳孔的调节和眼球的会聚。

【注意事项】

受检者必须注视目标。

【实训作业】

当人由光亮处进入暗环境时,瞳孔有何变化?其反射途径如何?

实验十九 ┃ 视力测定

【实训目标】

学会测定视力的方法,了解测定原理。

【实训原理】

视力是指眼分辨物体微细结构的能力。通常以能分辨两点间的最小距离为衡量标准。两点间距离越小而能看清楚,视力越好。正常眼能够将视角为 $1'$ 的两点看清楚。视力表就是根据这一原理制定的。当我们在离视力表 5 m 处观看表第十行字时,则该行字第一笔划两边发出的光线在眼球内恰形成 $1'$ 视角,故正常眼能看清楚。若被试者在 5 m 处只能看清正常人在 50 m 处(该处的视角也是 $1'$)能看清的字时,则其视力为 0.1。

视力＝被试者认清某行字的实际距离/视力表规定认清该行字的距离

【实训方法】

1.教师对实训步骤及注意事项进行讲解和演示。

2.结束后按照实验报告书写的格式及内容,将实验的内容和结果及心得体会进行如实记录。

【实训准备】

实验室、实验报告、视力表、遮眼板、指示棒、米尺等。

【实训内容】

1.将视力表挂在光线充足、平坦的墙上。表上第十行字与被试者眼睛在同一高度。

2.被试者立于离视力表 5 m 的地方,用遮光板遮住一眼,分别测试两眼视力。

3.试者用指示棒自上而下指示表上字母。每指一字,令被试者说出或以手表示字母缺口方向,一直到不能看清的一行为止(偶有错误不算)。被检查者能看清的最后一行字旁侧标示的数量即为其视力值。

【实训结果】

被试者姓名：

视力：左眼

右眼

【注意事项】

1.光线充足。

2.勿压眼球。

【实训作业】

视力表是按什么原理设计的？测定视力应注意些什么？

实训二十　色盲检查

【实训目标】

检查两眼对颜色的辨别能力，了解用色盲检查图检查色盲的原理并掌握其方法。

【实训原理】

人眼的视网膜有很强的辨色能力，至少能辨别150多种颜色，辨色能力发生障碍时称为色盲。色盲包括全色盲和部分色盲，前者极少见，常见者为部分色盲（如红绿色盲）。检查色盲的方法有多种，常用的有比色法与色盲检查图法。色盲检查图法是选择色盲患者容易混淆的颜色斑点，拼成数字（或图形），令受检者辨认，从而判断其辨色能力。

【实训方法】

1.教师对实训步骤及注意事项进行讲解和演示。

2.结束后按照实验报告书写的格式及内容，将实验的内容和结果及心得体会进行如实记录。

【实训准备】

实验室、实验报告、色盲检查图。

【实训内容】

1.将色盲检查图放在明亮而均匀的自然光下，主试者按需要（不一定按顺序）翻开图本，令受检者用单眼（遮住一只眼睛）阅读，并随时做好记录。

2.按上法再检查另一眼。

3.查看色盲检查图中说明，评定检查结果。

【实训结果】

被试者姓名：

视力：左眼

右眼

【注意事项】

1.光线：最好是明亮而均匀的自然光，但不要在日光直接照射下检查，也不宜在灯光下检查，以免影响检查结果。

2.距离：色盲检查图离受检者眼睛以50 cm左右为好。

3.速度:读图速度愈快愈好。一般 3 s 左右可得答案,最长不超过 10 s。速度太慢则影响检查结果,以致对色弱者不易检出。

【实训作业】

视网膜上的两种感光细胞的分布和功能是什么?

实训二十一　声音的传导途径

【实训目标】

学习听力检查方法,比较空气传导和骨传导的听觉效果,了解听力检查在临床上的意义。

【实训原理】

声音由外界传入内耳可以通过两条途径:

①气传导:声音经外耳、鼓膜、听小骨链和卵圆窗传入内耳。②骨传导:声音直接作用于颅骨、耳蜗耳壁,传入内耳。

正常人气传导远远大于骨传导,比较两种声音传导途径特征,是临床上用来鉴别神经性耳聋和传导性耳聋的方法。若骨传导的效果接近或超过气传导,则为传导性耳聋;若骨传导发生障碍,两耳骨传导不等,患侧减弱,则为神经性耳聋。

【实训方法】

1.教师对实训步骤及注意事项进行讲解和演示。

2.结束后按照实验报告书写的格式及内容,将实验的内容和结果及心得体会进行如实记录。

【实训准备】

实验室、实验报告、音叉(频率为 256 Hz 或 512 Hz)、棉球、橡皮锤。

【实训内容】

一、比较同侧耳的气传导和骨传导(任内氏实验)

1.任内氏实验阳性

室内保持肃静,受试者取坐位,检查者振动音叉后,立即将音叉柄底端置于受试者一侧颞骨乳突部,此时受试者可听到音叉响声,随时间推移,音响逐渐减弱,当受试者听不到声音时,立即将音叉移到同侧外耳道口 2 cm 处,受试者又可听到响声;反之,先置音叉于外耳道口 2 cm 处,待刚听不到响声时,立即将音叉移到颞骨乳突处,如受试者仍听不到声响,说明气传导大于骨传导。正常人气传导的时间比骨传导的时间长,临床上称为任内氏实验阳性。

2.任内氏实验阴性

用棉球塞住受试者同侧外耳道(模拟气传导途径障碍),重复上述实验步骤,会出现气传导时间等于或短于骨传导时间,临床上称为任内氏实验阴性。

二、比较两耳骨传导(魏伯氏实验)

1.实验者将震动的音叉底端置于受试者前额正中发际处或颅顶正中处,令其比较两耳听到的声音强度是否相等。正常人两耳所感受的声音强度是相等的。传导性耳聋偏向患侧,神经性耳聋偏向健侧。

2.用棉球塞住受试者一侧外耳道,重复上述实验,询问受试者两耳听到的声音强度是否一样,偏向哪侧。

【实训结论】

声音由外界传入内耳可以通过两条途径:气传导和骨传导。正常人气传导远远大于骨传导,若发生传导性耳聋,气传导下降,骨传导会代偿性增强。

【注意事项】

1.振动音叉时不要用力过猛,可用手掌、橡皮锤敲击,切忌在坚硬物体上敲击,以免损坏音叉。

2.在操作过程中只能用手指持音叉柄,避免音叉臂与皮肤、耳廓、毛发等物体接触而影响振动。

3.将音叉放到外耳道口时,应使音叉臂的振动方向正对外耳道口,相距外耳道 2 cm。

4.室内应保持安静。

5.棉球要塞紧。

【实训作业】

1.正常人听觉声波传导的途径与特点是什么?

2.根据任内氏试验和魏伯氏实验,如何鉴别传导性耳聋和神经性耳聋?

实训二十二 人体腱反射的检查

【实训目标】

腱反射是指快速牵拉肌腱时发生的牵张反射,是一种单突触反射,其感受器是肌梭,中枢在脊髓前角,效应器主要是肌肉收缩较快的快肌纤维成分。临床上常通过检查腱反射来了解神经系统的功能状态。通过本次实验熟悉几种人体腱反射的检查方法,以加深理解牵张反射的作用机理。

【实训方法】

1.教师对人体腱反射的操作步骤及注意事项进行讲解。

2.教师对实验内容进行演示。

3.结束后按照实验报告书写的格式及内容,将实验的内容和结果进行如实记录。

【实训准备】

受试者,叩诊槌,椅子。

【实训内容】

1.肱二头肌反射:受试者端坐位,检查者用左手托住受试者右肘部,左前臂托住受试者的前臂,并以左手拇指按于受试者的右肘部肱二头肌肌腱上,然后用叩诊槌叩击检查者自己的左拇指。

2.肱三头肌反射:受试者上臂稍外展,前臂及上臂半屈成 90°。检查者以左手托住其右肘部内侧,然后用叩诊槌轻叩尺骨鹰嘴的上方1～2 cm 处的肱三头肌肌腱。

3.膝反射:受试者取坐位,双小腿自然下垂悬空。检查者以右手持叩诊槌,轻叩膝盖下股四头肌肌腱。

4.跟腱反射:受试者跪于椅子上,下肢于膝关节部位呈直角屈曲,踝关节以下悬空。检查者以叩诊槌轻叩跟腱。

【实训结论】

1.肱二头肌反射:正常反应为肱二头肌收缩,表现为前臂呈快速屈曲动作。

2.肱三头肌反射:正常反应为肱三头肌收缩,表现为前臂呈伸展运动。

3.膝反射:正常反应为小腿伸直动作。

4.跟腱反射:正常反应为腓肠肌收缩,足向跖面屈曲。

【注意事项】

1.检查者动作轻缓,消除受检者紧张情绪。

2.受检者不要紧张,四肢肌肉放松。受试者主动收缩所要检查反射以外的其他肌肉。

3.每次叩击的部位要准确,叩击的力度要适中。

【实训作业】

以膝反射为例,说明从叩击股四头肌肌腱到引起小腿伸直动作的全过程。

实验二十三 　破坏动物一侧迷路的效应

【实训目标】

前庭器官位于颞骨岩部迷路内,包括椭圆囊、球囊和三个半规管,是头部空间位置运动的感觉器官。当机体变速直线运动或旋转运动时,都可刺激前庭器官反射性地影响肌紧张来维持机体姿势平衡和运动协调。观察动物在迷路损伤后的表现,了解前庭器官在协调机体运动中的作用。

【实训方法】

1.教师对破坏动物一侧迷路的步骤及注意事项进行讲解。

2.教师对实验内容进行演示。

3.结束后按照实验报告书写的格式及内容,将实验的内容和结果进行如实记录。

【实训准备】

蛙或蟾蜍、止血钳、探针。

【实训内容】

1.选择游泳姿势正常的蛙一只。用镊子夹住蛙的下颌并向下翻转,使其口张开。

2.用手术刀或剪刀沿颅底骨切开或剪除颅底黏膜,可看到"十"字形的副蝶骨。副蝶骨左右两侧的横突即迷路所在部位,将一侧横突骨质剥去一部分,可看到粟粒大小的小白丘是迷路位置的所在部位。

3.用探针刺入小白丘深约 2 mm,破坏迷路。7～10 min 后,观察蛙静止和爬行的姿势及游泳的姿势。可观察到动物头部偏向迷路破坏一侧,游泳时亦偏向迷路破坏一侧。

【实训结论】

迷路破坏后,肌紧张的调节发生障碍,在静止和运动时失去正常姿势。

【注意事项】

刺入不要太深,以免损伤中枢神经。

【实训作业】

如果动物同时两侧迷路机能丧失,将出现何种现象? 为什么?

实验二十四 | 毁损小鼠一侧小脑的观察

【实训目标】

观察小白鼠一侧小脑毁损后出现的运动功能障碍,了解小脑对躯体运动的调节作用。

【实训方法】

1. 教师对毁损小鼠一侧小脑的观察的步骤及注意事项进行讲解。

2. 教师对实验内容进行演示。

3. 结束后按照实验报告书写的格式及内容,将实验的内容和结果及心得体会进行如实记录。

【实训准备】

小鼠、手术刀、剪、探针、镊子、解剖板、200 mL 烧杯、棉球、纱布、乙醚。

【实训内容】

1. 观察手术前正常小白鼠的运动情况。

2. 麻醉:将小白鼠罩于大烧杯内,然后放入一团浸透乙醚的棉球进行麻醉,至动物活动停止、呼吸变深为止。注意不可麻醉过深,以免麻醉过量和窒息至死。

3. 手术:将小白鼠俯卧于解剖板上,用镊子提起头部皮肤,在两耳之间头正中横剪一小口,再沿头部正中线向前方剪开长约 1 cm,向后剪至耳后缘水平;用左手拇指和食指捏住头部两侧,用手术刀柄将颈肌轻轻往后剥离,暴露顶间骨。通过透明的颅骨,可看到小脑位于顶间骨下方。在顶间骨一侧的正中,用探针垂直刺入 1~2 mm,再将针头稍做回转,可破坏这一侧小脑。如有出血,以棉球压迫止血。探针拔出后,用镊子将皮肤复位。

4. 观察:术后小白鼠的姿势和运动情形。

【实训结论】

手术后可见其运动失调,伤侧肢体伸肌紧张加强,损伤较轻时,动物向健侧旋转不停;若重度损伤而向伤侧翻滚。

【注意事项】

1. 手术过程中,如动物苏醒挣扎,可随时再用乙醚麻醉,但要注意呼吸反应,因为小白鼠极易由于麻醉过度而死亡。

2. 穿刺头骨时,不要从骨缝中插入,以免出血过多。

3. 穿刺头骨时,绝不能插得太深(3 mm 左右),以免损伤延脑而使动物立即死亡。

【实训作业】

一侧小脑损伤后为什么会出现所见到的运动功能障碍?

实验二十五 | 去大脑僵直

【实训目标】

1.掌握静脉注射麻醉和动物开颅术。

2.观察去大脑僵直现象,了解中枢对肌紧张的调控作用。

【实训方法】

1.教师对去大脑僵直操作步骤及注意事项进行讲解。

2.教师对实验内容进行演示。

3.结束后按照实验报告书写的格式及内容,将实验的内容和结果及心得体会进行如实记录。

【实训准备】

家兔、常用手术器械、骨钻、咬骨钳、止血钳、剪毛剪、竹片刀、兔解剖台、棉球、棉线、生理盐水、20%氨基甲酸乙酯。

【实训内容】

1.称动物体重。

2.麻醉部位:家兔耳缘。选择家兔耳背面外缘的静脉,先除去注射部位的毛,用左手食指和中指夹住耳缘静脉近心端,使其充血,用左手拇指和无名指固定兔耳,用右手持注射器将针头顺血管方向刺入静脉,刺入后再将左手的食指和中指移至针头处,协同拇指将针头固定于静脉内,缓缓注射氨基甲酸乙酯(1 g/kg)。如注射阻力过大或局部肿胀,说明针头未刺入血管,应拔出重新刺入。注意:首次注射应从静脉的远心端开始,以便进行反复注射。

3.背位固定,颈总动脉位于气管外侧,腹面被胸骨舌骨肌和胸骨甲状肌覆盖。分离时,可用左手拇指和食指捏住已分离的气管一侧的胸骨肌,再稍向外翻,即可将颈总动脉及神经束翻于食指上。用玻璃解剖针轻轻分离动脉外侧的结缔组织,便可将颈总动脉分离出来,穿线结扎。(注意:颈总动脉与颈部神经被结缔组织包绕在一起,形成血管神经束。神经束内有3条粗细不同的神经,迷走神经最粗,呈白色,位于外侧;交感神经稍细,呈灰色,位于内侧;减压神经最细,位于迷走神经与交感神经之间。)

4.将家兔改为腹位固定,开颅,暴露大脑半球。用剪毛剪将头顶部被毛剪去,再用手术刀由眉间至枕骨部纵向切开皮肤,沿中线切开骨膜。用刀柄自切口处向两侧刮开骨膜,暴露额骨及顶骨。用骨钻在一侧的顶骨上开孔(勿伤及脑组织),将咬骨钳小心伸入孔内,自孔处向四周咬骨以扩展创口。向前开至额骨前部,向后开至顶骨后部及人字缝之前,暴露双侧大脑半球。

5.在中脑四叠体之间离断脑干。松开家兔四肢,左手托起动物下颌,右手用竹片刀轻轻拨起大脑半球后缘,看清四叠体的部位,在上、下丘之间垂直略向上斜插入竹片刀,切断神经联系。(如果部位正确,动物突然挣扎,此时切勿松手,应继续使竹片刀切至颅底)。

6.将家兔侧位置于手术台上,数分钟后出现去大脑僵直现象。

【实训结论】

动物表现为四肢僵直,头向后仰,尾向上翘的角弓反张状态,即去大脑僵直。

【注意事项】

竹片刀刺入脑干时,勿使其向后损伤延髓。

【实训作业】

1.说明去大脑僵直的发生机理。

2.记录你所观察到的去大脑僵直现象。

实验二十六 兔大脑皮层运动区功能定位

【实训目标】

观察电刺激家兔大脑皮层运动区不同部位所引起的躯体运动的效应,掌握大脑皮层主要运动功能区的定位方法。

【实训方法】

1.教师对兔大脑皮层运动区功能定位的步骤及注意事项进行讲解。

2.教师对实验内容进行演示。

3.结束后按照实验报告书写的格式及内容,将实验的内容和结果及心得体会进行如实记录。

【实训准备】

家兔、常用手术器械、止血钳、剪毛剪、家兔手术台、兔头箱、绑腿绳、计算机采集系统、大头钉、刺激线、液状石蜡、20%氨基甲酸乙酯、棉球、棉线、生理盐水等。

【实训内容】

1.麻醉:取家兔1只,称重后耳缘静脉注射20%氨基甲酸乙酯(1 g/kg)。

2.使兔俯卧,并将兔头部固定在头架上,剪去颅顶部的毛,沿矢状缝切开头顶部皮肤与骨膜,用刀柄剥离骨膜与颞肌,暴露出颅骨。用骨钻在一侧顶骨钻孔,然后用咬骨钳逐渐将孔扩大,术中随时用骨蜡或止血海绵止血。

3.用小镊子夹起脑膜并小心剪开,暴露脑组织。注意用温热液状石蜡或生理盐水棉花保护脑组织,以防干燥。

4.以适宜的电刺激(6~16 V、20 ms、10 Hz),间隔相等时间,逐一刺激兔大脑半球不同部位,观察并记录其躯体运动反应。在另一侧大脑皮层上重复上述刺激。

5.手术完毕后,将固定动物的绳索放松。绘制一张皮层轮廓图,作为记录。

【实训结论】

大脑皮层运动区是躯体运动机能的高级中枢,电刺激该区的不同部位,可以引起躯体不同部位的肌肉运动。

【注意事项】

1.开颅、暴露兔的大脑半球时,要注意止血,防失血过多。

2.刺激强度不宜过强,刺激后暂不出现运动反应时,要耐心调整刺激参数。

3.从刺激皮层到引起骨骼肌收缩,常有较长的潜伏期,每次刺激应持续5~10 s才能确定有何反应。

【实训作业】

1.刺激家兔大脑皮层一定区域对一定部位的躯体运动有何影响?

2.为什么刺激大脑皮层引起的肢体运动往往有左右交叉现象?

实验二十七 胰岛素引起低血糖的观察

【实验目的】

通过观察过量胰岛素对动物引起的低血糖效应说明胰岛素的生理作用,分析其作用机制。

【实训方法】

1.教师对胰岛素引起低血糖观察的步骤及注意事项进行讲解。

2.教师对实验内容进行演示。

3.结束后按照实验报告书写的格式及内容,将实验的内容和结果及心得体会进行如实记录。

【实训准备】

实验室、实验报告、小白鼠18~22 g、1 mL 注射器、鼠笼、胰岛素溶液(2 U/mL)、50%葡萄糖溶液、酸性生理盐水。

【实训内容】

1.实验前将小白鼠饥饿处理18~24 h。

2.取 5 只小白鼠,称重后分实验组 4 只和对照组 1 只。

3.给实验组小白鼠腹腔注射胰岛素溶液(0.01 mL/g)。用左手抓住小白鼠两耳及头颈部皮肤,左手小指和无名指将左后肢夹住,再用其他三指抓住鼠颈及背部皮肤,将腹部向上。右手持注射器,注射针与皮肤表面呈45°夹角,将针头刺入腹中线稍外侧出。当针尖通过腹肌后阻力减少,此时应该停止进针,轻轻抽回针栓。若无肠内容物、尿液或血液被抽出,表明针头刺入腹腔,保持针头不动,缓缓注入胰岛素溶液。

4.给对照组动物腹腔注射等量的酸性生理盐水,注射方法同上。

5.将两组小白鼠都放在30~37 ℃环境中,记下时间,观察并比较两组动物的神态、姿势及活动情况。

6.当实验组小白鼠出现角弓反射、乱滚等惊厥反应时,应记下时间,并立即给其中两只皮下注射50%葡萄糖溶液(0.01 mL/g)。小白鼠皮下注射常在背部皮下进行,将皮肤拉起,注射针刺入皮下,针头轻轻左右摇摆,容易摆动表明已经刺入皮下,然后注入葡萄糖溶液。拔针时用手指轻轻捏住针孔部位皮肤,以防葡萄糖溶液外漏。

7.比较对照组小白鼠、注射葡萄糖的小白鼠以及出现惊厥而未被抢救的小白鼠的活动情况,并对实验现象进行分析。

【实训结论】

胰岛素可引起机体低血糖。

【注意事项】

1. 在配制、稀释胰岛素溶液时,应使用 pH2.5～3.5 的酸性生理盐水,因为胰岛素只有在酸性环境中才有效应。

2. 受小白鼠饥饿状态、温度、胰岛素实际效价等影响,出现反应较慢或反应不明显时,可以适当增加胰岛素的用量,但过多会导致小白鼠快速死亡。

3. 注射胰岛素的小白鼠最好放置在 30～37 ℃环境中保温,夏天可为室温,冬天则应维持在 36～37 ℃。因温度过低时,反应出现的时间会推迟。

【实训作业】

1. 描述胰岛素的生理作用。

2. 解释胰岛素含量升高为什么会引起惊厥现象。

3. 思考人体出现类似低血糖晚期症状应该采取什么治疗措施。

参 考 文 献

[1] 周森林.生理学[M].2 版.北京:高等教育出版社,2007.

[2] 白波,王福青.生理学[M].7 版.北京:人民卫生出版社,2014.

[3] 彭波.生理学[M].2 版.北京:人民卫生出版社,2010.

[4] 李红伟.生理学[M].大连:大连理工大学出版社,2013.

[5] 彭波.正常人体功能[M].北京:高等教育出版社,2012.

[6] 王庭槐.生理学[M].3 版.北京:人民卫生出版社,2015.

[7] 朱大年,王庭槐.生理学[M].8 版.北京:人民卫生出版社,2013.

[8] 田仁,李弋.生理学[M].2 版.西安:第四军医大学出版社,2014.

[9] 王庭槐.生理学[M].3 版.北京:高等教育出版社,2015.

[10] 姚泰.生理学[M].2 版.北京:人民卫生出版社,2011.

[11] 马晓健.生理学[M].2 版.北京:高等教育出版社,2010.

[12] 周森林,黄霞丽.生理学[M].北京:高等教育出版社,2014.

[13] 唐四元.生理学[M].北京:人民卫生出版社,2006.

[14] 王卫平.儿科学[M].北京:人民卫生出版社,2013.

[15] 李法琦,司良毅.老年医学[M].北京:科学出版社,2017.

[16] 张冬梅.生理学[M].2 版.北京:科学出版社,2007.

[17] 徐玲.人体机能学基础及护理应用[M].北京:科学出版社,2007

[18] 王光亮,丛波.生理学基础[M].2 版.武汉:华中科技大学出版社,2016.

[19] 林佩黄,黄黎月.临床生理基础[M].北京:高等教育出版社,2015.

[20] 王光亮,孙玉锦.生理学[M].武汉:华中科技大学出版社,2012.

[21] 徐玲.人体机能学[M].2 版.北京:科技出版社,2013.